U0278057

齐鲁中医肾病医方集锦

张法荣 主编

华夏出版社

HUAXIA PUBLISHING HOUSE

编委会名单

主　编：张法荣　米　杰　张晓速

副主编：姜锡斌　刁娟娟　于秀梅　张利华　苏珊珊　潘广辉

编　者（按姓氏笔画排序）

王冬燕　王圣贵　尹萧爽　刘　慧　刘迎迎

刘嘉琛　孙鑫铭　杜肖肖　杨　迎　杨可新

李建英　武文斌　苗德光　赵　平　修方睿

唐静楠　董　彬　韩　莉　雷　威　潘月丽

序　言

《齐鲁中医肾病医方集锦》（以下简称"《医方集锦》"）出版，该书汇集了山东省近百位中医肾病专家的从医经历、验案选录和感悟体会，是一本不可多得的集成好书。妙方集锦，流传后人，惠泽百姓，善莫大焉。

习近平总书记说过，"中医药学是中国古代科学的瑰宝，也是打开中华文明宝库的钥匙"，要"增强民族自信，勇攀医学高峰，深入发掘中医药宝库中的精华"，"切实把中医药这一祖先留给我们的宝贵财富继承好、发展好、利用好"。山东中医药学会肾病专业委员会秉承以人民健康为中心的发展思想，充分发挥学会优势，组织全省中医肾病专家，认真编写《医方集锦》，这是贯彻党的十九大所提"传承发展中医药事业"的一件实事，对中医肾病研究也是一件好事。

齐鲁大地，自古名医辈出，百花齐放，形成了具有鲜明特色的齐鲁中医流派。近年来，山东省涌现出一批中医肾病专家，在全国亦有相当的知名度和影响力，这本《医方集锦》便是集我省当代中医肾病专家学术、诊疗精华之专著。这些专家有较高的学术造诣和丰富的临床经验，中医药基础理论和专业知识扎实、广博，可以说，《医方集锦》能够充分体现当前山东省中医肾病的研究水平，具有较高的学术研究价值。

医之成，悟也。悟性是学医之人的必备素质，它磨炼的是医者对疾病原委的感知力、思考力和洞察力，每一个名医大家都有从感悟、到领悟、到顿悟、到渐悟、再到彻悟的过程。《医方集锦》发问题之宗旨，感现象之根源，书中所辑之方，或化裁古方，或自制新方，每一个药方，都是各位专家在临床上的相宜之药，其组方原则配伍都凝聚着医家的心血和智慧，方剂的君臣佐使充分体现了医者对生命健康的深邃思考和深刻感悟。研习其中的玄机要妙，可以对中医肾病研究以启迪思考。

《医方集锦》传承大医精诚之精神，书中之方，皆是经过临床检验有效的临证验方，多为价廉、易得、简便之方，对证用之，不仅可化解病人之痛苦，而且节约患者之成本，充分体现医者的仁心仁术，我认为这才是医者应该永远追求的真谛。当然，仁者见山，智者见水，不同的人阅读的角度不一样，认识的角度就不一样，在这里，真心希望此书能激发中医肾病研究者更多灵感，为中医肾病研究发展提供实际有效的参考借鉴，也衷心祝愿山东中医药学会肾病专业委员会发展越来越好，山东省中医药事业发展越来越好！

张法荣

2021 年 5 月 30 日

目录

李伟临证验案医方

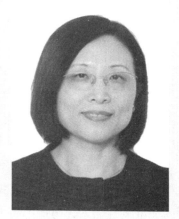

李伟

　　李伟，女，1962年生，山东烟台人。山东中医药大学附属医院主任医师，教授，博士生导师，副院长，国家区域诊疗中心负责人，山东省重点专科学科带头人。从事肾脏病中西医结合医疗、教学、科研工作30余年，擅长治疗各类原发性、继发性肾脏病，提出"中西医综合全程干预慢性肾脏病"的理念。担任中华中医药学会补肾活血法分会副主委，中国中西医结合学会肾脏疾病专业委员会常委、山东中西医结合学会副会长、山东中西医结合肾脏病专业委员会主任委员，《中国骨质疏松杂志》副主编、《中国中西医结合肾脏病杂志》常务编委等。获省部级科技进步奖2项、厅局级6项。主持国家自然基金2项及省级课题10余项，牵头制定多个行业标准。发表核心期刊及SCI论文70余篇，参编专著4部。

参芪地黄汤加减治疗膜性肾病
气阴两虚、湿瘀互结证

一、验案选录

初诊 患者赵某，男，54岁。因"双下肢浮肿7月余"于2017年11月10日就诊。既往有"肾病综合征"病史，曾于外院行"经皮肾穿刺活检术"，病理示"膜性肾病（Ⅰ期）"，查抗磷脂酶A2受体（PLA2R）抗体阳性，排除继发性因素，考虑"特发性膜性肾病"。给予足量糖皮质激素联合环磷酰胺治疗，足量应用激素8周后，遵医嘱规律撤减。现服用醋酸泼尼松片20mg/d，环磷酰胺累计服用7.2g，疗效欠佳，遂来就诊。现症见：倦怠乏力，腰膝酸软，双下肢沉重感，五心烦热，口中黏腻，小便泡沫多，夜尿频多，饮食正常，睡眠尚可，大便稀溏黏腻，日行2次。舌质红，舌体胖大，苔黄腻，脉弦细。辅助检查：尿蛋白（3＋），24小时尿蛋白定量2.8g/24h。查体：血压136/80mmHg，双眼睑浮肿，心肺（－），双下肢轻度浮肿。

中医诊断 水肿（气阴两虚、湿瘀互结证）。

治　　则 补脾益肾，化瘀清泄。

方　　药 参芪地黄汤加减。生黄芪45g，太子参15g，炒白术10g，防风10g，生地黄15g，茯苓15g，车前子15g（包煎），山药15g，当归15g，莪术10g，川芎15g，丹参15g，蒲公英20g，牡丹皮12g，芡实20g，甘草6g。14剂，水煎服，每日1剂，早晚分服。嘱低盐、低脂、优质蛋白饮食，禁食辛辣、油腻等食物。

二诊 2017年11月24日。服上方14剂，患者倦怠乏力、五心烦热好转，仍有腰膝酸软、双下肢沉重感，舌质红，舌体胖大，苔稍黄腻，脉弦细。复查尿常规示：尿蛋白（2＋），24小时尿蛋白定量2.0g/24h。治疗原则不变，初诊方加酒萸肉 15g、牛膝 15g 补益肝肾。14 剂，水煎服，每日 1 剂，早晚分服。

三诊 2017 年 12 月 8 日。患者腰膝酸软、下肢沉重感好转，稍觉乏力，双下肢轻度水肿，纳少，偶有腹胀嗳气，舌质淡红，舌体稍胖大，苔薄，脉弦细。查尿常规示：尿蛋白（＋），24 小时尿蛋白定量 1.6g/24h。考虑患者湿热已除，仍有脾肾两虚，方中苦寒之品易伤脾胃，故出现纳少、腹胀。二诊方去苦寒之品蒲公英，加佛手 15g 以疏肝理气，加焦三仙各 15g 以健脾胃，加金樱子 30g、莲须 20g 以固精缩尿，减少尿蛋白。

其后，患者继续应用该方加减治疗 2 个月，上述症状均好转，尿蛋白转阴。

二、按语

参芪地黄汤，来源于《沈氏尊生书·卷三·大肠病源流》："或溃后疼痛过甚，淋漓不已，则为气血大亏，须用峻补，宜参芪地黄汤。"由六味地黄汤加人参、黄芪而成。方中以地黄补肾填精、顾护正气，山茱萸补养肝肾兼能涩精，山药补脾养阴，泽泻利湿泄浊，牡丹皮清泻相火，茯苓淡渗脾湿，并配以人参、黄芪补脾益气。"三补三泻"与参芪同用，全方共奏补益脾肾、滋阴利水之功。

临证用方无须拘泥于古方。因人参价格昂贵，且性偏温热，常以党参或太子参相替代；泽泻渗湿排浊，但久服伤肾，故改为具有清热通淋作用的车前子；更加入丹参、当归、川芎、莪术、蒲公英、芡实等。全方补中有泻，泻中有补，健脾益肾、益气养阴而不腻不燥，利湿泻浊、活血化瘀而不伤正，恰适合慢性肾病患者。对于倦怠乏力、少气懒言、腰膝酸软症重者，可重用党参、黄芪；肾阴亏虚者，可重用生地黄，酌减参芪之量，酌加玄参、石斛等以滋阴补肾；肾阳不足者，可酌加补骨脂、淫羊藿等以补肾扶阳；肾精亏虚者，可酌加枸杞子、旱莲草、女贞子等以益肾填精；胸脘痞闷、腹胀嗳气者，可加用砂仁、神曲、白术健脾；易感冒、自汗出、舌淡苔薄白者，可加用浮小麦、麻黄根、防风益气固表止汗；水湿较盛，肢体明显肿胀者，可加茯苓皮、猪苓、冬瓜皮等以利水消肿。若头重眩晕，身热，午后尤甚，舌苔黄腻，可加用土茯苓、萆薢、薏苡仁、草果仁清热利湿；若口舌生疮，大便干结，可加用连翘、大黄泄浊解毒。

张法荣临证验案医方

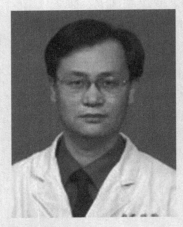

张法荣

　　张法荣，男，1965 年 7 月生，山东昌乐县人。医学博士，山东中医药大学附属医院肾病科主任医师，教授，博士生导师，山东省名中医药专家。中华中医药学会肾病分会常委，世界中医药学会联合会肾病分会常务理事，中医药发展研究促进会肾病分会常委；山东中医药学会肾病专业委员会主任委员；山东省医学会药物临床评价专业委员会副主任委员。从事中医肾病医疗、教学、科研工作 30 余年，擅长治疗各种慢性肾脏疾病、尿路感染及结石、男科疾病、更年期综合征及老年病等。主持和承担国家级、省部级和厅局级课题 12 项，获各级各类科学技术进步奖 8 项，发表学术论文 70 余篇，主编参编著作 5 部。曾获共青团山东省委"青年岗位能手"、国家中医药管理局"科技工作先进个人"等荣誉称号。

下瘀浊汤治疗肾衰病脾肾气虚、浊瘀互结证

一、验案选录

初诊 患者庞某，男，48 岁，2005 年 9 月 6 日来诊。既往有长期服用龙胆泻肝丸史。2004 年发现血清肌酐升高（240μmol/L），曾就诊于齐鲁医院，诊断为"慢性肾功能不全，马兜铃酸肾病"，给予尿毒清、药用炭片等治疗。来诊时主诉"腰痛 1 年余"。症见：腰酸腰痛，周身乏力，素畏寒，偶头晕头痛、胸闷气短，恶心，纳眠可，小便伴泡沫，夜尿 4～5 次，大便调。舌淡暗，苔黄腻，脉弦。辅助检查：尿素氮 11.5mmol/L，血清肌酐 205.6μmol/L；尿蛋白（2＋），镜下血尿（＋）。

生大黄(后下)9g　桃仁12g　水蛭6g　六月雪30g
生黄芪45g　当归12g　茯苓12g　鸡血藤30g
土茯苓30g　苏叶10g　黄连10g　炒杜仲30g
川牛膝30g　石韦30g

水煎服×7
日1剂

中医诊断 肾衰病（脾肾气虚、浊瘀互结证）。

治 则 补肾健脾，泄浊祛瘀。

方 药 自拟下瘀浊汤加减。生黄芪 45g，当归 12g，炒杜仲 30g，川牛膝 30g，生大黄 9g（后下），石韦 30g，六月雪 30g，土茯苓 30g，茯苓 12g，紫苏叶 10g，黄连 10g，鸡血藤 30g，桃仁 12g，水蛭 6g。7 剂，水煎服，日 1 剂，早晚分服。嘱低盐、低脂、优质低蛋白饮食。

二诊 2005 年 9 月 13 日。症见：腰酸腰痛、乏力、畏寒、恶心较前缓解，偶头晕头痛、胸闷气短，大便日行 1～2 次，舌暗红，苔黄腻，脉弦。嘱初诊方改生大黄为 12g，加用橘红 12g。14 剂，水煎服，日 1 剂。

三诊 2005 年 9 月 27 日。症见：轻微腰酸腰痛，无明显畏寒，纳呆，大便日行 2～3 次，舌淡红，苔腻，脉弦。复查：血清肌酐 172.1μmol/L，尿素氮 9.16mmol/L；尿蛋白（＋），镜下血尿（＋）。嘱二诊方去橘红，加用陈皮 12g、神曲 30g。28 剂，水煎服，日 1 剂。

四诊 2005 年 10 月 25 日。症见：偶有腰酸腰痛，稍乏力，饮食改善，

大便每日 2 ～ 3 次，舌脉同前。嘱三诊方改生大黄为 9g，减紫苏叶、黄连。28 剂，水煎服，日 1 剂。

五诊 2005 年 11 月 22 日。症见：偶有腰酸腰痛，稍畏寒，纳眠可，舌淡红，苔腻，脉弦。复查：血清肌酐 162.1 μmol/L，尿素氮 9.16mmol/L。四诊方改生黄芪为 30g，减陈皮、神曲。28 剂，水煎服，日 1 剂。

六 ～ 六十三诊 患者短则半个月，长则数月复诊一次，一直坚持服用自拟下瘀浊汤加减，而西药和中成药仅间断服用，病情稳定。血清肌酐维持在 150 ～ 230 μmol/L；尿常规示：尿蛋白（＋～ 2 ＋），镜下血尿（± ～＋）。

六十四诊 2017 年 11 月 9 日。偶有腰酸腰痛，舌淡红，苔腻，脉弦。复查：血清肌酐 192.7 μmol/L，尿素氮 8.9mmol/L，白蛋白 37g/L；尿蛋白（＋），镜下血尿（±）。嘱继用自拟下瘀浊汤加减。

二、按语

下瘀浊汤系自拟方，为补虚、降浊、祛毒、化瘀、通络之剂。本案中患者腰痛畏寒、倦怠乏力，提示脾肾亏虚，以黄芪、茯苓、杜仲、牛膝等益气健脾补肾；胸闷、恶心提示湿浊中阻，以苏叶黄连汤配伍泄浊祛毒之六月雪、土茯苓、石韦等；腰痛、舌黯提示瘀血阻络，肾络癥瘕已成，以下瘀血汤大黄、桃仁、水蛭、鸡血藤等治之。全方切中肾衰病虚、瘀、浊、毒之基本病机，更加之患者长期坚持中药治疗，疗效确切。

肾衰病有多虚并存、多实互见的特点。肾衰虚者病程缠绵，五脏皆可受累。脾湿肾燥（肾阴不足），症见腰酸烦热、倦怠神疲、腹胀食少，加用黑地黄丸之熟地黄、苍术等；肝肾不足，症见双目干涩、耳鸣、夜尿频多等，可加制首乌、菟丝子、女贞子、墨旱莲等；肺脾气虚，症见咳喘气短、常易外感，加玉屏风散以固护卫表。湿浊与瘀血为慢性肾衰标实者的常见病理产物，除以大黄通腑泄浊外，还有化湿泄浊、降逆泄浊、疏风泄浊等法。健脾化湿泄浊常用白术、陈皮、半夏、茯苓、薏苡仁等；和胃降逆泄浊常用藿香、佩兰、紫苏叶、黄连等；疏风泄浊常用六月雪、土茯苓、地肤子等。血尿酸高者，加用土茯苓、虎杖、姜黄、栀子、草薢、车前草等；脂浊血脂高者，加用绞股蓝、山楂等。活血化瘀法应贯穿本病治疗始终。常用治法及中药有：补血活血——当归；疏滞活血——川芎、姜黄；祛瘀活血——丹参、桃仁、牛膝；和络活血——鸡血藤；通经活血——水蛭、土鳖虫。

补中益气汤加减治疗尿频病

一、验案选录

初诊 患者吴某，女，43岁。因"尿频1年"于2016年2月16日就诊。既往体健。1年前因劳累后出现尿频，未予重视及治疗，现症状加重，遂来就诊。症见：尿频，夜尿为甚（7～9次），量少，无尿急、尿痛，周身乏力，大便黏腻。舌淡红，舌边有齿痕，苔薄白，脉沉。查尿常规均正常。

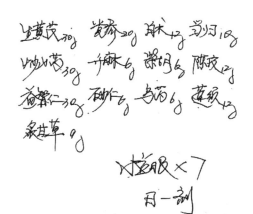

中医诊断 尿频（脾气亏虚、肾气不固证）。

治　则 补气健脾固肾。

方　药 补中益气汤加减。生黄芪30g，党参20g，炒山药30g，白术12g，当归10g，升麻6g，柴胡6g，陈皮12g，炙甘草9g，砂仁6g，益智仁30g，乌药6g，莲须12g。7剂，水煎服，每日1剂，早晚分服。嘱晚饭后少饮水。

二诊 2016年2月23日。服药后，尿频明显改善，夜尿减少（4～5次），周身乏力也有所好转，大便仍黏腻不爽，舌淡红，舌边少量齿痕，苔薄白，脉沉。治疗原则不变，初诊方改党参为30g以加重补气健脾之功，加白豆蔻12g、薏苡仁18g以化湿行气。7剂，水煎服，每日1剂，早晚分服。

三诊 2016年3月2日。尿频基本缓解，夜尿1～2次，偶有乏力，大便正常，舌淡红，苔薄白，脉沉。治疗原则不变，二诊方去砂仁。7剂，水煎服，每日1剂，早晚分服。

四诊 2016年3月9日。患者无明显不适，诸症状消失，舌淡红，苔薄白，脉沉。嘱继服三诊方7剂以巩固疗效。

二、按语

补中益气汤出自金元时期名医李杲所著《脾胃论》，长于补中益气、升阳举陷。

　　此方适用于脾胃亏虚之脾胃病及中气下陷所致内脏下垂等疾病。然尿频是一种症状性描述，属于功能性改变，多见于中老年女性。《灵枢·口问》云"中气不足，溲便为之变"，认为本病多为中气下陷所致。方中黄芪补中益气、升阳固表为君；党参、白术、甘草甘温益气、补益脾胃，山药、莲须、益智仁健脾固肾，共为臣；陈皮调理气机，当归补血和营为佐；升麻、柴胡协同参、芪升举清阳为使。全方合用，使中气得补、统摄有权，肾气得固、封藏功能恢复，则尿频自愈。

知柏地黄汤合生脉散治疗遗精心肾阴虚火旺证

一、验案选录

　　初诊　患者王某，男，42岁。因"腰膝酸软3年"于2016年4月22日就诊。既往体健。刻下症见：腰膝酸软，遗精2～3天1次，严重时1天1次，倦怠乏力，头晕健忘，心烦心悸，失眠多梦，易惊醒，口干口渴，胃纳一般，食后易腹胀，大便先干后稀，小便短黄。舌红，苔少，脉细数。查体：血压128/86mmHg，咽无充血，心肺（－）。

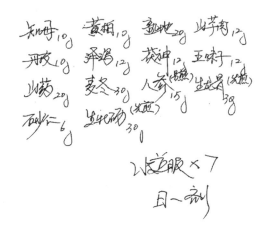

知母10g　黄柏10g　熟地20g　山萸肉12g
丹皮10g　泽泻12g　茯神12g　五味子12g
山药20g　麦冬30g　人参(另煎)15g　生龙骨(先煎)30g
砂仁6　生牡蛎(先煎)30

以该眼×7
日一剂

　　中医诊断　遗精（心肾阴虚、虚火上扰证）。
　　治　　则　滋阴降火，宁心安神。
　　方　　药　知柏地黄汤合生脉散。知母10g，黄柏10g，熟地黄20g，牡丹皮 10g，泽泻 12g，山茱萸 12g，山药 20g，麦冬 30g，人参 15g（另煎），五味子 12g，茯神 12g，生龙骨、生牡蛎各 30g（先煎），砂仁 6g。7 剂，水煎服，每日 1 剂，早晚分服。

二诊 2016 年 4 月 29 日。腰膝酸软、倦怠乏力、口干口渴、头晕健忘、心烦心悸、失眠多梦较前减轻，共遗精 2 次，腹胀腹满，纳少，不敢多食，大便先干后稀，小便色黄。舌红，苔薄黄，脉细滑。治疗原则不变，初诊方加焦三仙各 30g，继服 7 剂，水煎服，每日 1 剂，早晚分服。

三诊 2016 年 5 月 6 日。诸症均明显减轻，共遗精 1 次，纳眠均改善，夜尿 2～3 次。舌体胖大，舌红，苔薄黄，脉滑。二诊方继服 7 剂，水煎服，每日 1 剂，早晚分服。

四诊 2016 年 5 月 13 日。诸症基本消失，未再出现遗精，多梦、易惊醒症状明显减轻，胃纳好。舌质淡红，舌体胖，苔薄白，脉弦。三诊方去焦三仙，继服 7 剂，巩固疗效。

二、按语

知柏地黄汤载于《景岳全书》，是由六味地黄丸加知母、黄柏而成，长于滋阴降火。

生脉散出自《医学启源》，用于热病耗气伤阴证。柯韵伯云："麦冬甘寒，清权衡治节之司；人参甘温，补后天营卫之本；五味酸温，收先天天癸之原。三气通而三才立，水升火降，而合既济之理矣。"临证适用于心肾阴虚、虚火上炎证，腰膝酸软，潮热盗汗，口干咽痛，耳鸣遗精，倦怠乏力，心烦心悸，失眠多梦，易惊醒，小便短赤，舌红少苔或舌苔薄黄，脉细数，等等，凡有以上症状者皆可使用。

方中知母、黄柏清利肾中伏火；熟地黄滋阴补肾，益精益髓；山茱萸滋肾益肝，并能涩精；山药滋肾补脾；泽泻泻肾降浊，并能防熟地黄之滋腻；茯苓淡渗脾湿，助山药之健运；牡丹皮清虚热，并能制约山茱萸之温涩。

总之，心属火，藏神；肾属水，藏精。两脏互相作用，相互制约，以维持人体正常的生理活动。肾中真阳上升，能温养心火；心火能制肾水泛滥而助真阳，肾水能制心火过亢而益心阴。正因如此，引其上下相交，肾气自通于心，心气自降于肾，水火既济，全身上下之阴阳方可协调，使神安精固，生生不息。

焦安钦临证验案医方

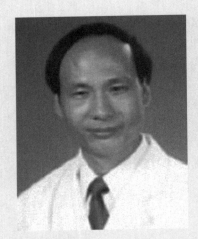

焦安钦

　　焦安钦，男，1959 年生，山东日照人。山东中医药大学教授，山东中医药大学附属医院主任医师，医学博士，硕士研究生导师。中华医学会山东中西医结合学会肾脏病专业委员会委员，山东中医药学会肾病专业委员会委员。历经30 余年临床实践，坚持辨证论治为主导的治疗原则，以注重追求临床疗效、提高患者生活质量、减少治疗费用为理念，依此治疗急慢性肾功能衰竭、急慢性肾炎、肾病综合征、糖尿病肾病、高血压肾损害、狼疮性肾炎、紫癜性肾炎、急慢性尿路感染、尿路结石、前列腺增生症、前列腺炎及男性性功能障碍等病症，颇有心得，疗效显著。完成各级科研课题 3 项，主编著作 4 部，翻译著作 1 部，发表学术论文 20 余篇。

四苓散加减治疗膜性肾病瘀水互结证

一、验案选录

初诊 患者丁某，女，67岁。2017年5月15日，因"反复双下肢水肿3年余"于我院就诊。患者2014年感冒后出现双下肢及眼睑水肿，于齐鲁医院查尿常规示尿蛋白（3＋），遂住院治疗，行"肾穿刺活检术"，病理诊断为"膜性肾病（Ⅱ期）"，给予甲强龙（注射用甲泼尼龙琥珀酸钠）40mg治疗，出院时尿蛋白（2＋），后口服强的松（泼尼松片）、免疫抑制剂、黄葵胶囊等（具体剂量不详）维持治疗，尿蛋白未曾转阴。现症见：周身乏力，双下肢及眼睑水肿，右腰部酸痛不适，小便色黄伴泡沫。平素饮水少，尿量少，时感头晕、头痛，纳可，寐差，入睡困难，大便日一行，质可。舌暗红，边有齿痕，苔白腻，脉细滑。尿常规示：尿蛋白（2＋），镜下血尿（2＋）；尿蛋白/尿肌酐比值2.51g/gcr。

中医诊断 水肿（瘀水互结证）。

治　　则 健脾燥湿，活血利水。

方　　药 四苓散加味。茯苓20g，猪苓20g，泽泻15g，炒白术15g，生黄芪30g，冬瓜皮30g，炒苍术15g，薏苡仁30g，赤小豆30g，川牛膝20g，车前子30g（包煎），青风藤15g，水蛭6g，地龙10g。7剂，水煎服，日1剂，早晚2次温服。

西医治疗：强的松（泼尼松片）40mg，1天1次，口服；雷公藤片，20mg/次，1天3次，口服；钙片1粒，1天1次，口服。嘱患者低盐、优质蛋白饮食。

二诊 2017年5月22日。服药后，乏力及双下肢水肿减轻，手指、足趾偶有抽搐，睡眠改善，无头晕、头痛，纳可，尿量可，大便调。舌暗，边有齿痕，苔白腻，脉滑。尿常规示：尿蛋白（＋），尿蛋白／尿肌酐比值 1.94g/gcr。初诊方去炒苍术，因患者尚有水肿，加用茯苓皮 30g、陈皮 10g 行气利水。14 剂，水煎服，日 1 剂，早晚 2 次温服。

三诊 2017 年 6 月 5 日。服上方 14 剂后，患者双下肢轻度水肿，无眼睑水肿，乏力及抽搐减轻，纳眠可，大便调。舌淡，苔薄白腻，脉滑。尿常规示：尿蛋白（＋），尿蛋白／尿肌酐比值 1.01g/gcr。因患者服用后效果较好，故继服二诊方 14 剂。

四诊 2017 年 6 月 20 日。患者诸症悉减。双下肢无水肿，纳眠可，大便调。舌淡，苔薄白腻，脉缓。尿常规示：尿蛋白（＋），尿蛋白／尿肌酐比值 0.45g/gcr。强的松减至 35mg，1 天 1 次。患者中西医结合治疗效果佳，嘱其继服二诊方。

其后，患者每 2 周复查 1 次。1 个月后复查尿常规示：尿蛋白（±），尿蛋白／尿肌酐比值 0.24g/gcr。尿蛋白基本转阴。

二、按语

本案主方来源于《丹溪心法》四苓散，功擅健脾利水渗湿，主治水湿内停、小便不利、泄泻、水肿、尿血等症。

焦安钦教授从气、血、水湿理论出发，认为水肿为本虚标实之证，肺脾肾气虚，肺失通调，脾失转运，肾脏蒸腾气化无权，则水湿内停，发为水肿。水停则气滞，气滞则血行不畅，日久必致血瘀。血瘀与水湿相互搏结，日久难以邪去正复，瘀愈甚则水更难消，则水肿愈加严重，尿蛋白难以转阴。

从以上病机出发，以健脾燥湿、活血利水为治则，立法遣方，予四苓散加味治疗。方中黄芪、茯苓、白术益气健脾，培土制水；猪苓利水消肿，为治水之常法，效果奇佳，伍泽泻、赤小豆、薏苡仁、车前子增强利水消肿作用，并兼清利湿热之功；川牛膝、水蛭、地龙活血逐瘀，以利水道；冬瓜皮消在皮肤之水。诸药合用，共奏健脾渗湿、活血利水之功。临床以此方灵活加减治疗膜性肾病瘀水互结证，常收效甚佳。

（赵琳整理）

肾石1号方治疗尿路结石肾虚湿热证

一、验案选录

初诊 患者刘某，男，32岁。因"发现肾结石4月余"于2017年2月10日来我院就诊。患者2016年10月9号查体发现右肾结石，约6mm×4mm，无不适症状，未予重视。现为求中医诊疗，遂来我院。刻下症见：腰部酸痛，小便色黄，无尿频、尿急、尿痛，无肉眼血尿，无夜尿，大便2日一行，质可，夜眠多梦。舌暗红，苔薄黄腻，脉弦细。查体：右肾区轻叩痛。辅助检查：腹部B超示：肾结石；胆囊息肉。

中医诊断 石淋（肾虚湿热证）。

治　则 补肾活血，清热通淋。

方　药[1] 肾石1号方加减。菟丝子20g，炒杜仲15g，川牛膝15g，金钱草15g，海金沙15g，鸡内金15g，滑石15g，车前子15g（包煎），冬葵子15g，石韦15g，通草3g，川楝子10g，莪术12g，地龙12g，白芍15g，甘草6g。14剂，水煎服，日1剂，早晚2次温服。

二诊 2017年2月25日。服上方14剂，腰痛，纳可，睡眠改善，小便色淡黄。舌暗红，苔白，脉弦细。予初诊方加川续断15g，7剂，水煎服，日1剂，早晚2次温服。

三诊 2017年3月3日。药后平妥，患者腰痛，久坐后明显，纳眠可，无排尿不适，大便2日一行，质可。舌红，有芒刺，苔白，脉沉。辅助检查：泌尿系B超示：右肾结石，下极，大小约4mm×3mm；尿常规示：尿红细胞15.94个/μL，镜下血尿（2＋）。予八正片5粒，1天3次，口服；同时，继服二诊方，7剂，水煎服，日1剂，早晚2次温服。嘱患者多饮水，适量运动。

1　因部分病案医方原稿未保存，故本书在编撰中以相近似的病案医方作为替代。具体药物和剂量不尽相同，敬请以正文内容为准。

四诊 2017 年 3 月 10 日。服 7 剂后，患者自述结石已排出，现腰痛缓解，无明显不适。查尿常规无明显异常，泌尿系超声未见结石。

二、按语

方剂来源于焦安钦教授自拟方"肾石 1 号方"。焦安钦教授认为，尿路结石滞留于肾者，多由于肾虚有热，灼伤阴津，煎熬尿液，结成砂石；石积于肾脏，瘀阻肾络，而见腰痛、血尿；结石阻塞输尿管，则瘀血内阻，气机郁滞更为突出，故见少腹剧痛等症。结石阻于肾脏或泌尿道中，若日久不能排出，则易于酿生湿热，瘀阻日甚，结石更难于排出。故在临床上主张基于整体观念，注重辨病与辨证相结合，且分部论治，即结石固着于肾脏者，主以鼓舞肾气、清热利湿、通淋排石。鼓舞肾气可增加肾盂压力，有助于结石往输尿管迁移并排出，以此拟定"肾石 1 号方"。

此方适用于肾虚、下焦湿热蕴结者。患者小便色深，是因体内下焦热盛；腰痛是因砂石阻滞气机，气滞血瘀，不通则痛。下焦湿热蕴结，故以金钱草、海金沙清热利湿，鸡内金消积化石，如张锡纯在《医学衷中参西录》记载"鸡内金，鸡之脾胃也……中有瓷、石、铜、铁皆能消化"，合之为溶石、化石、排石之专药；配伍石韦、冬葵子、滑石、车前子、通草利尿通淋，有"增水行舟"之意，以助排石；湿热久蕴，阻碍气血正常运行，故以川楝子、白芍疏肝行气，配伍地龙、莪术破血逐瘀；川牛膝性善下行，有助于结石的排出；菟丝子配伍川牛膝，补肾气，助气化。结合患者舌苔脉象，加炒杜仲、川续断补肾行气，以利砂石。

（马银雪整理）

升降散加减治疗紫癜性肾炎热郁毒蕴证

一、验案选录

初诊 患者刘某，女，16 岁，因"双下肢紫癜伴尿蛋白阳性 10 天"于

2014 年 11 月 22 日就诊。既往体健，无重大疾病史。10 天前食用海鲜后出现双下肢紫癜，无瘙痒，无疼痛，不伴腹痛及关节疼痛，于当地医院就诊，查尿常规示：尿蛋白（2＋），遂来诊。现症见：双下肢散在紫癜及色素沉着，咽干、咽痒，无咳嗽咯痰，无皮肤瘙痒疼痛，无腹痛、关节疼痛，无腰痛、腰酸。小便色量尚可，伴泡沫，无其他排尿不适。舌红，苔黄腻，脉浮数。查体：血压 98/64mmHg，双眼睑及双下肢轻度水肿，咽后壁充血，扁桃体Ⅱ度肿大，心肺（－）。

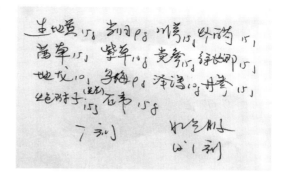

中医诊断　尿浊病（热郁毒蕴证）。

治　　则　清热解毒，活血化瘀。

方　　药　升降散合四物汤加减。生地黄 15g，当归 10g，川芎 15g，白芍 15g，大黄 6g，蝉蜕 10g，白僵蚕 10g，乌梅 10g，徐长卿 10g，地龙 10g，石韦 20g，升麻 15g，土茯苓 20g，甘草 6g。30 剂，水煎服，每日 1 剂，早晚分服，嘱清淡饮食。

二诊　2014 年 12 月 14 日。服上方后，眼睑和下肢水肿及咽部不适症消失，双下肢散在紫癜，小便伴少量泡沫。舌红，苔白腻。查尿常规示：尿蛋白（＋）。初诊方去生地黄、升麻，加生黄芪 30g、防风 10g、炒白术 15g。14 剂，水煎服，每日 1 剂，早晚分服。

三诊　2014 年 12 月 23 日。患者无明显不适，查尿常规示：尿蛋白（－）。舌淡，苔薄黄，脉滑。治疗原则不变，二诊方继服 14 剂，水煎服，每日 1 剂，早晚分服，以巩固疗效。

二、按语

升降散来源于《伤寒瘟疫条辨》，主治温热、瘟疫。邪热充斥内外，阻滞气机，致咽喉肿痛、胸膈满闷、呕吐腹痛、发斑出血、谵语狂乱、不省人事、吐泻不出、胸膈烦热，以及丹毒、麻风等症。四物汤方出《太平惠民和剂局方》，是调治一切血证的通用方，具有养血和血之功。

焦安钦教授认为，该病根本病机在于风湿热毒之邪损伤络脉，络伤血溢，血液瘀滞，阻塞脉络，风热毒瘀互为因果，互相影响，病理本质是血热、出血与血瘀并存，故治疗原则宗凉血解毒与活血化瘀并重，兼以祛风、燥湿、养血和血。方用升麻、土茯苓、大黄、石韦清热解毒利湿；生地黄、当归、川芎、白僵蚕、地龙、白芍凉血散瘀、养血和血，亦有"治风先治血"之意；蝉蜕、白僵蚕、乌梅、徐长卿祛风散邪，乌梅酸敛，亦可防风药发散太过伤阴；甘草调和诸药。

（史颖轩整理）

米杰临证验案医方

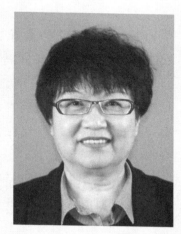

米杰

米杰，女，1963 年生，山东济南人。山东中医药大学附属医院肾病科主任医师，硕士生导师。中华中医药学会肾脏病分会常务委员，山东中医药学会肾病专业委员会副主任委员，山东医学会肾脏病分会委员，山东省血液净化及质量控制学会委员，山东省医师协会血液净化通路医师分会副主任委员。从事中西医结合肾脏病及血液净化的临床、教学、科研工作 30 余年，发表学术论文 40 余篇，出版著作 6 部，主持或参与国家级、省部级课题多项，获山东省高等学校优秀科研成果三等奖。

半夏泻心汤治疗肾衰病
脾肾亏虚兼痰浊中阻证

一、验案选录

初诊 患者郑某，女，41岁。因"血清肌酐升高10月余"于2013年10月25日就诊。患者10个月前车祸休克后查血清肌酐为1200μmol/L，当地医院予"颈内静脉置管术"，总计行6次血液透析治疗后脱离透析，1个月前复查血清肌酐353.4μmol/L，尿常规（－），遂来就诊。现症见：周身困

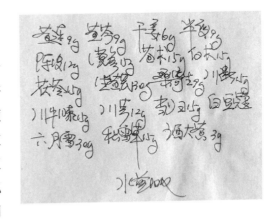

倦乏力，由家属用轮椅推入诊室，痞满，腰酸腰痛，眠浅易醒，大便有不尽感。舌红，苔白腻，脉滑数。查体：血压132/74mmHg，心肺（－），双下肢轻度水肿。

中医诊断 肾衰病（脾肾亏虚、痰浊中阻证）。

治 则 健脾益肾，和胃化浊。

方 药 半夏泻心汤加减。黄连9g，黄芩9g，干姜6g，半夏9g，陈皮12g，党参15g，苍术15g，白术15g，茯苓15g，生黄芪30g，桑寄生9g，川续断15g，川牛膝15g，川芎12g，当归15g，白豆蔻6g，六月雪30g，积雪草15g，酒大黄3g。20剂，水煎服，每日1剂，早晚分服。

二诊 2013年11月15日。服上方20剂，乏力、痞满较前缓解，刻下口中黏腻，大便仍感不畅，复查血清肌酐311μmol/L。治疗原则不变，初诊方酒大黄改为6g，加佩兰9g以芳香化浊。24剂，每日1剂，早晚分服。

后每月来诊调整处方。2015年2月12日。复查血清肌酐245μmol/L。患者症状明显改善，自行步入诊室，考虑患者临床上无明显痰浊毒邪留滞的症状，调整治则以扶正为主，法以补脾益肾兼活血化瘀，重在恢复正气而扶正祛邪，使肾功能得以恢复。方以参芪地黄汤加减：太子参15g，黄芪30g，生

地黄 15g，山药 15g，山茱萸 15g，白术 15g，茯苓 15g，天冬 15g，麦冬 15g，枸杞子 12g，当归 12g，川芎 12g，鸡血藤 24g，水蛭 3g，积雪草 15g，六月雪 30g，酒大黄 3g。20 剂，水煎服，每日 1 剂，早晚分服。

此后，患者又规律复诊若干时日，生活及精神状态较初诊时明显好转，血清肌酐维持在 180～220μmol/L。

二、按语

本虚标实为肾衰病主要病机，其中脾肾虚衰为其本，水湿、湿热、痰浊、瘀血为其标，标本互为因果，相互兼夹，导致病情进行性发展。由于脾肾虚衰，二便失司，分清泌浊功能减退，浊阴难从下窍而出，故停留于体内阻遏气机，壅塞三焦，导致脏腑功能紊乱，气机升降出入失常。患者常见痞满、恶心呕吐、纳呆、苔腻等症状，当选用半夏泻心汤以复升降，调和阴阳。

半夏泻心汤出自《伤寒杂病论》，由半夏、干姜、黄连、黄芩、人参、甘草、大枣组成。方中半夏、干姜辛散开结，与人参、甘草、大枣配伍，升补清阳；黄连、黄芩苦降以泄其浊阴。常加佩兰、砂仁、白豆蔻等，芳香化湿，醒脾升清；加陈皮、厚朴、苍术等，燥湿健脾，和胃降浊。同时，针对肾衰病患者浊阴阻滞，二便失司，笔者喜用大黄以提高治疗效果，注意用药过程中应根据患者对大黄的敏感程度及时调整用量。

在此基础上补益脾肾，可使气化蒸腾有力，气机升降有序。而肾病日久，痰浊内蕴，必损及脾胃，如妄用温燥、苦寒之剂则易导致阴精损耗，正如吴澄所言："平补脾阴，则可补其虚而不燥液伤阴，除其湿而不滋腻恋邪，行其滞而不泥膈碍运，常选用补而不燥、滋而不腻、行而不滞的平补之品。"笔者常以党参、黄芪、白术、山药等益气健脾，以山茱萸、牛膝、桑寄生等补肾强腰。

痰浊与瘀血是两种不同的病理产物。因生理上津血同源、气血相关，故而决定了病理上痰瘀同病。因此，肾衰病临床辨证施治过程中，活血化瘀药物应贯穿始终。现代医学认为，活血化瘀药物可以增加肾脏血流量，消除肾血管微循环障碍，祛瘀而生新，正如《内经》所说"去菀陈莝……开鬼门，洁净府"，笔者常用丹参、当归、川芎等。需指出的是，虫类药物的使用在慢性肾衰竭的治疗过程中往往收到非常好的效果，笔者喜用制水蛭，其咸能走血，苦能降泄，入肝经血分，为破血通经、逐瘀消癥之佳品。

此外，笔者施治过程中善用六月雪、积雪草两味中药。其中，六月雪味淡、微辛，性凉，清热利湿，舒筋活络。现代药理研究表明，六月雪可以修复损伤的肾小球基底膜，并且有降低血清肌酐和尿素氮的作用。积雪草味苦、辛，性寒，清热利湿，解毒消肿，活血止血。现代药理研究表明，积雪草有抗肾间质纤维化的作用，从而改善肾功能。

后期处方为参芪地黄汤，出自《沈氏尊生书》。用此方加味益气养阴，脾肾同调，扶正为主，兼以祛邪。

苓桂术甘汤合五皮饮加减
治疗肾病综合征水湿浸渍证

一、验案选录

初诊 患者，男，66岁。因"反复颜面及双下肢水肿半年余"于2014年7月3日来我院门诊就诊。20年前查体发现血压升高，最高时170/110mmHg，平素服用代文（缬沙坦胶囊）控制，半年前因突发"脑梗死"于外院住院治疗，期间复查尿常规示：

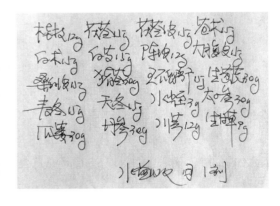

尿蛋白（3＋），镜下血尿（2＋），诊为"肾病综合征"，予黄葵胶囊、金水宝、代文、脑心通（具体剂量不详）口服，效欠佳。来时症见：双下肢凹陷性水肿，颜面部及眼睑浮肿，易疲劳乏力，无腰酸腰痛，偶胸闷，憋喘，活动后加重。小便伴泡沫，夜尿2～3次，纳眠可，大便日行1次，质可。舌红，苔白腻，脉滑。

尿常规示：24小时尿蛋白定量10.85g/24h；血生化检查示：总蛋白46.6g/L；颅脑磁共振成像（MRI）示：脑内多发缺血梗死灶，颈椎退行性变；颈部血管彩超示：双侧颈总动脉局部斑块形成。

中医诊断　水肿（水湿浸渍证）。

西医诊断　肾病综合征。

治　　则　温阳化饮，利水消肿。

方　　药　苓桂术甘汤合五皮饮加减。桂枝12g，茯苓15g，茯苓皮15g，苍术15g，白术15g，白芍15g，陈皮12g，大腹皮15g，桑白皮15g，猪苓30g，王不留行15g，麦冬15g，水蛭3g，生黄芪30g，太子参30g，天冬15g，瓜蒌30g，丹参30g，川芎12g，生甘草9g。14剂，水煎服，每日1剂，早晚分服。

二诊　2014年7月20日。服用上方14剂，双下肢水肿较前减轻，乏力减轻，无腰酸腰痛，小便可，偶有泡沫，夜尿2次，无口干口渴，偶有耳鸣，头晕头痛，纳眠可，大便日行1次，质可，舌红，苔黄厚，脉滑。复查尿常规示：尿蛋白（2＋）；血生化示：总蛋白53.4g/L。治疗原则不变，继服初诊方。

三诊　2014年9月18日。服用初诊方2月余。双下肢轻度水肿，无明显乏力，偶有腰酸腰痛，耳鸣减轻，偶有头痛不适，纳眠可，小便伴泡沫，夜尿2～3次，大便调，舌红，苔黄厚，脉滑数。24小时尿蛋白定量2.11g/24h；血清白蛋白25.6g/L。在初诊方基础上，加丹参30g、当归15g、石韦15g、芡实30g、金樱子12g。7剂，水煎服，每日1剂，早晚分服。

四诊　2014年9月28日。患者双下肢无水肿，舌黯，苔白腻，脉滑。24小时尿蛋白定量0.74g/24h，白蛋白39.6g/L。患者无不适，遂停药。

二、按语

苓桂术甘汤出自张仲景《金匮要略·痰饮咳嗽病脉证并治第十二》之"茯苓四两，桂枝三两，白术三两，甘草二两。上四味，以水六升，煮取三升，分温三服"，具有温阳化饮、健脾利湿的作用，主治中阳不足之痰饮，方中茯苓利水渗湿，健脾宁心，长于通利小便；白术益气健脾，燥湿和中，与茯苓合用，大大提升健脾燥湿之功，对脾肾阳虚、水湿内停而见胸满、倦怠乏力、便溏的水肿属必用之品；桂枝辛甘而温，发汗解肌，温通筋脉，助阳化气，与茯苓共用，上可补心阳之不足，中能温中降逆，下则温通血脉。药虽四味，配伍严谨，湿而不热，利而不峻。

五皮饮出自《三因极一病证方论》，具有行气化湿、利水消肿的功效。方中皆用皮者，以皮能入皮，并能利水也。故本方善行皮间之水，且药性平和，故为治疗皮水的主方。任应秋在《病机临证分析》中更称本方为"消水肿之通剂"，指出"水肿之来，肺脾肾也，桑白、大腹消肺水，陈皮、生姜消脾水，茯苓消肾水，而五药皆以气胜，气行则水行也"。

本案属中医学"水肿"范畴，其发病机理多为肺失通调、脾失健运、肾失开阖、三焦气化不利，致正常水液代谢失常，停聚于身体的某些部位，发为水肿。水饮最先入胃，通过胃受纳腐熟的功用，将水中之精微物质上输于脾，脾主运化，帮助胃运行其水之精微，上归于肺，因肺为水之上源，具有宣发肃降的作用，可以使精微均匀分布，弥漫充斥，无所不至，而肾者水脏，主津液，凡下降之水，最后必归于肾，肾有蒸腾气化的功用，使水之清者上升于肺，水之浊者下输膀胱，若以上脏腑协同不利，气化失调，阳不化阴，气不行水，蒸化失权，则气冷水寒，流溢失序，损伤阳气，各种水系病症逐次发生。

本案中，一方面患者先天禀赋不足，肾气本弱，而肾为先天之本，主一身之阴阳，若肾阳亏虚，则不能蒸腾气化水液，致水湿内停，甚至泛溢肌表，发为水肿，若肾阳亏虚而不潜，虚阳随阴水而上越，则临床患者出现血压升高、失眠、心悸等症状；另一方面患者年老体迈，膀胱开阖失司，气化失常，而膀胱乃州都之官，为水液聚集之地，膀胱开阖失司，则水液代谢不利，发为水肿。故以温阳化饮、利水消肿为治则，方选苓桂术甘汤合五皮饮加减。三诊时考虑患者经过2个月的治疗后，双下肢水肿症状基本缓解，之前病因病机是水湿内侵，脾为湿困，失其健运，水湿不运而泛于肌肤，发为水肿。现患者湿邪郁久化热，中焦脾胃失其升清降浊之能，三焦为之壅遏，舌苔脉象俱为佐证；且患者年老体衰，脾肾阳亏，脾阳不振，无力推动水液运行，因此仍存在轻度水肿。故在用药时，多选用清利湿热、补脾益气药。

滋肾通关丸治疗尿路感染脾肾两虚、湿热内蕴证

一、验案选录

初诊 患者，女，72岁。因"反复尿频、尿痛10余年，小便色红5天"于2016年6月20日来我院门诊就诊。患者10年前因劳累出现尿频、尿急，

伴排尿时尿道灼热感，平素急躁易怒，就诊于当地医院，查尿常规示：尿白细胞（3＋），镜下血尿（＋），诊为"尿路感染"，予左氧氟沙星片，口服7日后缓解。后每遇劳累或情绪波动，即出现尿频、尿痛等症状，自服左氧氟沙星片或呋喃妥因等抗生素后，症状可获缓解。

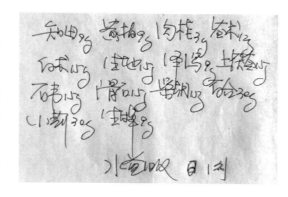

近5日尿频、尿急症状复现，且伴有小便色红，自服左氧氟沙星片3日后，上述症状无明显改善。来诊时症见：尿频、尿急、尿痛，小便色红，烦躁易怒，口干渴，小腹下坠，常感外阴潮湿，纳可，睡眠欠佳。舌红，苔薄黄，伴齿痕，脉弦滑。

辅助检查：血常规示：白细胞 5.21×10^9/L，中性粒细胞百分比 88.6%，淋巴细胞百分比 15.6%；尿常规示：尿红细胞 33×10^{12}/L，尿白细胞（3＋），镜下血尿（2＋）。

中医诊断　淋证，血淋（脾肾两虚、湿热内蕴证）。

西医诊断　尿路感染。

治　　则　清热利湿。

方　　药　滋肾通关丸加减。知母9g，黄柏9g，肉桂3g，苍术12g，白术15g，薏苡仁15g，生地黄15g，泽泻9g，柴胡12g，车前子15g，小蓟15g，石韦15g，滑石15g（包煎），土茯苓30g，生甘草9g，百合30g。水煎服，每日1剂，早晚分服。

二诊　2016年6月29日，患者服上方7剂后，尿频、尿急症状缓解，口干口渴，五心烦热，胃纳一般，寐可，时有腰酸，盗汗，大便不成形。复查尿常规示：尿白细胞（＋），镜下血尿（－）。服用7剂之后，患者湿热已祛除十之八九，但仍感口干口渴，并伴有盗汗、五心烦热，乃湿热伤阴所致，且大便稀溏，为脾气亏虚之象，故应以标本兼治，治本为主，治则为补肾健脾、益气养阴。初诊方去柴胡、滑石之类，以防苦寒碍胃，加党参15g、茯苓15g、白扁豆15g、山药24g以益气健脾；加酒萸肉15g以滋肾阴；加桑寄生12g、盐续断12g、杜仲15g以补肝肾、强腰膝。连服1周。

三诊 腰酸有所减轻，时有排尿不畅感，尿常规未见异常，嘱二诊方继服半月，后诸症尽消。

二、按语

本案中，笔者选取滋肾通关丸治疗患者尿路感染发作期。滋肾通关丸出自金元时期李东垣的《兰室秘藏》，常被历代医家用于治疗淋证、关格等疾病。《兰室秘藏·小便淋闭门》中记载："滋肾丸，治不渴而小便闭，热在下焦血分也。"方中黄柏性苦寒，归肾、膀胱经，可泻膀胱湿热，清利下焦。知母苦、甘寒，既可上清肺热而降火，又可下滋肾阴而润燥，金水相生而阴气自行，通调水道，使小便通利，且泻火之中长于清润，用以防黄柏之燥烈。黄柏、知母二者相须为用，清热燥湿之力倍增，而不伤阴。少佐肉桂温通血脉，补命门之火，温阳化气，助膀胱气化，以通利小便，同时制约黄柏、知母苦寒之性。因本案患者伴有急躁易怒、外阴潮湿等肝胆湿热表现，因此加用柴胡、泽泻清利肝胆湿热。

（潘亚楼整理）

郭兆安临证验案医方

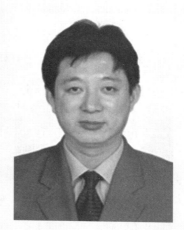

郭兆安

  郭兆安，男，1963 年生，山东鄄城人。山东中医药大学
附属医院肾病科主任医师，教授，医学博士，博士生导师。
1987 年获山东中医药大学学士学位，1992 年获山东中医药大
学硕士学位，2006 年获山东中医药大学博士学位。从事中西
医肾病医疗、教学、科研工作 30 余年，擅长各种原发性和继
发性肾小球疾病、急慢性肾功能衰竭、肾小管间质性肾炎、糖
尿病肾病、高血压性肾损害、尿路感染、肾结石、前列腺炎及
前列腺肥大等疾病的中西医诊断和治疗。山东省五级中医药师
承教育指导老师，兼任山东中西医结合学会肾脏病专业委员会
副主任委员、山东医师协会肾脏病分会委员、中国民族医药学
会肾病分会理事。完成各类课题 7 项，主编著作 4 部，发表论
文 70 余篇。

益气养阴法治疗水肿气阴两虚证

一、验案选录

初诊 患者杨某，男，49岁。因"双下肢浮肿4年伴尿蛋白阳性1年"于2014年12月4日于山东省中医院肾病门诊首次就诊。患者4年前出现双下肢浮肿，未予重视，1年前体检发现尿蛋白（±），镜下血尿（2＋），未予治疗，3个月前复查尿蛋白（＋），镜下血尿（2＋），于2014年10月12日行"肾穿刺活检术"，病理报告示：肾小球体积肥大，结合免疫荧光结果，符合 IgA 肾病（牛津分型 MOEOSOTO）。于当地口服中药调理，效果一般，遂来我院门诊。症见：双下肢浮肿，眼睑浮肿，腰酸腰痛，体倦乏力，口干，耳鸣，手足心热，纳眠可，夜尿频。舌暗红，苔薄黄，脉沉细。尿常规示：尿蛋白（＋），镜下血尿（2＋），尿微量白蛋白462.10mg/L。

中医诊断　水肿（气阴两虚证）。

治　　则　益气养阴。

方　　药　参芪地黄汤加减。党参30g，黄芪30g，熟地黄15g，生地黄15g，炒山药30g，山茱萸15g，茯苓30g，牡丹皮12g，石韦30g，盐杜仲15g，桑寄生15g，磁石30g，大腹皮30g，车前子15g（包煎）。7剂，水煎服，每日1剂，早晚2次饭后半小时温服。

二诊 2014年12月11日。服上方7剂，双下肢浮肿较前减轻，晨起眼睑浮肿，体力一般，易疲劳，口干，纳眠可，舌暗红，苔薄黄，脉沉。复查尿常规示：尿蛋白（±），镜下血尿（2＋），尿微量白蛋白303.20mg/L。治疗原则不变，予初诊方加三七粉3g（冲服）以化瘀止血。7剂，水煎服，每日1剂，早晚2次饭后半小时温服。

三诊 2014年12月18日。服上方7剂，双下肢轻度浮肿，眼睑浮肿消退，口干，体力可，偶腰酸，纳眠可，舌红，苔薄黄，脉沉。复查尿常规示：尿蛋白（±），镜下血尿（＋），尿微量白蛋白148.70mg/L。考虑患者水肿减轻，二诊方去车前子、大腹皮；阴伤则见口干，加麦冬30g、石斛15g以滋阴。14剂，水煎服，每日1剂，早晚2次饭后半小时温服。

四诊 2015年1月1日。服药后，复查尿常规示：尿蛋白（－），镜下血尿（＋），尿微量白蛋白48.70mg/L。观察3个月未复发，遂停药。

二、按语

参芪地黄汤出自《沈氏尊生书》，为六味地黄汤去泽泻，加人参、黄芪、生姜、大枣而成，具有健脾益肾、益气养阴的功效。本方临床可用于治疗水肿辨证属气阴两虚者。

参芪地黄汤本是用来治疗肠痈溃后气血亏虚之证，后人经过加减后用于治疗慢性肾脏病，并取得良好效果。方中党参、黄芪、生地黄共为君药。黄芪补益中气、利尿消肿，党参补气健脾，两药配伍，益气生津，利尿消肿；生地黄味甘凉，具有滋阴生津功效，与党参、黄芪合用，健脾补气而不温燥，益肾养阴而不滋腻。山茱萸、山药、茯苓等共为臣药。山茱萸酸温，功专补益肝肾、益阴敛精，与生地黄共用，补肾中之水；山药平补脾肾，茯苓淡而平，健脾利水，与山药相须为用，茯苓得山药则利水而不伤阴，山药得茯苓则补脾不留湿，共助君药益气养阴、健脾补肾。诸药合用，共奏益气养阴、健脾补肾之功，具有气阴双补、补而不腻、滋而不滞的特点。

本病案属中医学"水肿"范畴，患者体倦乏力，口干，耳鸣，手足心热，纳眠可，夜尿频，舌暗红、苔薄黄，脉沉细，辨证属气阴两虚。《诸病源候论》曰："水病无不由脾肾虚所为，脾肾虚则水妄行，盈溢皮肤，而令周身肿满。"故以益气养阴、健脾补肾为原则，方选参芪地黄汤加减。方中加石韦利水通淋，凉血止血；盐杜仲、桑寄生补益肝肾；磁石聪耳明目；大腹皮、车前子利水消肿，起到标本兼治作用。

（俞越晶、王俊丽整理）

祛毒散加减治疗虚劳脾肾虚衰、浊瘀阻滞证

一、验案选录

初诊 患者李某，女，42岁。因"发现尿检异常2年余，发现血清肌酐升高2周"于2016年7月25日至山东省中医院肾病科门诊首次就诊。患者2年前查体发现尿检异常，尿常规示：尿蛋白（2＋），镜下血尿（－），口服金水宝等药物（具体剂量不详），日常未予重视，未系统治疗，无定期复查。近期查体示：尿蛋白（＋），镜下血尿（3＋），血清肌酐513.00μmol/L，尿素氮19.62mmol/L，尿酸464.90μmol/L，血红蛋白74g/L。现为求系统治疗来门诊，刻诊：周身乏力，腰痛固定，无双下肢水肿，纳眠可，大便色黑10余日，1～2日一行，小便多泡沫，夜尿每晚1次。舌暗红，苔白滑，脉沉涩无力。

中医诊断 虚劳（脾肾虚衰、浊瘀阻滞证）。

治 则 健脾补肾，活血泄浊。

方 药 祛毒散加减。生大黄12g（后下），黄芪30g，党参30g，薏苡仁30g，川牛膝30g，熟地黄30g，山茱萸12g，枸杞子15g，当归15g，鸡血藤30g，石韦30g，砂仁9g（后下），柏子仁15g，制水蛭6g。7剂，水煎服，日1剂。

二诊 2016年8月1日。服药7剂，未诉明显不适，继服初诊方21剂，水煎服，日1剂。

三诊 2016年8月24日。服初诊方21剂，患者体力较前增强，腰痛好转，偶有后背胀满，纳呆，眠可，大便稀溏，日行二三次，小便泡沫减少，夜尿每晚一次，舌暗，苔黄腻，脉沉弦。复查尿常规示：尿蛋白（2＋），镜下血尿（2＋），血清肌酐485.00μmol/L，尿素氮18.59mmol/L，尿酸

420.00μmol/L，血红蛋白 101g/L。治疗原则不变，由于患者大便稀溏，故初诊方去柏子仁，加瓜蒌 30g 宽胸散结、清热涤痰，焦三仙各 12g 健脾开胃，山慈菇 6g 清热解毒、化痰散结。28 剂，水煎服，日 1 剂。

四诊 2016 年 9 月 26 日。服三诊方 28 剂，患者现体力增强，偶有腰酸，无明显不适，纳眠可，大便质稀，日行二三次，夜尿一次，舌红，苔白，脉沉弦。复查尿常规示：尿蛋白（2＋），镜下血尿（2＋），血清肌酐 471.70μmol/L，尿素氮 19.29mmol/L，尿酸 428.10μmol/L，血红蛋白 98g/L，电解质未查。患者诉后背胀满好转，遂去瓜蒌；食欲好转，遂去焦三仙；血瘀表现较前减轻，去制水蛭；仍有腰酸，加杜仲 15g、桑寄生 15g，补肝肾、健腰膝。

患者至今定期于门诊治疗，肾功能较之前有所恢复，自觉精神、体力较之前改善。

二、按语

慢性肾衰竭属中医"虚劳"范畴，治疗上应注意把握先后主次，甄别标本缓急。在复杂变化的临床表现和病机之中，脾肾两虚兼浊瘀阻滞是其最关键的病机，慢性肾衰的诸多临床表现和变化，万变不离其宗，均由其引发或加重。因此，健脾补肾、活血泄浊，是治疗本病的关键。

"祛毒散"是笔者多年临床经验方。方中以大黄为君，攻补兼施，寓补于通，既可泄浊，又可祛瘀生新，推陈致新，以通为补；黄芪、熟地黄为臣，补脾益肾，益气养阴；党参助黄芪以益脾气，培土制水；枸杞子、山茱萸助熟地黄补肾滋阴、填精益髓，用以为佐；当归、鸡血藤补血活血，与黄芪、党参组方，气血双补，气为血之帅，血为气之母，气充则血行畅，血旺则气化生有源，二者相得益彰；川牛膝活血利尿、补益肝肾，疏利降泄，性专下行，以排浊瘀，薏苡仁、石韦祛毒降浊，砂仁芳香醒脾，行气和胃，降逆止呕，共用为佐；川牛膝主入肾经，兼有引经之用，亦为使药。临床多年应用，效果明显，可延缓慢性肾衰的进展，明显减少尿蛋白的排泄，减缓肾小球滤过率的下降，改善临床症状，提高生活质量，是治疗慢性肾衰竭较理想且有效的方剂。

（王俊丽、俞越晶整理）

潘月丽临证验案医方

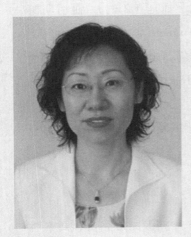

潘月丽

　　潘月丽，女，1964 年生，山东青岛人。山东中医药大学
附属医院主任医师，医学博士，博士研究生导师。1986 年
于山东中医学院获学士学位，1997 年于山东中医药大学获硕
士学位，2007 年于山东中医药大学获博士学位。从事中医儿
科肾病医疗、教学、科研工作 30 余年。擅长辨证治疗肾病综
合征、肾炎、尿路感染、遗尿等泌尿系疾病。现为山东省中医
管理局第五批师承导师，山东中西医结合学会中西医结合儿科
专业委员会副主任委员，山东中医药学会肾病专业委员会委员
兼秘书，世界中医药联合会儿科专业委员会理事，全国中医药
高等教育学会中医临床教育研究会理事，山东省高等学校教学
指导委员会委员。

调气方防治儿童肾病综合征反复呼吸道感染

一、验案选录

初诊 患儿，男，7岁。因"尿蛋白复现1周余"于2016年5月4日就诊。患儿既往有"肾病综合征"病史，2015年11月临床治愈并停用激素。2016年4月底因"感冒"自测尿蛋白（＋），且有加重趋势而来诊。就诊时，患儿时有干咳，自述咽痒不适，平时脾气急躁，手足心热，夜寐不安，小便浑浊，大便偏干。舌红，苔白，根部略厚，舌面瘀点，脉有力。查体：咽红，咽后壁可见滤泡。查尿常规示：尿蛋白（＋），黏液丝（2＋）。

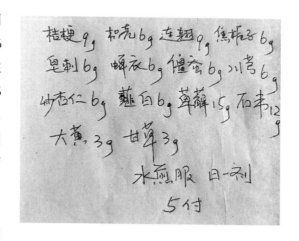

中医诊断 尿浊（热郁湿滞、气机不畅证）。

治　　则 疏调气机，清热化湿。

方　　药 自拟调气方加减。桔梗9g，枳壳6g，连翘9g，焦栀子6g，皂角刺6g，蝉蜕6g，白僵蚕6g，川芎6g，炒杏仁6g，薤白6g，萆薢15g，石韦12g，大黄3g，甘草3g。5剂，水煎服，每日1剂，早晚分服，并嘱饮食清淡。

二诊 2016年5月10日。服药后，患儿咽痒有所缓解，小便泡沫减少且易消散，大便略稀。予初诊方去连翘、大黄，加炒白术15g，继服5剂。

三诊 2016年5月17日。尿蛋白转阴，患儿偶有咽部不适，无其他不适，故停药。

四诊 2016年7月中旬。患儿再次出现类似症状，尿蛋白（＋～±）。家长来电告知病情，嘱其按首诊方取药服10天。家长遂自行抄方取药，服7剂后，症状消失，蛋白转阴。

五诊 2016年8月20日。患儿病情平稳，无特殊不适，舌暗红，苔薄白，脉沉细滑。嘱其服知柏地黄丸（浓缩丸），一次6粒，一天2次，早晚分服，连服2个月，巩固善后。随访半年，病情稳定无复发。

二、按语

自拟调气方由升降散（《伤寒瘟疫条辨》卷四）、桔梗枳壳汤（《奇效良方》）化裁，主要针对肾病综合征患儿伴反复呼吸道感染、慢性咽炎或过敏性咳嗽者。此类患儿平时常有咽部不适、干咳、咽红等症，且每因调护不慎而症状加重，甚或导致疾病复发。组方取桔梗、枳壳利咽调气，升降相宜；白僵蚕、蝉蜕疏风散结，透解郁热；薤白、杏仁辛散温通，疏畅气机；三个药对共达宣通肺气、清利咽喉之效。小儿脾常不足且阳常有余，常易出现运化失健、湿热内蕴之症，故以连翘清热化湿。久病入络，肾病患儿常有瘀血之象，以川芎辛温通络，活血祛瘀。组方针对病机，通过调理气机，改善临床症状，起到治疗和预防感染的作用。

临证用药还需辨证加减。伴鼻塞，加辛夷6～9g，藿香6～9g；伴咽痛，加玄参9～12g，升麻6～9g；咳甚，加桑白皮12～15g，浙贝母9～12g；伴小便浑浊或多沫，加萆薢12～15g，石韦12～15g；大便干，加熟大黄3～6g，枳实6～9g；舌苔厚或厚腻，加枳实6～9g，槟榔6～9g。

黄连茯苓汤治疗小儿肾病综合征反复蛋白尿

一、验案选录

初诊 患儿，男，6岁。因"尿蛋白复现5天"于2016年7月5日以"肾病综合征"收住山东中医药大学附属医院。患儿既往有"肾病综合征"病史2年，足量激素规范减至早4mg、晚4mg，平素于我院门诊予中药配合治疗，每因感染而出现病情反复（冬春季为主），尿蛋白（＋～3＋）。7月初因劳累及受凉后自测尿蛋白（＋）。就诊时症见：双眼睑轻度浮肿，双下肢及阴囊无水肿，偶见喷嚏，无咳嗽，纳眠可，小便量可，夹有大量泡沫，大便调。

舌红，苔白厚腻，脉滑数。查体：一般情况可，咽部略充血。辨证为湿热内蕴。尿常规示：尿蛋白（3＋）；血生化示：总蛋白 43.9g/L，白蛋白 25.8g/L。入院后予以足量甲强龙（注射用甲泼尼龙琥珀酸钠）静脉滴注及规范治疗，中药予以茵陈蒿汤加减。1 周后尿蛋白转阴出院。

二诊 2016 年 7 月 28 日，门诊。家长述患儿脾气较前急躁，盗汗，伴有磨牙、手足心热、口气重等，纳眠可，小便可，见大量泡沫，中间易消散，边缘难消，大便可。舌红，苔白厚略腻，咽红，脉弦滑。自测尿蛋白（－）。现服用美卓乐（甲泼尼龙片）早 12mg、晚 8mg。

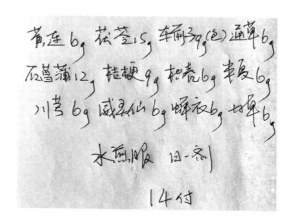

中医诊断 尿浊（湿热内蕴证）。

治 则 清热利湿。

方 药 黄连茯苓汤加减。茯苓 15g，黄连 6g，黄柏 6g，泽泻 6g，车前子 9g（包煎），当归 6g，麦冬 9g，远志 9g，通草 6g，厚朴 6g，枳壳 6g，炙甘草 6g。14 剂，水煎服，每日 1 剂，早晚分服，并嘱饮食清淡。

三诊 2016 年 8 月 12 日。服药后，患儿无明显不适，且症状明显改善，故守方继服 2 月余，期间稍有加减。随访，至今未复发。

二、按语

黄连茯苓汤载于陈无择的《三因极一病证方论》，属"运气方"[1]，为六丙年岁水太过、寒气流行、邪害心火所立，"治心虚为寒冷所中，身热心躁，手足反寒，心腹肿病，喘咳自汗，甚则大肠便血"。方由黄连、茯苓、麦冬、车前子、通草、远志、半夏、黄芩、甘草等组成，功效清热化湿。清代医家缪问注解此方曰："投以辛热，正速毙耳。丙为阳刚之水，故宗《内经》(《素问·五常政大论》)气寒气凉，治以寒凉立方，妙在不理心阳而专利水清热。"此方不仅可以清热利湿，亦可佐以健脾，使邪气除而不伤正。临床辨证为

---

1 运气方，狭义而言，是指陈无择在《三因极一病证方论》根据岁运，以及司天、在泉之气所立 16 首方。

"湿热",但常规清热利湿效欠佳者,可选用此方,特别是症见尿中多泡沫不宜消散,而尿蛋白阴性者,选用此方常获良效。

本例患儿自入院至复诊的舌象均呈白厚腻苔,尿中多泡沫,提示有湿象。患儿既往病情反复多见于冬春之季,此次发病为盛夏之时,常规清热利湿效欠佳,故结合2016年岁运太水,少阳相火司天的运气特点,认为其病情反复时正处三之气主客气皆为少阳相火时段,"少阳在上,炎火乃流。阴行阳化,皆寒盛火郁之会也",故见磨牙、盗汗、手足心热、口气重等症,为湿热内蕴之证。遂投以黄连茯苓汤,使下焦水湿清利,上焦郁火得发,中焦脾土得以顾护,故盗汗、磨牙、口气重及小便多泡沫等症均消失。

王冬燕临证验案医方

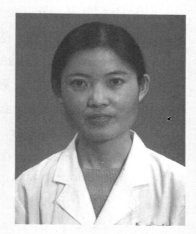

王冬燕

　　王冬燕，女，1972年生，山东平原县人。山东中医药大学附属医院肾病科副主任医师，副教授。1998年于山东中医药大学获学士学位，2001年于山东中医药大学获硕士学位，2009年于山东中医药大学获博士学位。从事中医肾病工作近20年，擅长中西医结合治疗肾病综合征、慢性肾炎、急慢性肾衰竭、尿路感染、糖尿病肾病、紫癜性肾炎等泌尿系疾病。山东中医药学会肾病专业委员会委员，山东中医药学会中医内科专业委员会委员。发表学术论文20篇，出版著作5部。

解毒活血方治疗水肿风热袭肺证

一、验案选录

初诊 患者，女，22岁。因"肾病综合征8月余，泡沫尿4天"于2014年7月23日就诊。2013年11月初自觉感冒，无发热，后出现双下肢及颜面浮肿，于某医院就诊，诊为"肾病综合征"。予以泼尼松（醋酸泼尼松片）起始剂量（50mg，每日1次）口服，后

双花15g 连翘15g 板兰根18g 升麻15g
僵蚕9g 当归15g 川芎12g 丹参18g
云苓10g 莲须10g 甘草3g 芡实15g
金樱子15g 焦山楂15g

水煎服 义7

2周逐周递减5mg，减至15mg隔日服时，尿蛋白反复出现，遂恢复至20mg，每日1次，尿蛋白持续转阴4周后，激素缓慢减量。4天前外感后再次出现泡沫尿。现症见：咳嗽，黄痰易咯，鼻塞，咽痛，双下肢轻度浮肿，易疲乏，纳眠可，小便有少量泡沫，大便调。舌红，苔薄黄，脉细数。现激素剂量为15mg，每日1次。心肺（－）。辅助检查：尿蛋白（2＋）。

中医诊断 水肿（风热袭肺、水湿内蕴证）。

治 则 疏风清热，宣肺利水。

方 药 解毒活血方加减。金银花15g，连翘15g，板蓝根18g，升麻15g，白僵蚕9g，当归15g，川芎12g，丹参18g，茯苓10g，莲须10g，甘草3g，芡实15g，金樱子15g，焦山楂15g。3剂，水煎服，每日1剂，早晚温服。嘱清淡饮食。

二诊 2014年7月26日。服上方3剂，咳嗽、咳痰、鼻塞等症状消失，稍有咽痛，双下肢及颜面依然有轻度浮肿，小便泡沫减少，余无明显不适，纳可，大便调，舌红，苔薄白，脉细数。辅助检查：24小时尿蛋白定量2.6g/24h。血常规示：白细胞3.17×10^9/L，中性粒细胞34.4%。血生化示：白蛋白36g/L，血清肌酐25μmol/L。治疗原则不变，初诊方加桔梗9g、炙枇杷叶9g、生黄芪18g、炒白术9g、防风6g、桃仁3g。水煎服，每日1剂，早晚

温服。嘱清淡饮食。

三诊 2014 年 8 月 2 日。服二诊方 7 剂，晨起易咳嗽，少痰，无咽部不适，活动后易疲倦，纳呆，眠可，二便调，舌淡红，苔薄白，脉沉。辅助检查：尿常规（－）。处方：生黄芪 18g，炒白术 9g，防风 6g，金银花 15g，连翘 15g，板蓝根 18g，当归 15g，川芎 12g，丹参 18g，茯苓 10g，芡实 15g，金樱子 15g，莲须 10g，甘草 3g，焦山楂 15g。水煎服，每日 1 剂，早晚温服。嘱清淡饮食。

继予三诊方临证加减巩固，随访一年余未复发。

二、按语

解毒活血方为自拟方。肺主通调水道，为水之上源；肾主水。肾经入肺中，循喉咙，挟舌本，肺、肾两脏在生理上相互联系，病理上亦相互影响。慢性肾病的根本病机是肾气不足，固摄失权，致精微下注。肾为先天之本，五脏之根，肾气亏虚，可引起肺脾气虚，卫外不固，易感受外邪，导致疾病加重。根据肺肾相关理论，从清热解毒、疏风清热入手，治疗本病。方中重用清热解毒药，予金银花、连翘、板蓝根、升麻、僵蚕，以疏风清热解毒，配以当归、川芎、丹参活血化瘀，加芡实、金樱子、莲须补肾固涩。

慢性肾病患者正气亏虚，易感外邪，预防感冒能有效预防疾病的复发和加重。玉屏风散出自《世医得效方》，由黄芪、白术、防风组成。重用黄芪，益气固表，为君药；白术健脾益气，助黄芪益气固表，为臣药；防风走表而御风邪，为佐药。全方补中有散，补气虚，固表虚，增强抵御外邪能力。

刁娟娟临证验案医方

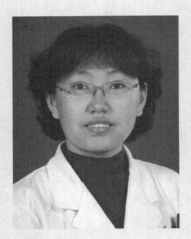

刁娟娟

刁娟娟，女，1973 年生，吉林延吉人。山东中医药大学附属医院副主任医师，硕士研究生导师，医学博士。从事中医儿科肾病医疗、教学、科研工作近 20 年，擅长运用经方辨证治疗肾病综合征、肾炎、尿路感染、遗尿等泌尿系疾病。担任山东中医药学会中医儿科专业委员会委员兼秘书，山东中医药学会肾病专业委员会委员，山东中医药学会中医络病研究专业委员会委员，中华中医药学会儿科分会青年委员，中华民族医药学会理事。发表论文 35 篇，出版著作 3 部，参编中医儿科学教材 2 部。参与国家级科研课题 3 项，主持或参与省厅局级课题 11 项，获山东省科学技术进步奖三等奖 2 项，获山东中医药科学技术奖二等奖 2 项、三等奖 1 项。

越婢汤治疗肾病综合征风水夹热证

一、验案选录

初诊 患儿，男，10 岁。因
"眼睑浮肿伴尿蛋白复现 3 日"于
2017 年 10 月 25 日就诊。既往有
"难治性肾病综合征"病史。激素
已停用 3 个月。症见：鼻塞，喑
哑，尿量略减少。舌质红赤，苔白

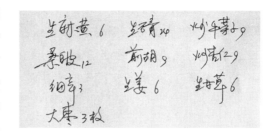

腻，脉浮数。查体：血压 110/75mmHg；双眼睑浮肿，咽部充血，双侧扁桃体
Ⅱ度肿大；心肺（－）；双下肢无浮肿。尿常规示：尿蛋白（2＋）。

　　中医诊断 水肿（风水夹热证）。
　　治　　则 疏风散寒，祛湿清热。
　　方　　药 越婢汤加减。生麻黄 6g，炒杏仁 9g，生石膏 24g，生姜 6g，
生白术 12g，芦根 12g，细辛 3g，桑白皮 12g，连翘 9g，薄荷 6g（后下），生
甘草 6g。3 剂，水煎服，每日 1 剂，早晚分服。

　　二诊 2017 年 10 月 28 日。服上方 3 剂，浮肿消退，轻咳，尿蛋白
（＋），舌红，苔白腻，脉滑数。予初诊方加前胡 9g。6 剂，水煎服，每日 1
剂，早晚分服。

　　三诊 2017 年 11 月 3 日。诸症消失。复查尿常规示：尿蛋白（－）。患
者无明显不适而停药。

二、按语

　　越婢汤见于《金匮要略·水气病脉证并治第十四》："风水恶风，一身悉
肿，脉浮不渴，续自汗出，无大热，越婢汤主之。"
　　本方擅长疏风散寒，祛湿清热，适用于表有风寒湿证，里有内热证，有
汗者之水肿病，尤以舌质红赤、舌苔白腻为宜。舌质红赤非无大热，实为里
热炽盛，为表邪郁滞于内，外无大热而已；舌苔白腻主风寒湿在表。方中生
麻黄、生姜发汗宣肺，散寒祛湿；生石膏清泻肺胃之热；甘草、大枣和中养

脾，起到外散风寒湿、内清里热的功效。药物性味较强，适合平素体质较强壮者。表寒重者加重生麻黄用量，里热重者加重生石膏用量，水肿重者可加生白术健脾祛湿、生桑白皮泻肺清热逐水。表寒重、水肿重者，生姜必不可少，疏风散寒祛湿，量可至9g。另外，生白术乃脾家正药，健脾化湿是其专长，与麻黄相伍，能外散内利，祛一身皮里之水，二者配合，表里双解，表和里通，诸症得除。

伴干咳，加前胡、陈皮宣肺止咳；伴咳嗽有痰，加炒杏仁9g、陈皮9g、炒苏子9g理气化痰；伴咽痛，加连翘9g、芦根12g清热利咽；伴鼻塞，加细辛3g、羌活9g疏风散寒；伴恶风畏寒，加制附子6g（先煎）温肾阳。

升阳益胃汤治疗肾病综合征脾虚夹湿热证

一、验案选录

初诊　患儿，男，9岁。因"眼睑浮肿伴尿蛋白复现2日"于2017年11月6日就诊。既往有"难治性肾病综合征"病史3年，强的松1片半隔日服。现症见：眼睑浮肿，纳差，脘痞，口苦，倦怠乏力，尿量略减少，大便黏滞。舌体胖，舌边尖红，苔白腻，脉濡。查体：血压115/75mmHg；双眼睑浮肿，咽峡略充血；心肺（－）；双下肢无浮肿。尿常规示：尿蛋白（2＋）。

生黄芪24　党参9　生术9
姜半夏9　茯苓9　陈皮9
防风9　羌活6　独活6
白芍9　柴胡6　泽泻12
黄连3　生姜6　苍耳草9
大枣3枚

5剂

中医诊断　水肿（脾虚夹湿热证）。

治　　则　益气升阳，祛湿清热。

方　　药　升阳益胃汤加减。生黄芪24g，姜半夏9g，党参9g，生白术

9g，茯苓 9g，陈皮 9g，防风 9g，羌活 6g，独活 6g，白芍 9g，柴胡 6g，泽泻 12g，黄连 3g，炙甘草 9g，生姜 6g，大枣 3 枚（擘）。5 剂，水煎服，每日 1 剂，早晚分服。

二诊 2017 年 11 月 11 日。服上方 5 剂，浮肿消退，纳眠转佳，尿蛋白（＋），舌体胖，舌边尖红减轻，苔白略腻，脉濡。继服初诊方，6 剂，水煎服，每日 1 剂，早晚分服。

三诊 2017 年 11 月 17 日。诸症消失，尿蛋白（－）。患者无明显不适而停药。

二、按语

升阳益胃汤出自李杲《内外伤辨惑论》卷："治脾胃虚弱，怠惰嗜卧，四肢不收，时值秋燥行令，湿热少退，体重节肿，口苦咽干，饮食无味，大便不调，小便频数。"

本方长于益气升阳、祛湿清热，适用于肾病综合征脾虚失运、湿郁夹热证，以舌体胖、舌边尖红、苔白腻者为宜。辨证以脾虚为本、湿郁夹热为标，方名"升阳益胃"，实则健运脾气，佐以祛湿清热。升阳益胃汤重用黄芪，并配伍党参、白术、茯苓、陈皮、半夏，为"六君子汤"之意，健脾益气，理气祛湿；因脾以升为健，柴胡、防风、羌活、独活升举清阳，祛风除湿，风药有胜湿之功，可助脾运化水湿；湿气停聚易酿生湿热，出现舌边尖红，泽泻、黄连祛湿清热；白芍养血和营，防诸风药太燥。故全方适用于脾胃气虚、清阳不升、湿郁生热之证，处方重点是以补气健脾助运为主，风药升阳胜湿为辅，少佐清热祛湿之品。

舌尖红赤明显，可酌加黄连用量；浮肿明显，可酌加桂枝化气解表；尿少，可酌加茯苓皮淡渗利湿、生薏苡仁清热利湿；四肢欠温畏寒，可酌加制附子益火之源、补助肾阳、温振脾阳。

姜锡斌临证验案医方

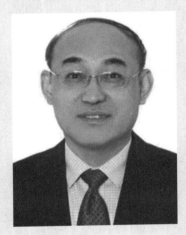

姜锡斌

　　姜锡斌，男，1963年12月生，山东莱州市人。山东中医药大学副研究员。长期从事中医内科临床工作，跟随本院老中医药专家学习多年，强调辨证与辨病相结合，治病思路开阔，广采众家所长，依古方之义，结合现代临床组方，遵古而不泥古，重视整体治疗，注重机体的阴阳平衡调节，重视肾为人体"先天之本"的重要作用，注重健脾强肾。擅长肾脏疾病的诊断与治疗，对急慢性肾炎、肾盂肾炎、肾病综合征、尿路感染、尿路结石、乳糜尿、感冒等疾病的治疗颇有心得。任山东中医药学会肾病专业委员会委员兼秘书。发表论文21篇，出版著作6部，参与科研项目5项。

补肾散结汤加味治疗前列腺肥大

一、验案选录

初诊 患者，男，67 岁。尿频、排尿不畅 12 年，加重半年。长期服用中、西药物，疗效欠佳，近半年来经常出现小便不通，需插导尿管排尿。诊时小便不通，仍插导尿管，精神萎顿，气短乏力，舌质淡胖，苔薄白腻，脉沉细。肛门指诊：前列腺大如鸡卵，质地中等，中央沟变平，无触痛。B 超示：膀胱充盈，前列腺大小约 5.6cm×4.5cm×4cm，回声均质。

中医诊断 癃闭（肾阳虚损、痰瘀互结证）。

治　　则 温肾助阳，祛瘀化痰，宣肺利水。

方　　药 补肾散结汤加味。巴戟天 12g，仙茅 12g，菟丝子 15g，枸杞子 15g，三棱 12g，水蛭 10g，穿山甲 10g，川牛膝 18g，麻黄 10g，紫苏叶 6g，白芷 15g，海藻 30g，青皮 10g，车前子 15g(包煎)。6 剂，水煎服，每日 1 剂。

二诊 能拔除导尿管，自主排尿。依初诊方加减，共服 48 剂，小便通利，稍有尿频，夜尿 2 次，精神转佳，舌质淡红，苔薄白，脉沉。肛门指诊：前列腺减小。B 超示：前列腺大小约 5cm×4cm×3.8cm。嘱常服金匮肾气丸以善后。

随访 2 年，病情稳定。

二、按语

癃闭，即现代医学的"前列腺肥大症"，多由肾元亏虚等原因而致精室肿大，膀胱气化失司。病机特点有三：一是病变以肾虚为本，《素问·上古天真论》曰："男子……五八肾气衰。"年老之人，肾元素亏，阳气衰微，气血运行不畅，命门火衰，温化无力，固摄失权，则尿频、夜尿增多、排尿不畅或尿潴留。《景岳全书·癃闭》载"治癃闭，多辨其脏之寒热，若素无内热之气者，是必阳虚无疑也"，并提出治气虚而闭者，要温阳得其化。二是病变与肝肾有关，因肾主水，司二便，排尿异常是其主要表现，肝之经脉绕阴器，前列腺之部位为肝经循行处。三是病变因虚致实，瘀血、水湿、气滞为主要病理产物，肾阳亏虚，水液不化，停滞为湿，郁而化热，凝而为痰，痰湿互结，瘀阻气滞，聚于局部，而致前列腺肥大。

根据前列腺肥大本虚标实的发病机制，当治以扶正祛邪、温补肾阳、理气散结、祛瘀化痰。补肾散结汤中巴戟天、仙茅、菟丝子补肾助阳，温而不燥；枸杞子滋补肾阴，使阴阳相济；三棱、水蛭破血祛痰；青皮、海藻、白芷疏肝化痰，软坚散结；穿山甲、川牛膝引血下行，引导诸药直达病所。合方攻补兼施，切合病机，故临床用之颇验。

石韦败酱汤治疗前列腺炎

一、验案选录

初诊 患者，男，28岁。尿频尿痛1周余，会阴部坠胀4天。曾服用PPA（吡哌酸片）等药，症减。现症：尿频，小便淋漓不尽，腰酸痛，头晕乏力，小腹及会阴部坠胀不适，大便稍干，尿后尿道口有浊液排出。舌红，苔黄腻，脉弦数。查前列腺液示：白细胞（2＋），卵磷脂小体（＋），上皮细胞（＋）。

中医诊断 精浊（湿热下注证）。

治　　则 清热利湿。

石韦30g　败酱草15g　土茯苓30g
薏苡仁30g　土牛膝9g　白头翁3g
萹蓄12g　川牛膝18g　穿山甲9g
瞿麦15g　栀子9g　大黄9g
玄参15g

方　　药　石韦败酱汤加味。石韦 30g，败酱草 15g，土茯苓 30g，薏苡仁 30g，王不留行 9g，白茅根 30g，萹蓄 12g，川牛膝 18g，穿山甲 9g，车前子 15g(包煎)，栀子 9g，大黄 6g，马齿苋 15g。6 剂，水煎服，每日 1 剂。

二诊　1 周后诸症减轻，嘱继服初诊方 6 剂，加蒲公英 15g 以增强清热解毒之力。

三诊　临床症状消失。前列腺液检查示：白细胞（＋），卵磷脂小体（2＋），上皮细胞（少许）。嘱继服二诊方 6 剂，以巩固疗效。

二、按语

前列腺炎属祖国医学"尿浊""精浊"之范畴。《景岳全书·淋浊》篇说："淋之初痛，则无不由乎热剧，无容辨矣……又有淋久不止，及痛涩皆去，而膏液不已，淋如白浊者，此惟中气下陷及命门不固之证也。"笔者认为，前列腺炎尚属祖国医学"白淫"范畴。清代叶桂《临证指南医案·卷九·淋带》指出"白浊者，浊随小便而来，浑浊如泔，此胃中浊气，渗入膀胱中。白淫者，常在小便之后而来，亦不多，此男精不摄，滑而自出也"。

本病病机为湿热下注。湿热下注，经气郁滞，瘀浊阻滞，脉络不通，不通则痛，治以清热解毒、祛瘀排浊、活血通经。方中石韦利水通淋，清热止血；败酱草解毒消痈，行瘀止痛。据现代药理学研究，石韦、败酱草有抑菌和杀菌作用。土茯苓、薏苡仁、萹蓄清热解毒、健脾利湿；牛膝、王不留行、白茅根活血通经、利尿通络；穿山甲活血消肿、软坚通络，性善走窜，可透达经络，引导诸药，直达病所。

李碧临证验案医方

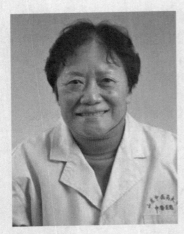

李碧

李碧,女,广东新会县人。山东省名中医药专家,山东中医药大学教授,山东省中医院主任医师。1955 年毕业于山东医学院医疗系内科专业。1958 年参加了山东省第一届西医学中医班,拜山东省名老中医王玉符为师,3 年后出师,被授予中央卫生部西医学中医毕业文凭。曾任山东中医学院内科教研室副主任,中西医结合研究会山东分会副理事长,《山东中医杂志》、《山东中医学院学报》审稿委员会委员。入选《中国当代中医名人志》《中国当代人才荟萃》两书。从事中西医结合临床医疗、教学、科研近 40 年,擅长泌尿系统疾病的防治,如肾炎、肾盂肾炎、尿路结石、乳糜尿、尿毒症、前列腺炎等。主要著作有《中医内科学》。

知柏地黄汤治疗肾功能不全

一、验案选录

初诊 患者，女，71岁。尿频、尿急、尿痛反复发作9年。腰痛、乏力、头晕。1个月前曾因尿血住院20天。辅助检查示：尿白细胞（2＋），镜下血尿（＋），尿蛋白（＋），尿素氮15mmol/L，血清肌酐260μmol/L，血红蛋白80g/L，血红细胞$2.8×10^{12}$/L，血沉45mm/h。舌苔淡黄，脉弦细。

中医诊断 劳淋，虚劳。

治　　则 健脾补肾，益气养血，化瘀泄浊，佐以清利。

方　　药 知柏地黄汤化裁。生地黄12g，熟地黄12g，山茱萸10g，茯苓15g，泽泻10g，山药15g，黄柏10g，知母10g，牡丹皮10g，赤芍12g，红花10g，石韦20g，蒲公英15g，炒栀子10g，川牛膝12g，大黄6g（后下）。水煎服，每日1剂，早晚分服。

二诊 8月2日。仍感腰酸乏力，已无尿频、尿痛，大便日行2次。复查尿蛋白（±～＋）。处方：黄芪15g，当归10g，何首乌15g，桑椹12g，赤芍15g，红花10g，大黄6g，旱莲草15g，女贞子10g，黄柏10g，知母10g，牛膝12g，石韦18g，蒲公英15g，白茅根18g。水煎服，每日1剂，早晚分服。

三诊 9月13日。查：血红蛋白112g/L，血红细胞$3.8×10^{12}$/L，尿素氮6.5mmol/L，血清肌酐123μmol/L，血沉23mm/h。仍按二诊方加减，水煎服，每日1剂，早晚分服。

四诊 次年5月13日。共服中药近1年。症状基本消失。辅助检查示：血红蛋白120g/L，血红细胞$4.0×10^{12}$/L，尿素氮5.3mmol/L，血清肌酐78μmol/L，总胆固醇5.2mmol/L，白蛋白/球蛋白比值1.32，血沉20mm/h。病情恢复。

二、按语

虚劳，即现代医学的肾功能不全，病情复杂，治疗应针对某一种疾病、某一个阶段，或某一个环节遣方用药。一般以健脾补肾、益气养血、化瘀泄浊、畅理气机、通利三焦为治疗大法。另外，也要注重针对原发疾病的治疗。

　　本案为慢性肾盂肾炎所致，应在健脾补肾、益气养血、化瘀泄浊之时，以知柏地黄丸为基础加入少量清热解毒利湿之金银花、蒲公英、栀子、马齿苋、车前草、石韦等。若因高血压所致者，应在上述基础上以杞菊地黄丸为主方，加入平肝潜阳之天麻、杜仲、白芍、生石决明、怀牛膝等。因慢性肾炎所致者，以右归饮加大黄附子汤或金匮肾气丸治疗。合并高血压者，慎用肉桂、附子。因糖尿病所致者，则针对糖尿病以中西药联合控制血糖，这样有利于肾功能不全的恢复。

（刘嘉琛整理）

胡遵达临证验案医方

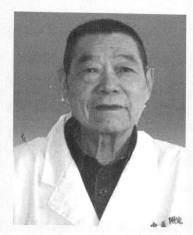

胡遵达

　　胡遵达，男，1939 年生，山东临沭人。山东中医药大学附属医院主任医师，硕士研究生导师。1965 年毕业于山东中医学院，获学士学位，分配至山东省中医院工作至今，从事中医肾病医疗、教学、科研工作 50 余年，有坚实的专业理论基础和丰富的临床经验。惯用经方，注重辨证辨病相结合，擅治泌尿系及内科杂病。主编《实用英汉中医药大全·单方验方》分册，任《中医临床实践与进展》副主编，《实用英汉中医药大全》《中医内科临证备要》《高黏血症》《实用中医保健学》《中医内科学讲义》编委；发表学术论文 10 余篇。

清热利咽汤治疗肾病综合征风热毒浸淫证

一、验案选录

初诊 患者，男，17 岁。因"反复咽痛伴蛋白尿 10 余年，加重 2 天"于 2017 年 6 月 30 日前来就诊。患者 6 岁时，因受凉后出现咽痛、发热，在当地医院给予抗生素治疗 1 周后上述症状好转。约 1 周后，患者无明显诱

因出现颜面及双下肢水肿，尿蛋白（3＋），诊断为"肾病综合征"，给予激素治疗（具体不详）约 1 月余，尿蛋白转阴，浮肿逐渐消失，随后激素规律减量，3 个月后激素停服，尿蛋白持续阴性。约半年后，复因感冒出现咽痛，约 1 周后尿常规示：尿蛋白（3＋），再次应用激素后，尿蛋白转阴。后又多次因感冒出现咽喉肿痛后尿蛋白反复，每次复发，应用激素后均能完全缓解。随后多年尿蛋白持续阴性。2 天前再次因感冒咽喉肿痛出现蛋白尿，今日遂来就诊。现症见：咽痛，咽部红肿不适，无发热恶寒，无咳嗽、咳痰，眼睑及双下肢轻度水肿，时有腰酸不适，纳眠可，小便有泡沫，尿量正常，大便调。舌红，苔薄，脉浮数。查体：血压 120/80mmHg；双眼睑轻度浮肿，咽部充血，双侧扁桃体 II 度肿大，右侧扁桃体有脓性分泌物；心肺（－）；下肢轻度浮肿。尿常规示：尿蛋白（3＋），镜下血尿（2＋），尿红细胞 25 个 /μL。

中医诊断 水肿（风热毒浸淫证）。

治 则 清热解毒，疏风利咽。

方 药 自拟清热利咽汤加减。金银花 30g，连翘 20g，黄芩 10g，蝉蜕 12g，生地黄 15g，荆芥 10g，牛蒡子 10g，白茅根 30g，小蓟 20g，桔梗 10g，甘草 6g。20 剂，水煎服，每日 1 剂，早晚分服。

二诊 2017 年 7 月 26 日。上药尽服，无咽痛，咽部充血较前明显减轻，扁桃体 I 度肿大，大便略稀，眼睑及下肢浮肿减轻。复查尿常规示：尿蛋白（＋），尿红细胞 3～5 个 /μL。

患者大便偏稀，考虑脾气亏虚，升清之力不足，故初诊方加升麻15g以升提脾肾之气，加楮实子20g、莲须20g益肾固涩，使精微物质得以固摄。继服20剂。

三诊 2017年8月15日。自觉咽部有异物感，余无明显不适。尿蛋白（－）。二诊方继服2周。

四诊 2017年9月1日。服药后，诸症消失，患者无明显不适。尿蛋白（－）。予二诊方10倍量，制成水丸，梧桐子大，每次服10g，日2次，白水送服。

五诊 2017年12月6日。咽部症状改善，扁桃体无肿大，复查尿常规正常。继以健脾益肾法以扶助正气，调节机体免疫力。

二、按语

本方由银翘散加减而成，方剂来源于清代名医吴瑭《温病条辨》："太阴风温、温热、温疫、冬温，初起恶风寒者，桂枝汤主之；但热不恶寒而渴者，辛凉平剂银翘散主之。"功擅辛凉透表、清热解毒。

银翘散适用于外感风热表证，症见温病初起，发热，口渴，咽痛，舌尖红，苔薄白或薄黄，脉浮数者。经过后世医家的不断发扬，扩大了其适用范围。本案即用于治疗水肿之风热毒邪浸淫证。《灵枢·经脉》曰："肾足少阴之脉……贯脊，属肾，络膀胱；其直者，从肾上贯肝膈，入肺中，循喉咙，挟舌本……"可见咽喉与肾之间由足少阴经脉相连。故热毒客于咽喉，邪气不能及时外达，则循足少阴肾之经脉下犯下焦而伤肾，致肾的气化功能失调，肾气亏虚，封藏失权，精脂下流，出现蛋白尿；热毒循经入肾，灼伤肾络，则见尿血。因此，反复外感致热毒客于咽喉，是蛋白尿发生、发展与缠绵难愈的重要影响因素之一。故以银翘散加减，辛凉透表，清热解毒，既是治标之法，更是治本之要。方中金银花、连翘辛凉轻宣，透泄散邪，清热解毒，使邪有出路；牛蒡子辛凉散风清热，荆芥辛散透表，寒热并用，解肌散风；桔梗、甘草清热解毒而利咽喉。

因咽喉红肿疼痛，为热入营血，故加黄芩、生地黄以清血分之热，同时生地黄兼有散瘀之功；尿中有泡沫者，加蝉蜕利咽、疏风；尿血者，加小蓟、白茅根以清热凉血、活血止血；当邪气已去十之八九，加升麻、楮实子、莲须以顾护脾肾，升提清气，固摄精微，以善其后。

（尹萧爽整理）

徐锡兰临证验案医方

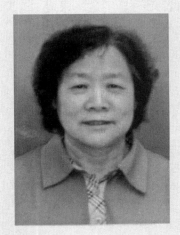

徐锡兰

　　徐锡兰，女，1948年生，山东省诸城人。山东中医药大学附属医院主任医师、教授，硕士研究生导师。1976年毕业于山东中医学院。从事中医肾病医、教、研工作40余年。擅长治疗慢性肾功能衰竭、急慢性肾炎、肾病综合征、间质性肾炎、尿路感染、前列腺炎及前列腺增生、遗尿、脱发及各种继发性肾病。曾任肾内科主任，全国中医药学会肾病专业委员会委员，山东中医药学会肾病专业委员会副主任委员兼秘书，山东省血液净化专业委员会常委。发表学术论文40余篇，出版著作5部。参加省级科研课题3项。获省科技进步奖1项、省卫生厅科学技术奖2项。

固本降浊化瘀汤治疗慢性肾功能衰竭

一、验案选录

初诊 患者，男，56岁。因"腰痛，倦怠乏力，纳差，恶心"于2016年3月26日就诊。既往"慢性肾炎"病史10余年，1个月前因腰痛乏力加重就诊于我院。查尿常规示：尿蛋白（2＋）；血常规示：红细胞 3.3×10^{12}/L，血红蛋白92g/L；血生化示：尿素氮20.18mmol/L，血清肌酐489μmol/L，尿酸462μmol/L。症见：面色萎黄，腰痛，倦怠乏力，纳差恶心，双下肢轻度水肿。舌淡胖，苔白厚腻，脉沉细。

中医诊断 虚劳（脾肾两虚、湿浊瘀阻证）。

治　　则 健脾补肾，益气养血，化瘀泄浊。

方　　药 固本降浊化瘀汤。黄芪30g，当归15g，生地黄、熟地黄各12g，炒山药15g，枸杞子15g，菟丝子15g，丹参20g，水蛭6g，黄连10g，紫苏叶12g，六月雪30g，海藻30g，生大黄9g(后下)。6剂，水煎服，日1剂。

二诊 2016年4月5日。服药平妥，纳食略增，仍感腰痛乏力，舌淡胖，苔白厚腻，脉沉细。初诊方改黄芪45g，继服6剂。

三诊 2016年4月12日。二诊方服用12剂，浮肿消退，食欲见好，腰痛减轻，仍感倦怠乏力，舌淡胖，苔白腻，脉沉细。二诊方改黄芪60g，加鸡血藤30g。继服12剂。

四诊 2016年4月28日。治疗1月余，症状减轻，纳食增加，下肢水肿消失，舌淡胖，苔白腻，脉沉细。查尿常规示：尿蛋白（＋）；血常规示：血红蛋白108g/L，红细胞 4.5×10^{12}/L；肾功能示：尿素氮10.6mmol/L，血清肌酐265μmol/L，尿酸423μmol/L。三诊方有效，继续服用。

治疗半年后，血清肌酐于150～180μmol/L波动。

二、按语

慢性肾衰竭属中医学"虚劳""癃闭""关格""水肿"等范畴，病情危重，临床症状多变，可出现多脏器受损，治疗较为棘手。本病病机主要分正虚、邪实两个方面。正虚为脾肾气（阳）虚、气化不足，邪实则为浊毒潴留、瘀血内停。正虚亦可致邪实，邪实又可伤正。正虚邪实，病情缠绵难愈。肾气虚衰为发病之本，浊毒瘀阻为发病之标。因此，治疗可以健脾补肾、益气养血治其本，活血化瘀、通腑泄浊治其标。

方中黄芪、当归益气养血，增加机体抗病能力；生地黄、熟地黄、枸杞子、山药、菟丝子补肾；大黄通腑泄浊、活血化瘀；丹参、水蛭活血化瘀，水蛭善入血分，不伤气分，长于通络；黄连、紫苏叶、海藻、六月雪化湿降浊。综观全方，诸药调和，共奏健脾补肾、益气养血、化瘀通腑泄浊之功。可清除体内肌酐、尿素氮等代谢产物。

参芪地黄汤治疗肾病综合征脾肾两虚兼水湿证

一、验案选录

初诊 患者，男，68岁。因"全身浮肿，腰痛乏力"于2017年5月25日就诊。既往"高血压病"病史10余年，服用降压药（具体不详），血压维持在130/80mmHg。半月前感冒后出现眼睑、颜面部及双下肢浮肿，于当地医院诊断为"肾病综合征，膜性肾病"，患者不愿服用激素类药物，遂来我院就诊。查尿蛋白（3＋），24小时尿蛋白定量4.8g/24h，肝、肾功能正常，总蛋白50g/L，白蛋白28.5g/L，胆固醇9.78mmol/L，甘油三酯 5.9mmol/L。查体：血压 135/80mmHg，移动性浊音（＋）。症见：颜面及双下肢浮肿，腰痛，乏力，四肢沉重。舌淡胖，苔白，脉细弦。

中医诊断　水肿（脾肾两虚兼水湿证）。

治　　则　健脾补肾，利水消肿。

方　　药　参芪地黄汤加减。黄芪 30g，党参 30g，生地黄、熟地黄各 12g，牡丹皮 12g，山茱萸 12g，枸杞子 15g，炒山药 15g，白花蛇舌草 15g，丹参 20g，薏苡仁 30g，茯苓 30g，茯苓皮 30g，猪苓 15g，车前子 15g（包煎），石韦 20g。6 剂，水煎服，每日 1 剂，早晚分服。

二诊　2017 年 6 月 2 日。服药平妥。尿量增加，水肿减轻，腹水消失。仍有腰痛、乏力，舌淡胖，边有齿痕，舌苔白腻，脉细弦。初诊方改黄芪 45g，继服 6 剂。

三诊　2017 年 6 月 9 日。服药后症状明显减轻，水肿大减。仍感腰痛、乏力，舌淡，边有齿痕，苔白，脉细弦。效不更方，初诊方继服 12 剂。

四诊　2017 年 6 月 22 日，共服药 1 个月，水肿消失，仍感腰痛乏力。查尿蛋白（＋）。舌淡红，苔白，脉细弦。初诊方去茯苓皮、车前子、猪苓，改茯苓 12g，加红景天 15g、金樱子 15g、芡实 15g、莲须 15g 以补肾固涩。

服药 3 月余，复查尿蛋白（－），24 小时尿蛋白定量 0.2g/24h；肝、肾功能正常；总蛋白 69g/L，白蛋白 42g/L，胆固醇 6.9mmol/L，甘油三酯 2.6mmol/L，临床治愈。四诊方做水丸，每日 3 次，每次 12g，服用半年以巩固疗效。

二、按语

肾病综合征属于中医学"水肿""腰痛""肾水"范畴，病因多与肝脾肾功能失调、三焦气化不利有关。《诸病源候论》曰："水肿无不由脾虚所为，脾肾虚则水湿妄行，盈溢皮肤而周身肿满。"《景岳全书》亦指出水肿"其本在肾……其制在脾"。

患者年近七旬，年老体弱，脾肾两虚，气化不利，加之外邪引动，发为水肿。水肿治疗之法，先定脾土，土得其政，江河通流，肾水行矣，肿满自消。

方中黄芪、党参健脾益气，熟地黄、山茱萸、枸杞子、山药补肾，丹参、白花蛇舌草养血活血，牡丹皮清泻相火，茯苓皮、猪苓、车前子、石韦利水消肿。方中石韦上能清肺，下能利膀胱。综观全方，健脾气补肾精，利水消肿。

（刘迎迎整理）

邬嘉琛临证验案医方

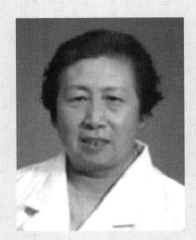

邬嘉琛

　　邬嘉琛，女，1941年生，山东济南人。山东中医药大学附属医院肾病科主任医师，教授，硕士研究生导师。1964年毕业于山东医科大学医疗系本科，从事内科临床教学工作40多年，发表学术论文多篇。擅长中西医结合治疗肾病综合征、慢性肾炎、急慢性肾衰竭、尿路感染、糖尿病肾病、紫癜性肾炎等泌尿系疾病。

四君子汤合六味地黄汤治疗
慢性肾炎蛋白尿

一、验案选录

初诊 患者，女，43岁。因"双下肢浮肿伴尿蛋白阳性半年"于2017年8月4日就诊。患者半年前因劳累出现双下肢浮肿，就诊于当地医院，查体发现尿蛋白（3＋），尿红细胞17个/μL，24小时尿蛋白定量

5.31g/24h，血清白蛋白31g/L，口服洛汀新（盐酸贝那普利片）、黄葵胶囊等药物治疗，水肿时轻时重，尿蛋白一直未转阴，为系统治疗来我院门诊。现症见：面色萎黄，乏力，腰膝酸软，纳食可，无明显水肿，月经量少色暗。舌质淡，苔白腻，脉细弱。

中医诊断 水肿（脾肾亏虚证）。

治 则 健脾益肾。

方 药 四君子汤合六味地黄汤加减。太子参15g，茯苓20g，白术15g，熟地黄15g，巴戟天20g，山茱萸20g，菟丝子20g，黄芪20g，五味子15g，桃仁9g，红花9g，当归20g，芡实30g，甘草6g。6剂，水煎服，每日1剂，早晚2次温服。嘱清淡饮食。

二诊 2017年8月11日。腰酸乏力减轻，皮肤瘙痒，见红色斑丘疹。舌质淡红，苔薄白，脉细。治疗原则不变，初诊方加白鲜皮15g、白蒺藜12g以祛风止痒。6剂，水煎服，每日1剂，早晚2次温服。

三诊 2017年8月25日。皮疹消退，双下肢轻度浮肿。舌质淡红，苔薄白，脉细。治疗原则不变，二诊方加猪苓15g、车前子15g以利水消肿。6剂，水煎服，每日1剂，早晚2次温服。

四诊 2017年9月8日。皮疹消退，无水肿，夜尿2次。舌质淡红，苔薄白，脉细。复查尿蛋白（2＋）。患者水肿消退，湿邪减轻，处方加补肾固

涩药物，三诊方去白鲜皮、白蒺藜，加覆盆子20g、益智仁20g、金樱子15g以补肾固涩。6剂，水煎服，每日1剂，早晚2次温服。

五诊 2017年9月15日。感受外邪，咽干，咽痛，鼻塞，咳嗽，头痛，乏力加重。舌质暗，苔薄白，脉濡数。复查尿蛋白（2＋）。患者正气亏虚，外感风热邪气，卫气被郁，肺气失宣，治以疏风清热、解毒利咽，处方以银翘散加减：金银花15g，连翘15g，桔梗9g，板蓝根15g，淡竹叶6g，荆芥穗12g，牛蒡子12g，薄荷6g，甘草6g。3剂，水煎服，每日1剂，早晚2次温服。

六诊 2017年9月22日。倦怠乏力，纳呆，偶有咳嗽。舌质淡红，苔薄白，脉濡细。24小时尿蛋白定量2.9g/24h。患者外感症状消失，处方予初诊方以健脾益肾，守方治疗。

二、按语

四君子汤出自《太平惠民和剂局方》，为健脾益气之基本方。六味地黄丸最早记载于宋代钱乙的《小儿药证直诀》，由《金匮要略》桂附地黄丸减味变化而来，用于小儿肾虚、发育不良、囟开不合、五迟五软、神气不足等，是治疗肾虚的常用方剂。方中熟地黄滋补肾阴；山茱萸补肾养肝，又能固肾涩精；山药健脾益肾，配伍泽泻、茯苓、牡丹皮，三补三泻，使补而不滞。

慢性肾炎蛋白尿的基本病机是脾肾亏虚，脾虚失运，清浊不分，肾虚不摄，封藏失司，导致精微外泄，引发蛋白尿，治疗以健脾益肾为主。二方合用，共奏健脾益肾之功，使脾肾之气健旺，运化固摄复常，气血充盛，使药气四达，周身气机通畅，水谷精微输布正常，利于疾病向愈。

慢性肾病患者以正气亏虚为主，常有肺脾气虚，卫外不固，易感受外邪，出现感冒，肺失宣降，导致脾肾及三焦功能失调，引起疾病加重或复发。按"急则治其标"的原则，治以疏风清热、解毒利咽，常用银翘散加减。

（王冬燕整理）

基于参苓白术散治疗慢性肾炎蛋白尿经验

一、验案选录

初诊 患者，男，56 岁。因"腰膝酸软冷痛半年，加重伴眼睑、下肢水肿 2 月余"，于 2016 年 2 月 18 日就诊。半年前自觉乏力、神疲、腰膝酸软冷痛，查尿蛋白（2＋），未发现水肿，未予治疗。渐感乏力加重，畏寒肢冷，纳呆腹胀，眼睑及下肢水肿，大便日行 3～5 次，质稀，无脓血。患者面色无华，眼睑及下肢轻度水肿。舌淡红，苔薄，脉沉细。查尿常规示：尿蛋白（3＋），镜下血尿（＋），24 小时尿蛋白定量 6.5g/24h。

中医诊断 水肿（脾肾阳虚、水湿潴留证）。

治　　则 温补脾肾，利水消肿，活血化瘀。

方　　药 实脾饮合参苓白术散加减。黄芪 30g，台参[1] 20g，茯苓 30g，白术 12g，薏苡仁 30g，干姜 6g，附子 9g，砂仁 9g，山药 12g，当归 12g，泽兰 30g，猪苓 15g，大腹皮 12g，炙甘草 6g。水煎服，日 1 剂。

西药予强的松（醋酸泼尼松片）50mg/d（自 2 月 20 日起），其余西药略。

二诊 2016 年 3 月 16 日。水肿消退，纳食增加，大便次数减少，仍日行 2～3 次，偶有腹胀，无畏寒肢冷，有时面部发热，咽干口燥，心悸，寐差，舌淡红，苔薄，脉沉细。尿蛋白（＋～2＋）。证属脾肾阳虚，渐转为肾阴亏虚，脾虚泄泻仍存，治宜滋补肾阴、健脾止泻。方用六味地黄汤合参苓白术散加减：熟地黄 15g，山药 12g，山茱萸 12g，茯苓 15g，牡丹皮 12g，泽泻 12g，台参 20g，白术 12g，薏苡仁 30g，扁豆 15g，砂仁 9g，当归 12g，炒枣仁 30g，炙甘草 6g。水煎服，日 1 剂。嘱强的松于 3 月 22 日改为 40mg/d。

三诊 2016 年 2 月 23 日。患者症见口干咽燥，面部潮红，面部及前胸起小痤疮，手足心热，心悸，睡眠差，无水肿，大便日行 2～3 次，舌略红，苔薄，脉略细数。尿常规示：尿蛋白（±～2+）。证属阴虚火旺、脾虚泄泻，

---

1 台参，党参的一种，源于五台山地区。台参性喜清凉气候、肥沃湿润土壤，多生长于山的背阴处。

治宜滋阴降火、健脾止泻。方用知柏地黄汤合参苓白术散加减。上方加知母12g、黄柏9g，改熟地黄为生地黄15g。嘱强的松于3月29日改为35mg/d。

二、按语

慢性肾炎蛋白尿症见眼睑、双下肢水肿，面色㿠白，纳呆无力，脘腹痞闷，大便溏薄，嗳气不舒，劳累后腰膝酸软，舌淡苔白或舌体胖大有齿痕，脉弱，是脾气亏虚、水湿潴留的表现。治疗宜益气健脾祛湿，可选用参苓白术散、补中益气汤等，并酌情加用涩精之品。参苓白术散出自《太平惠民和剂局方》，本方药性平和，温而不燥，治疗慢性肾炎脾虚湿盛证尤为适宜，临床可根据患者症状酌情加减或合用他方。

（杨迎整理）

黄启金临证验案医方

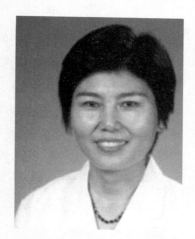

黄启金

　　黄启金，女，1974年毕业于山东医学院中医系。泌尿内科主任医师，山东中医药大学硕士研究生导师、教授。被国家中医药管理局中医师资格认证中心聘为"国家中医类别医师资格考试命审题专家"。兼任华东地区中医肾病学会副主任委员，山东省中医肾病学会委员。40余年来一直从事临床医疗、教学和科研工作。擅长诊治急慢性肾炎、急慢性肾衰竭、肾病综合征、尿毒症、尿路感染、尿路结石、糖尿病肾病、前列腺疾病等，临床疗效满意。对斑秃、脱发、外感发热、便秘等另有研究，疗效颇佳。主编《中医证病名大辞典》1部，参编《中医内科临证备要》等4部作品，发表学术论文10余篇，主持科研课题2项、参与5项，并多次获奖。

知柏地黄汤化裁治疗
狼疮性肾炎阴虚内热证

一、验案选录

初诊 患者，女，31 岁。因"全身皮肤红斑，尿检异常 6 年"于 2017 年 8 月 29 日就诊。患者 6 年前无明显诱因出现颜面部及全身皮肤红斑，眼睑浮肿，查尿常规示：尿蛋白（2＋），就诊于当地市级医院，诊断为"系统性红斑狼疮，狼疮性肾炎"。曾应用糖皮质激素（具体不详）治疗。今为求中医治疗来诊。现症见：颜面部、胸部及双上肢满布或散在红斑，伴有瘙痒。口干口渴，腰背部酸痛，余关节无疼痛。脱发明显，头发枯黄无光泽。纳眠可，小便伴泡沫，大便黏，舌红，苔黄，脉沉。现服用强的松 10mg/d；羟氯喹 0.8g/d，分早晚 2 次服用；另应用碳酸钙，骨化三醇，百令胶囊。

查体：心肺（－），眼睑及下肢无浮肿。查血常规：白细胞 3.08×10^9/L，血红蛋白 116g/L，中性粒细胞百分比 47%；血生化：正常；血沉：正常；免疫球蛋白及补体：γ 球蛋白 19.7g/L，免疫球蛋白 G 16.5g/L，补体 C3 0.71g/L，补体 C4 0.10g/L。24 小时尿蛋白定量 1326.8mg/24h。查尿常规：尿蛋白（2＋），镜下血尿（＋），尿白细胞 64.9pu/L。

中医诊断 蝶疮流注（阴虚内热证）。

治 则 滋肾清热，益气固表。

方 药 知柏地黄汤加减。生地黄 30g，山茱萸 15g，山药 18g，茯苓 15g，牡丹皮 9g，泽泻 9g，知母 15g，黄柏 10g，丹参 24g，女贞子 15g，旱莲草 15g，生黄芪 30g，白术 20g，防风 9g，生甘草 6g。7 剂，水煎服，分早晚 2 次饭后温服，日 1 剂。另嘱清淡饮食，忌辛辣大热及油腻之品，皮肤避免阳光暴晒。

强的松改为 15mg/d，余药继服。

二诊 2017 年 9 月 6 日。皮肤红斑颜色较前变暗，未出现新发皮损，夜间口干明显，腰背酸痛好转，久坐后出现酸痛，小便伴泡沫，大便调。舌红，苔薄黄，脉沉。治疗原则不变，初诊方加水蛭 3g、紫草 20g 以凉血化瘀，7 剂，水煎服，日 1 剂。强的松 15mg/d，继服。

三诊 2017 年 9 月 20 日。服二诊方 14 剂后，患者颜面部红斑明显减轻，偶有腰酸，小便泡沫明显减少，大便调，白带量多，色淡质稀，舌略红，少苔，脉沉。

2017 年 9 月 20 日查血常规：白细胞 5.29×10^9/L，血红蛋白 112g/L，中性粒细胞百分比 55%；血生化：正常；血沉：正常；免疫球蛋白及补体：γ 球蛋白 19.9g/L，补体 C3 0.79g/L，补体 C4 0.12g/L；尿常规：尿蛋白（－），镜下血尿（＋）。治疗原则不变，二诊方加薏苡仁 30g、莲须 20g、当归 24g、桑螵蛸 15g 以健脾渗湿、补肾固精。10 剂，水煎服，日 1 剂。强的松改为 10mg/d，继服。

四诊 2017 年 10 月 1 日。服用三诊方 10 剂后患者腰酸腰痛消失，颜面部及全身红斑基本消失，皮色基本正常，二便调，纳眠可，白带正常，舌略红，苔薄黄，脉沉。复查 24 小时尿蛋白定量 229.8mg/24h。治疗原则不变，予以知柏地黄汤加减：生地黄 30g，山茱萸 15g，山药 18g，茯苓 15g，牡丹皮 9g，泽泻 9g，知母 15g，黄柏 10g，丹参 24g，女贞子 15g，旱莲草 15g，水蛭 3g，紫草 20g，薏苡仁 30g，白果 9g，五味子 9g，麦冬 30g，益智仁 15g，生甘草 6g。7 剂，水煎服，日 1 剂。继服强的松 10mg/d。

服上方 7 剂后，停中药汤剂，以知柏地黄汤加减配丸服用。

二、按语

知柏地黄丸处方最早源于明代著名医学家张景岳所著《景岳全书》，原名为"滋阴八味丸"，至清代董西园编著《医级》卷十二中更名为"知柏地黄丸"。功效滋阴降火，适用于阴虚火旺、潮热盗汗、口干咽痛、耳鸣遗精、小便短赤等。其中六味地黄丸滋补肾阴，熟地黄滋阴补肾、生血生精；山茱萸温肝逐风，涩精秘气；山药补脾固肾，清肺脾虚热；牡丹皮凉血退热，泻君相之伏火；茯苓交通心肾，渗脾中湿热；泽泻聪耳明目，泻膀胱水邪；再配知母以清上焦烦热，配黄柏以泻中下焦之火，加强了滋肾阴基础上清利三焦之火、泻三焦湿热的作用。即王冰所谓"壮水之主，以制阳光"，尺脉旺者宜之。现代临床研究，知柏地黄丸在对抗糖皮质激素副作用时也可有立竿见影的疗效。

（刘慧整理）

王晓君临证验案医方

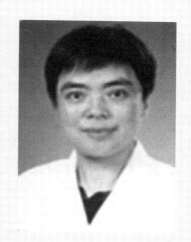

王晓君

王晓君，女，医学博士，副主任医师，副教授。1987年7月毕业于山东中医药大学，先后师从国内著名学者胡遵达教授及邵念方教授，并于2004年获医学博士学位。在近20年的临床实践中积累了较为丰富的临床经验，对急慢性肾小球肾炎、肾病综合征、急慢性肾功能衰竭、尿路感染、尿路结石等肾内科常见疾病有全面的认识和独到的见解；对高血压肾损害、糖尿病肾病、狼疮性肾炎等继发性肾病有深刻认识；对前列腺炎、前列腺肥大、性功能障碍等疾病也深有研究。在国内省级以上学术期刊发表论文20余篇，参编著作多部，参与完成省级以上科研课题3项。

黄连温胆汤合四妙散治疗淋证湿热证

一、验案选录

初诊 患者，女，67 岁。因"反复尿频、尿急、尿热数十年，加重伴恶心、口苦 3 天"于 2017 年 8 月 9 日来诊。既往"反复尿路感染"病史，多应用抗生素治疗。3 天前食辛辣后出现恶心、口苦，伴尿频、尿急、尿热。现症除上述外，尚有腰膝酸软，胸闷，纳呆，眠尚可，大便黏腻。舌红，苔黄腻，脉弦滑。尿常规（－）。

中医诊断 淋证（中焦下焦湿热证）。

治 则 清热利湿。

方 药 黄连温胆汤合四妙散加减。黄连 12g，陈皮 12g，茯苓 15g，半夏 9g，枳实 12g，竹茹 15g，苍术 12g，川牛膝 15g，黄柏 12g，薏苡仁 30g，石韦 15g，土茯苓 15g，淡竹叶 12g，路路通 15g，藿香 12g，生甘草 6g。水煎服，5 剂，日 1 剂，早晚温服。嘱清淡饮食，并多饮水。

二诊 8 月 14 日。患者述饮食明显改善，尿热、尿急大减。现仍稍有尿频，口中黏腻，并时有情绪急躁。舌红，苔黄腻，脉弦滑。初诊方加栀子 9g。水煎服，7 剂，日 1 剂，早晚温服。

三诊 8 月 21 日。患者述主症较前明显缓解，不意再继用中药。嘱患者清淡饮食，多饮水，并养成定时排尿的习惯。

二、按语

黄连温胆汤出自《六因条辨》，乃温胆汤去大枣、加黄连而成，进一步加强了清胆的作用，理气化痰，清胆和胃，主治胆胃不和、痰热内扰证。现代多灵活用于清利中焦湿热。四妙丸出自清代张秉成所著《成方便读》，是在《丹溪心法》二妙散的基础上加川牛膝、薏苡仁水泛为丸而成。主治湿热下注、两足麻木、筋骨酸痛等，用于治疗丹毒、急慢性肾炎、湿疹、骨髓炎、关节炎等。

尿道综合征，又称为"无菌性尿频—排尿不适综合征"，是指以尿频、尿急、排尿困难等非特异性的下尿路刺激症状为特征而无尿路感染的症候群。绝经期后的老年女性多见，有滥用抗生素病史，实验室检查中段尿培养无细菌生长，服用抗生素治疗无效，西医尚无特效治疗。中医辨证论治本病可以有效缓解患者临床症状。本案患者中焦下焦合病，湿热弥漫，治宜分消湿热。因湿邪为患，《证治汇补》有言"治湿不知理脾，非其治也"，故调理脾胃才是祛湿之关键。该例患者虽无明显脾虚，但临床中，中老年女性尿频病多有脾虚症状，治疗应尤重顾护中焦。

武福冈临证验案医方

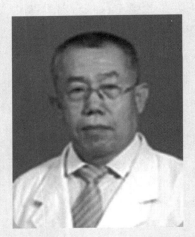

武福岗

　　武福岗，副教授，副主任医师，1964 年毕业于山东中医学院（今山东中医药大学），留任山东省中医院。从事内科临床及教研工作 50 余年，有坚实的专业理论和丰富的临床经验。对泌尿系统、呼吸系统、消化系统等常见病、多发病的治疗有卓实疗效。尤其擅长急慢性肾炎、急慢性尿路感染、慢性肾功能衰竭、肾结石、胆结石、急慢性支气管炎、胃炎、胃溃疡等。

益肾健脾活血汤治疗水肿脾肾不足证

一、验案选录

初诊 患者，男，68 岁。因"慢性肾小球肾炎 5 年余"于 2017 年 4 月 7 日来我院就诊。曾于多地市医疗机构治疗，效果欠佳。现症见：双下肢轻度凹陷性水肿，腰痛，乏力，易疲劳，便后肛门不适，纳可，眠欠佳，小便泡沫，夜尿 3 ～ 4 次，色黄，大便质可，日行 2 ～ 3 次。舌质红稍暗，苔薄白，脉沉略细稍弦。尿常规示：尿蛋白（2 ＋），尿红细胞 44 个 / μL，镜下血尿（2 ＋）。血压 150/90mmHg。

中医诊断　水肿（脾肾不足证）。

治　　则　益肾健脾，活血利水。

方　　药　益肾健脾活血汤加减。黄芪 40g，红景天 30g，人参 20g，益母草 20g，丹参 20g，怀牛膝 20 g，山茱萸 40g，枸杞子 25g，盐杜仲 10g，菟丝子 24g，狗脊 40g，续断 25g，山药 20g，大黄 6g，金银花 20g，蒲公英 20g，小蓟 20g，牡蛎 30g，夜交藤 30g，龙齿 30g。7 剂，水煎服，每日 1 剂，早晚分服。

二诊 2017 年 4 月 13 日。双下肢凹陷性水肿较前缓解，腰痛、乏力均好转，纳可，食后腹胀，眠尚可，小便泡沫，夜尿 2 ～ 3 次，色黄，大便质可，日行 2 ～ 3 次。舌质稍暗，苔薄白，脉沉弦。尿常规示：尿蛋白（2 ＋），尿红细胞 23 个 / μL，镜下血尿（2 ＋）。血压 140/85mmHg。初诊方继服 14 剂，水煎服，每日 1 剂，早晚分服。

三诊 患者睡眠较前好转。二诊方去龙齿，腹胀加枳壳 12g。14 剂，水煎服，每日 1 剂，早晚分服。

患者服用三诊方 2 个月余，已无双下肢水肿，余未诉不适，复查尿常规示：尿蛋白（＋），尿红细胞 5 个 /μL，镜下血尿（＋）。

二、按语

脾气虚弱，运化水湿失职，可使水湿横溢而发为水肿。肾主开阖，下可开窍于二阴。膀胱的气化功能有赖于肾气的充养，肾虚开阖不利，清阳不能出上窍，浊阴不能出下窍，上下不通而必水肿。肾病患者由于脾失升清之功，肾失固封之用，则精脂外流由尿漏出，使临证现大量蛋白尿。

《金匮要略·水气病脉证并治第十四》云："血不利则为水。"由于瘀血留滞使脉络不通，营血精微物质及水液运行受阻，而加重蛋白溢出及水肿，从而使病情缠绵难愈，故治疗当以益肾健脾、活血利水为主。国内外学者研究表明，不同类型的肾病，患者体内都存在着不同程度的高凝状态。血小板的聚集性和粘附性增强，此功能系统反应增强是导致高凝状态的原因之一，其程度常与肾病的严重性和活动性相一致。研究表明，气虚组血浆黏度增高；阳虚组全血黏度和血细胞比容降低，血沉加快，血浆黏度增高；阴虚组血浆黏度明显增高。

（孙鑫铭整理）

肖振卫临证验案医方

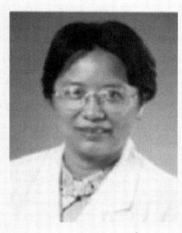

肖振卫

  肖振卫，女，1967年生，河南濮阳人。山东中医药大学附属医院副主任医师，硕士研究生导师，医学博士。1990年本科毕业于山东中医学院，1996年硕士毕业于山东中医药大学中医内科学专业，2013年博士毕业于山东中医药大学。从事中医肾病医教研工作近20年，在急慢性肾小球肾炎、肾病综合征、狼疮性肾炎、糖尿病肾病、高血压肾损害、紫癜性肾炎、肾小管间质疾病、尿路感染、肾结石、急慢性肾功能衰竭等疾病诊断及中西医结合治疗方面积累了丰富的临床经验，在血液透析、持续性血液净化、腹膜透析等肾脏替代治疗方面有较深入地研究。

参芪紫癜汤加减治疗紫癜性肾炎

一、验案选录

初诊 患者，女，55 岁。因"双下肢散在红色斑疹 2 个月余"于 2017 年 5 月 20 日就诊。患者既往体健。2017 年 2 月因食用海鲜后双下肢出现散在鲜红色皮疹，针尖大小，呈对称分布，不高出皮肤，不伴痛或痒，于当地医院查尿蛋白（＋），

镜下血尿（3 ＋），诊断为"紫癜性肾炎"，遵医嘱口服抗过敏药物及雷公藤等药物治疗 2 个月，双下肢皮疹未见明显减少，期间复查尿蛋白（＋～2 ＋），镜下血尿（2 ＋～ 3 ＋），皮肤及肾脏损害症状未见明显改善，遂来就诊。症见：双下肢散在暗红色斑疹，尤以脚踝部明显，乏力，腰酸不适，纳眠可，夜尿 1 ～ 2 次，小便偶有泡沫，大便日 1 行，质可。舌质暗红，苔薄白，脉细。查体：血压 125/76mmHg；下肢散在暗红色斑疹，针尖样大小，压之不褪色；心肺（－），双下肢无浮肿。

中医诊断 紫斑（脾肾气虚证）。

治 则 补气摄血。

方 药 参芪紫癜汤加减。党参 18g，黄芪 25g，白术 12g，栀子 12g，生地黄 18g，陈皮 12g，茜草 12g，白茅根 18g，丹参 15g，醋莪术 12g，当归 12g，甘草 3g。7 剂，水煎服，每日 1 剂，早晚分服。嘱清淡饮食。

二诊 2017 年 5 月 28 日。下肢皮疹明显减少且未见新发，患者纳差，胃部胀满不适，无反酸，无腹痛及黑便，活动后偶有下肢轻度水肿，舌质红，尤以舌尖明显，苔薄黄，脉沉细。尿蛋白（＋），镜下血尿（2 ＋），尿微量白蛋白未检。治疗上加用疏肝和胃之药，予初诊方加冬瓜皮 12g、柴胡 6g、白芍 9g、佛手 9g。每日 1 剂，早晚分服。

三诊 2017 年 6 月 5 日。双下肢皮疹明显减少，偶于胫前可见散在暗红

色斑疹，活动后未见明显水肿、乏力不适，偶有反酸，纳眠可，二便调。舌质淡，苔薄白，脉细。查尿常规示：尿蛋白（＋）。考虑患病日久，脾肾亏虚，精微物质外泄，则正气亏虚，易受外邪侵袭。予初诊方加金樱子 15g、炒芡实 30g、煅瓦楞 15g。每日 1 剂，早晚分服。

四诊 2017 年 6 月 25 日。服用上方 14 剂，双下肢皮疹消退，未见新发皮疹，无明显乏力不适，无胃部不适症状，纳眠可，二便调。舌质暗红，苔薄白，脉沉。查尿蛋白阴性，尿微量白蛋白 60mg/L，镜下血尿（＋）。

现患者定期门诊随诊，继续口服中药治疗，未见新发皮疹，尿微量白蛋白定期复查为阴性。嘱其避免食用海鲜。

二、按语

参芪紫癜汤为张珍玉先生治疗过敏性紫癜经验方，临床已应用三十余年，颇为有效。参芪紫癜汤原方组成：炒白术 9g，党参 15g，黄芪 20g，当归 9g，生白芍 9g，生阿胶 6g（烊化），茜草 6g，陈皮 6g，甘草 3g。

张老认为，紫癜病与热病发斑有本质的不同。脾虚不能统血，致血妄行，瘀于肌表，为本病病机。本方健脾益气，可恢复脾气统血之功能，因而具有消除紫癜之效。气壮则自能统血，故以参、术、芪健脾益气。血液渗出并瘀于皮肤而成紫癜，故加当归、阿胶、白芍以养血活血，且白芍、阿胶有敛阴养阴之功以制黄芪之温燥；伍以茜草活血止血，且无瘀滞之患；配以陈皮和胃以助脾，脾胃健壮则生化有源。此方动静配合，标本兼治，故收到应有之疗效。

加减：口干唇燥、舌红苔黄者，加炒山栀 6g、生地黄 9g；大便溏泄、食欲不振者，加炒山药 9g、砂仁 6g。

在张珍玉先生参芪紫癜汤基础上加金樱子 15g、芡实 30g、丹参 12g、水蛭 3g，即为水陆二仙丹，可益肾固精、收敛固涩，丹参、水蛭活血通络，加强化瘀之功。

郝君生临证验案医方

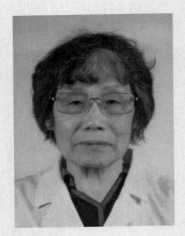

郝君生

　　郝君生，女，1944年生，山东省栖霞县人。山东中医药大学附属医院副教授，副主任医师。1970年毕业于山东中医学院医疗系（学制6年），从事中医儿科临床医疗、教学近50年。发表多篇学术论文，参编著作《中医儿科学》。

填精补髓汤治疗小儿难治性肾病合并感染

一、验案选录

初诊 患儿，男，10岁。因"颜面及双下肢反复浮肿2年"于2015年8月25日就诊。患儿2013年8月因周身浮肿首次于当地医院住院治疗，24小时尿蛋白定量7.35g/24h，肾穿刺活检术后诊断为"Ⅰ期膜性肾病"。予强的松35mg/d口服，症状缓解，强的松减至15mg/d时病情反复，予"强的松＋他克莫司"联合治疗，效果不佳。后换用多种免疫抑制剂治疗无效，且反复出现扁桃体感染。现症见：乏力，腰部不适，双下肢凹陷性水肿，头发色黄，牙齿未全，咽痛，纳可，二便尚调，小便有泡沫。舌质淡，苔薄黄，脉沉弱。查体：扁桃体Ⅱ度红肿。辅助检查：24小时尿蛋白定量6.15g/24h，总蛋白40g/L，白蛋白25g/L，血清总胆固醇7.63mmol/L。

中医诊断 水肿（肾精不足、邪毒外袭证）。

治　　则 益精填髓，解毒消肿。

方　　药 填精补髓汤加减。阿胶30g(烊化)，龟板15g，鹿角胶15g(烊化)，紫河车9g(冲服)，巴戟天9g，金樱子9g，马勃9g，茯苓15g，泽泻12g。14剂，水煎服，日1剂，早晚饭后半小时服用。嘱低盐优质蛋白质饮食。

强的松15mg/d，继服。

二诊 2015年9月9日。服药后，述乏力改善，咽痛消失，小便泡沫减少，双下肢轻度凹陷性水肿，纳眠可，大便调，舌质淡，苔薄白，脉沉弱。复查尿蛋白（3＋）。患儿扁桃体无充血，初诊方去马勃，改茯苓12g，继服14剂。西药继用。

三诊 2015年9月23日。水肿消退，体力可，余未诉不适，大便正常，舌质淡，苔薄白，脉沉稍弱。24小时尿蛋白定量3.82g/24h。效不更方，二诊方续服30剂，水煎服，日1剂。强的松减量。

四诊 2015年10月25日。患儿无水肿，纳眠可，二便调，舌质淡，苔薄白，脉细稍沉。24小时尿蛋白定量1.0g/24h，总蛋白55g/L，白蛋白38g/L，血清总胆固醇 4.34mmol/L。二诊方改茯苓 9g，去泽泻。30 剂，水煎服，日 1 剂。强的松 10mg/d。嘱患儿每月来诊。

二、按语

祖国传统医学认为，肾主蛰，为封藏之本，内贮真阴真阳，五脏六腑之阴非此不滋，五脏六腑之阳非此不发。只有"阴平阳秘"，肾才能维持其正常生理功能，人才能安康。在肾病过程中，尿蛋白偏高贯穿于始终，是肾精以蛋白质的形式丢失于外，使体内阴精日渐亏损。阴损及阳，久之，便成了阴者失"藏精而起亟"，阳者失"卫外而为固"的病理状态。阴失"起亟"，阳失"为固"，必然机体抵抗力下降，故肾病患儿易感染外邪，且感邪后较难清除。此即肾病易感染的机理。

据"精不足者，补之以味，阳不足者，温之以气"的经旨，故填精补髓、温补肾气是该病的根本治法。临床常以龟板胶、阿胶、紫河车等补其精，少加巴戟天、金樱子等温其阳。本治法能使肾中真阴真阳得以平衡，肾气得以恢复，因而肾主封藏、利水、固表等功能便自趋恢复，特别是在有感染的情况下，更能显示出托毒外出之力，故本例患儿治疗较顺利。

并发肺炎者，加地龙、葶苈子清热化痰通络；并发鼻窦炎者，加白芷、辛夷宣肺祛湿；并发扁桃体炎者，加蒲公英清热解毒；并发牙龈炎者，加黄芩、石膏清解胃热；并发肠炎者，加马齿苋、白头翁、车前子清热利湿；并发皮肤疖肿者，加败酱草清热祛湿；并发上呼吸道感染者，依据寒热之象，可加荆防、薄荷之品疏风解表；并发肾炎肾病者，加益母草、花蕊石等清热利湿。

（孙鑫铭整理）

李秀英临证验案医方

李秀英，女，河北省唐山市人，山东中医药大学附属医院儿科副主任医师。1945年参军即从事医务工作，1952年毕业于军医学校，1958年西医学中医两年。从事中医儿科临床工作40余年。

银翘散加减治疗小儿急性肾炎

一、验案选录

初诊 1991年4月。患儿，男，11岁。半月前出现发热、咽痛。自用退热药、抗生素（具体药物不详），热退，咽痛减轻。1周前出现颜面轻度浮肿，尿少色红。舌淡红，苔薄黄。查体：眼睑浮肿，咽扁桃体Ⅱ度肿大，充血。尿常规示：镜下血尿（2＋），尿蛋白少许。

中医诊断 风水。

治　　则 疏风清热利水。

方　　药 银翘散加减。金银花15g，连翘10g，桔梗6g，杏仁6g，白茅根10g，麻黄6g，小蓟10g，竹叶3g，车前草9g，甘草3g。水煎服，每日1剂，早晚分服。

二诊 服上方5剂，浮肿渐消，镜下血尿（＋）。初诊方去麻黄、杏仁，加生地黄、山药、茯苓各10g，连服8剂。连续复查3次，镜下血尿均呈阴性，病愈停药。

二、按语

小儿急性肾炎的发病机制，主要是人体内"水精四布"的功能发生障碍。从病位来说，与肺、脾、肾相关。病机是肺脾肾的相互关系、升降出入失调。临床以浮肿、尿少、血尿、高血压为主要症状。属祖国医学"阳水""风水""血尿"等范畴。本病的病因多由风湿、疮毒引起，临床常见于患感冒、扁桃体炎、猩红热、皮肤化脓性感染之后的患儿，其表现程度轻重不一。在治疗方面，根据中医"急则治其标，缓则治其本"的原则，标本兼治。肿者当先消肿。消肿不外乎发汗解表、利尿除湿两法。下肢浮肿明显者为湿邪偏重，里证多于表证，应用利尿法；面部、上肢浮肿明显者，多由风邪挟湿，应分清主次，表里兼顾。所谓"腰以上肿"和"腰以下肿"，只是比较而言，临床用药不能截然分开。

小儿急性肾炎，一般热证、实证多见。表邪重而头面肿者，应发汗解表、宣肺利水。如表里皆实，应解表清里。在治疗小儿急性肾炎时，要根据患者体质强弱、病情虚实辨证施治。尤其小儿病理方面的特点是易虚易实，易寒易热，在疾病表现上多为表里兼病、寒热挟杂、虚实并见。因此，在治法上，不可因实证而过于消，以免伤正；也不宜因虚证而过于补，一味补之，则病邪不去，而正易伤。应根据临床表现，虚多于实，则先补后攻；实多于虚，则先攻后补。无论是补是攻，都要根据病情的深浅、体质的强弱来考虑，必须是补不碍邪、攻不伤正。小儿急性肾炎，早期着重于祛邪为主，恢复期要注意扶正祛邪。

（刘嘉琛整理）

张亚荣临证验案医方

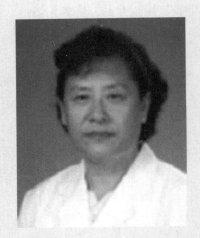

张亚荣

　　张亚荣，女，1944年生，山东中医药大学附属医院儿科教授，主任医师，硕士研究生导师。1969年毕业于山东医学院医疗系，获学士学位，脱产系统学习中医两年，从事中医儿科医疗、教学、科研工作近50年，擅长治疗肾病综合征，对肾病、肾炎、尿路感染等小儿肾脏疾病的中西医治疗有较深入研究，并获得良好的临床疗效。主持参加省级科研课题2项，发表学术论文20余篇，著有专著1部，培养研究生7名。

健脾益气固表方治疗小儿肾病综合征

一、验案选录

初诊 患儿，女，13岁。反复水肿伴蛋白尿1年余。他院诊断"肾病综合征（单纯性）"，多因感冒后浮肿、蛋白尿复现，一直服强的松治疗。近日因感冒水肿复现，尿蛋白（3＋），来我院以求中医治疗。现症：患儿颜面浮肿，面黄无华，偶咳痰多，咽红。舌质淡红，苔薄黄，脉缓弱。查体：心脏听诊无异常，双肺呼吸音粗，闻及痰鸣音，腹水征阳性，双下肢凹陷性水肿。

中医诊断 水肿（肺脾两虚，水湿内停，精脂外流）。

治 则 健脾益气，宣肺止咳。

方 药 健脾益气固表方加减。太子参20g，黄芪20g，山药12g，白术12g，薏苡仁12g，陈皮10g，桔梗10g，连翘10g，炒牛蒡子10g，炙枇杷叶10g，前胡10g。5剂，水煎服，日1剂，早晚饭后半小时服用。

二诊 服药后，患儿咳痰明显减少，水肿减轻。以健脾益气固表方加减久服，处方：黄芪30g，黄精20g，山药10g，白术10g，薏苡仁10g，陈皮10g，桔梗10g，防风10g，丹参15g，益母草15g，车前草15g，芡实10g，五味子10g。水煎服，日1剂，早晚饭后半小时服用。

连服二诊方2个月，水肿渐消，蛋白尿未复现。又以二诊方配丸药服半年，患儿病情稳定，未再复发。

二、按语

小儿肾病反复发作的主要因素多由于感受外邪，影响肺脾肾调节津液代谢的功能，导致湿邪停聚、精微不固。故治疗以祛邪为主，佐以扶正。肾病之水肿虽为就诊的主要原因，由于其主要为脏腑气化不利而致，脏腑气化功能非一药而可愈。另外，此时大量精脂外流，加重利水后势必造成更多的蛋白质丢失，反而使水肿时而复现。祖国医学亦认为，病久者不可利，气虚者不可利，否则将越利越虚而危者乎也。邪实祛后，立即转入补肺脾肾的治疗，或者标本兼治亦可。常用方为玉屏风散、参苓白术散等，临证重用黄芪、党参。对于肾虚者，加用淫羊藿、菟丝子、肉苁蓉。消除蛋白尿是治疗肾病的关键。临证还常用固涩之法，此法属于治标的范畴，常用药物如五味子、芡实、莲子等。如有湿热之邪未消者，当与清热利湿之品相伍同用。否则湿热不除，蛋白难消，将产生闭留之弊。

（孙鑫铭整理）

周东民临证验案医方

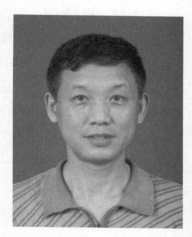

周东民

　　周东民，男，1961年生，山东单县人，山东中医药大学教授，主任医师。1984年于山东中医药大学中医专业获学士学位，1990年于山东中医药大学中医内科专业获硕士学位。从事中医内科工作30余年，擅长泌尿系统疾病、内科杂病和老年病的治疗。中华中医药学会内科分会委员，中华中医药学会心身医学专业委员会委员，山东中医药学会中医肾病专业委员会委员。发表论文30余篇，出版著作9部。主持或参与省部级、厅局级课题10余项，获省科技进步奖2项、厅局级奖励6项。

黄连温胆汤化裁治疗肾衰病湿热内蕴证

一、验案选录

初诊 患者赵某，男，45岁。因"血清肌酐升高2年余"于2017年5月13日就诊。患者既往"肾炎"病史10年余，2年前查体发现血清肌酐升高。曾于外院就诊，间断服用尿毒清颗粒、百令胶囊等，血清肌酐维持在150～200μmol/L。患者近1个月自觉口苦纳差、倦怠乏力，遂来就诊。尿蛋白（2＋），血清肌酐230μmol/L。症见：口苦口黏，恶心欲吐，胃脘部胀满不适，肢倦乏力，稍有腰酸，双下肢无水肿。纳差，眠尚可，小便伴泡沫，大便日1行，稍干。舌暗红，苔黄腻，脉沉。

中医诊断 肾衰病（脾肾亏虚、湿热内蕴证）。

治　　则 分消湿热，调补脾肾。

方　　药 黄连温胆汤加减。黄连10g，紫苏叶10g，陈皮10g，半夏9g，茯苓15g，枳实12g，酒大黄6g，六月雪30g，积雪草30g，土茯苓30g，黄芪30g，当归12g，杜仲18g，水蛭6g，丹参30g。7剂，水煎服，早晚各1剂温服。嘱低盐、低脂、优质低蛋白饮食。

二诊 2017年5月20日。患者述口苦口黏、纳差明显改善，仍偶有胃脘部胀满，大便时有黏腻等，舌脉同前。治疗原则不变，初诊方加白扁豆15g、薏苡仁30g。14剂，余同前。

三诊 2017年6月5日。患者服药3周至今，未再述口苦、恶心，食欲明显改善。但舌苔仍显黄腻，偶有口干口渴。复查：血清肌酐176μmol/L，尿蛋白（＋）。考虑湿热之邪缠绵难去，湿热阻滞中焦，脾不散津则口干口渴；追问患者又素有腰酸乏力等症，二诊方加苍术12g以运脾气、熟地黄18g以补肾气。

二、按语

黄连温胆汤出自清代陆廷珍《六因条辨》，由《三因极一病证方论》之温胆汤加黄连演变而来。《六因条辨·中暑》曰："中暑吐泻并作，吐既止而泻不止者，宜胃苓汤泄之，若泻止而吐不止者，宜黄连温胆汤和之。"此方擅长清热祛湿、化痰和胃，适用于中焦湿热病证，症见痞满纳呆、恶心呕吐、口苦泛恶、胸脘烦闷、苔黄腻等。现代临床多用于消化系统、心血管系统、内分泌系统、泌尿系统等。

　　黄连温胆汤为"分消走泄法"的代表方剂，分消走泄法由清代叶桂所创，原为治疗温热病湿热证大法。临床实践证明，分消走泄法不仅适用于外感湿热病的治疗，而且内伤杂病中凡有湿热证亦可活用该法，此即"异病同治"。湿热弥漫下焦致清阳不升、浊阴不降，法当分消湿热、倾泄浊毒。本案选用黄连温胆汤化裁，半夏、陈皮之品辛开苦降、燥湿化痰，湿去则热不独存；黄连、枳实、大黄之品苦寒清热，热去则湿无依附，更有六月雪、土茯苓、水蛭、丹参共泄瘀浊，全方共奏分消湿热、调补脾肾之功。

刘磊临证验案医方

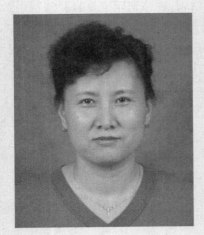

刘磊

    刘磊，女，1962年生，山东菏泽人，山东中医药大学附属医院副主任医师。1983年毕业于武汉科技大学，2003年毕业于山东大学医学院。从事中医内科工作30余年，擅长内科杂病和泌尿系疾病的治疗。山东中医药学会中医肾病专业委员会委员，世界中医药学会联合会脉象研究专业委员会委员。发表论文10余篇，出版著作5部。参与省部级、厅局级课题5项，获省科技进步奖1项、厅局级奖励2项。

小蓟饮子加减治疗紫癜性肾炎下焦湿热证

一、验案选录

初诊 患者，男，51岁。因"发现紫癜性肾炎6年"于2016年3月28日就诊。患者6年前开始出现周身红斑，于当地医院查尿常规发现异常（具体不详），诊断为"紫癜性肾炎"，于当地医院住院并注射激素（具体剂量不详），出院时效果一般，又多次住院，口服激素（强的松8片/d）数月，后停药复发。今为求进一步治疗来我科门诊。辅助检查：尿常规示：尿蛋白（2＋），镜下血尿（3＋），尿红细胞81.18个/μL。既往体健，海鲜过敏。现症见：脚踝红斑，腰痛，余无明显不适，纳眠一般，大便可，小便伴泡沫。舌红，苔黄，脉细弦。

生地15g 丹皮10g 赤芍15g
紫草10g 小蓟20g 黄芩10g
连翘20g 栀子10g 甘草6g

　　中医诊断　溺血（下焦湿热证）。

　　治　　则　清热利湿，凉血止血。

　　方　　药　小蓟饮子加减。生地黄15g，牡丹皮10g，赤芍15g，紫草10g，小蓟20g，黄芩10g，连翘20g，栀子10g，甘草6g。14剂，水煎服，每日1剂，早晚分服。

二诊 2016年4月10日。服药后未再出现皮疹，大便正常，小便中仍有泡沫。舌质淡红，苔薄白，脉细。治疗原则不变，予初诊方加茜草15g、墨旱莲15g以凉血止血。继服14剂，水煎服，每日1剂，早晚分服。

三诊 2016年4月25日。仍有腰痛，乏力，易疲劳，偶有腹痛，余无明显不适，纳眠可，大便调，小便有泡沫。舌尖红，苔薄白，脉细弦。查尿常规示：尿蛋白（3＋），镜下血尿（2＋），尿红细胞60.72个/μL。

考虑病程较长，迁延不愈，中气损伤，脾不统血，又偶见腹痛，病机为不荣则痛，故在二诊方清热利湿凉血的基础上加用黄芪、白术、茯苓益气健脾，取归脾汤补气健脾生血之意，用太子参使补而不过，去黄芩、连翘、紫草，以减凉血之力，加用藕节碳、金银花，使止血力更甚。处方：太子参

15g，黄芪 30g，茯苓 15g，白术 20g，生地黄 15g，牡丹皮 10g，藕节炭 20g，金银花 30g，小蓟 20g，赤芍 15g，墨旱莲 15g，茜草 15g，栀子 10g，甘草 6g。14 剂，水煎服，每日 1 剂，早晚分服。

四诊 2016 年 5 月 9 日。腰痛减轻，仍易疲劳，腹痛消失，纳眠可，大便日行 2 次，不成形，小便有泡沫。舌尖红，苔黄，脉细滑。查尿常规示：尿蛋白（3 ＋），镜下血尿（2 ＋），尿红细胞 66 个 /μL。治疗原则不变，三诊方去栀子，加炒黄芩 10g 以清热燥湿，加炒白术 20g 益气健脾。14 剂，水煎服，每日 1 剂，早晚分服。肾炎四味片 7 盒。

五诊 2016 年 5 月 23 日。腰隐痛，乏力，纳眠可，大便日行 1~2 次，小便伴泡沫，夜尿 1 次。舌尖红，苔白，脉细滑。查尿常规示：尿蛋白（2 ＋），镜下血尿（2 ＋）。治疗原则不变，予四诊方改黄芪 45g。5 剂，水煎服，每日 1 剂，早晚分服。肾炎四味胶囊 3 盒。

六诊 2016 年 5 月 30 日。服药后，倦怠乏力稍减，偶腰痛，余无明显不适，纳眠可，大便日行 1 次，小便伴泡沫，夜尿 1 次。舌尖红，苔白，脉细滑。查尿常规示：尿蛋白（＋），镜下血尿（2 ＋），尿红细胞 57.42 个 /μL。治疗原则不变，五诊方加白茅根 30g 以清热利尿。5 剂，水煎服，每日 1 剂，早晚分服。

七诊 2016 年 6 月 7 日。体力差，尿中有泡沫，稍有腰痛，纳可，大便正常。舌尖红，苔薄白，脉细滑。患者倦怠、乏力明显，考虑清利损伤肾阳，去墨旱莲、茜草、白茅根等以防过凉伤阳，加用熟地黄 15g、山茱萸 10g、茯苓 15g、泽泻 10g、牡丹皮 15g，取"金匮肾气丸"方之意补肾助阳、化生肾气。处方：太子参 15g，黄芪 30g，生地黄、熟地黄各 15g，山茱萸 10g，茯苓 15g，泽泻 10g，牡丹皮 15g，小蓟 20g，赤芍 15g，金银花 30g，黄芩 10g，甘草 6g。水煎服，6 剂，每日 1 剂，早晚分服。

八诊 2016 年 6 月 13 日。服上方 6 剂，诸症减轻，查尿常规示：尿蛋白（＋），镜下血尿（2 ＋），尿红细胞 20.46 个 /μL。七诊方继服 6 剂，不适随诊。

二、按语

小蓟饮子来源于《济生方》，凉血止血，利水通淋。主治热结下焦之血淋、尿血。适用于因下焦瘀热，损伤膀胱血络，气化失司所致尿血。热结膀胱，损伤血络，故尿中带血，其痛者为血淋，不痛者为尿血。

方中小蓟甘凉，入血分，清热凉血止血，又可利尿通淋，尤宜于尿血、血淋之症；生地黄甘苦性寒，凉血止血，养阴清热；藕节助小蓟凉血止血，并能消瘀；栀子清泻三焦之火，导热从下而出。然本案非单纯实热尿血，应属本虚标实之证，故未采用小蓟饮子原方，而加用补气健脾摄血，并温补肾阳之品，使祛邪不伤正，标本同治。

（刘嘉琛整理）

邓华亮临证验案医方

邓华亮，男，1971 年 8 月生，山东临朐人，医学博士，中医学博士后，副教授。世界中医药学会联合会脉象研究专业委员会理事，中华中医药学会中医诊断分会委员，山东中医药学会科研产业化分会副主任委员，山东中医药学会肾病专业委员会委员。目前主持在研国家重点研发计划课题 1 项，省部级课题 2 项，厅局级课题 3 项。取得厅级以上获奖成果 17 项，获国家发明专利授权 7 件。发表学术论文 60 余篇，副主编专业著作 3 部，参编学术著作 3 部。

益肾活血方治疗木村病相关性肾病综合征

一、验案选录

初诊 患者，男，49岁。因"双下肢水肿2周余"于2017年8月4日来诊。患者约2周前发现双下肢水肿，晨轻暮重，未予治疗。后水肿加重，伴疲倦乏力，小便大量泡沫，夜尿2次，大便调。舌淡红，苔白腻，脉沉滑。为求进一步诊治，患者来诊。患者2007年曾因"发现左耳前肿物1年余"

党参 30g　生黄芪 30g　熟地黄 15g

酒萸肉 20g　山药 30g　茯苓 20g

甘草 6g　白术 20g　丹皮 12g

菟丝子 20g　益母草 20g　五味子 15g

桃红各 12g　当归 20g

7剂，水煎服

就诊于当地医院，肿物大小及具体查体资料不详，后行手术切除治疗。术后病理提示"嗜酸性粒细胞增多性淋巴肉芽肿（木村病）"。术后给予醋酸泼尼松片治疗（具体剂量、使用时间不详），近10年患者肿物仍反复发作，呈无痛性，肿物发作部位较多，好发于耳前、耳后、腹股沟等淋巴结区域。实验室检查：24小时尿蛋白定量5.31g/24h；尿常规：尿蛋白（3＋）；血常规：白细胞 10.09×10^9/L，嗜酸性粒细胞百分比36%；血生化：总蛋白52.9g/L，白蛋白28.6g/L，甘油三酯1.74mmol/L。

中医诊断　水肿（脾肾不足、水湿浸渍证）。

治　　则　健脾补肾，活血利湿。

方　　药　自拟益肾活血方加减。党参30g，生黄芪30g，熟地黄15g，酒萸肉20g，山药30g，茯苓20g，甘草6g，白术20g，牡丹皮12g，菟丝子20g，益母草20g，五味子15g，桃仁、红花各12g，当归20g。7剂，水煎服，每日1剂，早晚分服。

二诊　2017年8月11日。患者乏力明显缓解，复查血浆白蛋白33.7g/L。考虑患者下肢水肿无明显缓解，初诊方加用猪苓20g、车前子15g，继服14剂。

三诊　2017年8月25日。患者下肢水肿大减，复查血浆白蛋白36.1g/L，尿蛋白（2＋）。二诊方加覆盆子30g、麸炒芡实30g益肾固精。14剂，水煎服。患者未再来诊。

二、按语

患者病久不愈，耗伤正气，久病及肾。肾失蒸化，开阖不利，水湿浸渍肌肤，发为水肿。肾气不足则无以资助和促进脾之运化水谷功能，加之饮食劳倦等，其脾自虚。故脾失转输，水湿无以化而停滞于体内，则见水肿、舌苔白腻；脾失健运，四肢营养缺乏，故患者症见疲倦乏力。"益肾活血方"由参芪地黄汤化裁，方中党参、黄芪补脾益气，且黄芪又能利尿消肿，更有参、芪合用补益肺气，以助行水之功，二者共为君药；熟地黄填精益髓，酒萸肉、菟丝子补肾涩精，共奏补肾之功，俱为臣药；山药、白术健脾助运，合茯苓利水渗湿，牡丹皮清泻相火，补而不滞；考虑血瘀为肾病常见的病理因素，活血化瘀应贯穿治疗肾脏疾病的始终，故有益母草、桃仁、红花活血化瘀，恰益母草有利尿消肿之功，尤宜用之；当归补血活血，合黄芪更取李东垣"当归补血汤"之意，补养气血，以资正气；另有甘草调和诸药。

木村病在临床较为罕见，极易漏诊、误诊。如遇淋巴结区尤其是头颈部反复发生的无痛性肿块，我们应注意患者外周血中嗜酸性粒细胞情况。本例患者应用中药治疗缓解病情尚属个例，当木村病合并肾病综合征时仍要考虑加用糖皮质激素治疗。

（杨迎整理）

白志军临证验案医方

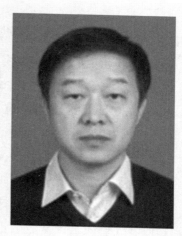

白志军

　　白志军，男，1962 年生，河北冀州人，山东中医药大学第二附属医院肾病诊疗中心副主任，主任医师。1985 年于山东中医学院获学士学位。从事中医肾病医教研工作 30 余年，擅长以中医中药为主治疗慢性肾衰竭、糖尿病肾病、高血压肾损害、肾病综合征、慢性肾炎、尿路感染等疾病。尤对各种蛋白尿、慢性肾衰竭有独特经验。中国民族医药学会慢病学会常务理事，中国民族医药学会肾病分会理事，山东中医药学会肾病专业委员会委员。发表论文 20 余篇，出版专业著作 7 部。

芪萸固本方治疗糖尿病肾病蛋白尿
脾肾两虚兼瘀毒阻络证

一、验案选录

初诊 患者，男，66 岁。因"口干反复发作、多饮 10 余年，泡沫尿 2 个月"于 2015 年 4 月 20 日就诊。既往有 10 余年的"2 型糖尿病"病史，近 2 个月开始出现泡沫尿，查尿常规示：尿蛋白（2＋），故来就诊。症见：腰膝酸软，神疲乏力，气短懒言，身体困重。舌暗红，苔黄腻，脉弦。查体：血压 140/80mmHg，心肺查体无显著病变，双下肢轻度水肿。

中医诊断 消渴肾病（脾肾两虚、瘀毒阻络证）。

治 则 健脾补肾，活血解毒。

方 药 芪萸固本方。黄芪 30g，酒萸肉 12g，党参 30，太子参 30g，当归 12g，川芎 12g，怀牛膝 15g，白花蛇舌草 15g，半枝莲 15g，白茅根 30g，炙甘草 9g。14 剂，水煎服，每日 1 剂，早晚温服。嘱服药前后查 24 小时尿蛋白定量。

二诊 2015 年 5 月 25 日。服药后无不适感，尿中泡沫明显减少，腰膝酸软、神疲乏力、气短懒言、身体困重较前减轻，仍有双下肢轻度水肿。舌暗红，苔黄腻，脉弦。复查尿常规示：尿蛋白（＋），24 小时尿蛋白定量由服药前的 3.02g/24h 降至 0.99g/24h。治疗原则不变，予初诊方加茯苓 30g、泽泻 15g、黄芩 9g 以清热利湿。14 剂，水煎服，每日 1 剂，早晚温服。

三诊 2015 年 6 月 29 日。药后平妥，尿中泡沫继续减少，腰膝酸软、神疲乏力、气短懒言、身体困重较前好转，双下肢无水肿。舌暗红，苔薄白，脉弦。查尿常规示：尿蛋白（±），24 小时尿蛋白定量由服药前的 0.99g/24h

降至 0.46g/24h。治疗上考虑湿热已祛，双下肢水肿消失，二诊方去茯苓、泽泻、黄芩，加炒麦芽 30g、焦神曲 30g 以健脾和胃。水煎服，隔日 1 剂，早晚温服。

四诊 2015 年 8 月 10 日。偶有尿中泡沫，腰膝酸软、神疲乏力、气短懒言、身体困重明显减轻。舌暗红，苔薄白，脉弦。查尿常规示：尿蛋白（±）。患者蛋白尿得到控制，间断服药稳定病情。

二、按语

芪萸固本方为我科临床经验方，主治功效是健脾补肾、活血解毒，适用于糖尿病肾病蛋白尿脾肾两虚兼瘀毒阻络证，症见尿有泡沫、神疲乏力、腰膝酸软、面色苍黄、手足浮肿、口苦苔腻等。脾为后天之本，脾虚则运化失司，清气不升，水停为饮而为水肿；脾不升清，升提无力，则精微物质从下而泄，而出现尿浊。肾为先天之本，肾气不足，气化失常，则会影响分清泌浊的正常功能，导致湿浊内留，精微物质外泄，出现尿浊。久虚致瘀，或久病入络，亦可致血脉瘀阻，浊毒内留，兼证四起。病人脾气亏虚，土不生金，则致肺气虚弱，卫外不固，易致外邪的侵入，邪气入里化热酿成热毒；外邪袭肺，营卫失和，则水肿加重。热毒之邪可致瘀、伤络，热毒之邪耗血伤津，致津亏血少，造成瘀血；热毒致阴亏脉络不利，肾络瘀阻。而且瘀、毒可以相互为病，瘀可化毒，毒可致瘀。水湿为阴邪，其性黏滞，一者能壅遏气机，气滞致血瘀；二者可化热伤阴，阴津不足，血行不畅。水湿导致气血瘀阻，瘀血又加重了水湿的潴留。

方中黄芪、酒萸肉等功在补脾固肾，益气养阴，强先天，固后天，扶正培本，两药合用共为君。党参、太子参、怀牛膝健脾补肾以助君药之功，三药共为臣。当归、川芎调畅气血，活血通络，祛除瘀滞；白花蛇舌草、半枝莲、白茅根清热解毒、利水消肿。炙甘草调和诸药。全方合用补先天不足，固后天之本，扶正兼以祛邪，起到健脾固肾、活血祛瘀、清热解毒的功效。

位东卫临证验案医方

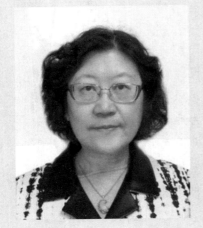

位东卫

位东卫，女，1964年生，山东济南人，山东中医药大学第二附属医院副主任医师。1988年毕业于山东中医药大学中医专业。从事中医内科肾病工作近25年，擅长辨证治疗肾病综合征、肾病高血压、糖尿病肾病、泌尿系感染等综合性疾病。山东中医药学会肾病专业委员会委员。发表论文9篇，出版著作2部，获得国家发明专利2项。

右归饮合血府逐瘀汤治疗糖尿病
肾病气阴两虚挟瘀证

一、验案选录

初诊 患者，女，69 岁。因"头晕，乏力，双下肢水肿 1 周"于 2017 年 7 月 8 日就诊。患者既往有"糖尿病""高血压病"病史 20 年，现使用胰岛素、降血糖降压药物控制病情。1 周前患者感头晕目眩，四肢乏力，时有心慌气短，口干，双下肢水肿，大便干燥。舌质红，边有瘀点，苔薄白稍腻，脉沉弦数。查体：血压 162/95mmHg，心率 92 次 / 分，双下肢水肿（＋）。心电图示：冠状动脉供血不足。血生化示：肝肾功能正常，低密度脂蛋白胆固醇 3.85mmol/L，血糖 8.7mmol/L。尿常规示：尿蛋白（2＋），尿糖（＋）。

中医诊断 消渴（气阴两虚挟瘀证）。

治　　则 益气养阴，活血化瘀。

方　　药 右归饮合血府逐瘀汤加减。熟地黄 15g，山茱萸 9g，枸杞子 12g，山药 12g，茯苓 30g，猪苓 30g，川牛膝 12g，丹参 20g，桃仁 6g，红花 9g，党参 15g，陈皮 9g，大黄 6g（后下），泽泻 9g。6 剂，水煎服，每日 1 剂，早晚温服。嘱优质低蛋白糖尿病饮食。

二诊 2017 年 7 月 15 日。水肿减轻，自觉头晕，仍感乏力气短，睡眠差，多梦，舌质暗红，边有瘀点，苔薄白，脉沉稍数。查尿常规示：尿蛋白（＋）。初诊方加黄芪 30g、合欢皮 12g、炙远志 9g 以安神益气行水。6 剂，水煎服，每日 1 剂，早晚温服。

三诊 2017 年 7 月 25 日。患者近日因劳累，双下肢又出现水肿，并伴有乏力气短，双目干涩，头晕口干。考虑糖尿病肾病病机在于肝肾阴亏、脉络瘀阻，故在二诊方的基础上加制黄精 30g、沙参 15g 以滋补肝肾，加三七粉 3g（冲服）以化瘀通脉。6 剂，水煎服，每日 1 剂，早晚温服。

四诊 2017 年 8 月 2 日。患者乏力气短明显减轻，水肿基本消退，睡眠可，舌质暗红，苔薄白，脉沉稍数。尿常规示：尿蛋白（±），尿糖（－）。予三诊方去猪苓、大黄，加炒白术 12g，继服 1 个月。嘱适当运动，优质低蛋白糖尿病饮食，同时服用胰激肽原酶。

二、按语

"糖尿病肾病"是西医病名，中医学无此称谓。综合古今文献，常把消渴病日久出现的水肿等症称为"消渴肾病"。糖尿病的病机特点以气阴两虚挟瘀为主，而瘀血始终贯穿其中，瘀血在糖尿病肾病中既是病理产物，又是致病因素。患者长期有糖尿病、高血压病，根据气短、乏力、水肿、舌质暗红有瘀点，当属气阴两虚挟瘀，所以用右归饮加血府逐瘀汤以益气养阴、活血化瘀。二诊时加生黄芪 30g 旨在加强补气之力，则水湿可化，水肿可消，故取得较为满意的效果。三诊时患者因脉络遇阻，故用三七粉 3g 冲服，加强活血化瘀之功。

综上所述，治疗糖尿病肾病与西药相结合，既弥补了西药治疗效果的不足，又体现了祖国中医学辨证论治的思想，取长补短，提高了糖尿病肾病的临床治疗效果。

司国民临证验案医方

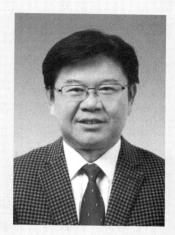

司国民

　　司国民，男，1964 年生，山东菏泽人。山东省立医院主任医师，山东中医药大学博士生导师，医学博士。山东省名中医药专家，山东中西医结合学会肾病专业委员会副主任委员。1987 年毕业于山东中医学院获学士学位，1990 年毕业于山东中医学院获硕士学位，1990 年 7 月进入山东省立医院中医科工作，2005 年毕业于山东中医药大学获博士学位。从事中西医结合内科医教研工作近 30 年，擅用经方治疗肾病综合征、肾炎、尿路感染等肾系疾病，创新性地提出了肾病的气血水毒辨证，对于慢性肾功能衰竭的治疗独具心得。发表论文 60 余篇，出版著作 10 余部。主持国家级、省部级课题 11 项。获山东省科技进步二等奖 1 项，山东省科技进步三等奖 2 项。

参芪解毒汤治疗慢性肾衰竭
阴阳两虚、瘀浊内停证

一、验案选录

初诊 患者，女，62岁。因"腰酸、乏力5年，发现肌酐升高2年余"于2017年9月22日就诊。既往有"糖尿病"病史20余年，近3年规律应用胰岛素控制血糖，空腹血糖8mmol/L左右。2年前发现血清肌酐升高，间断服用尿毒清颗粒、海昆肾喜胶囊、金水宝胶囊、阿魏酸哌嗪片等（具体剂量不详），血清肌酐自130μmol/L逐渐上升至260μmol/L。1周前劳累后感冒，腰酸、乏力加重，下肢水肿，小便不利，复查血清肌酐358μmol/L，尿蛋白（3＋），血红蛋白92g/L，遂来就诊。症见：腰酸乏力，怕冷，胸闷气短，咳嗽，咳少量黄白痰，食欲不振，时有恶心，无呕吐，下肢水肿，小便偏少，尿中有泡沫，大便干。舌淡暗，苔白厚略腻，脉沉涩。查体：血压142/83mmHg；面色晦暗，双眼睑轻微浮肿，睑结膜色略淡，咽部充血；心脏听诊（－），双肺呼吸音粗，未闻及干湿性啰音；双肾区叩痛，双下肢凹陷性水肿。

中医诊断 肾衰病（阴阳两虚、瘀浊内停证）。

治　则 益气养阴，温阳活血，解毒泻浊。

方　药 参芪解毒汤加减。黄芪45g，丹参30g，当归12g，生大黄10g（后下），芡实15g，旱莲草15g，天葵子15g，白茅根20g，生牡蛎15g，淫羊藿15g，金樱子15g，白花蛇舌草15g，阿胶30g（烊化），陈皮10g，砂仁6g（后下），苦杏仁10g，炙枇杷叶10g，车前子10g，冬瓜皮30g。7剂，水煎服，每日1剂，早晚分服。嘱低盐、低脂、优质蛋白饮食。

二诊 2017年10月2日。胸闷、乏力改善，咳嗽、咳痰好转，未再恶心，饮食略改善，仍怕冷、腰酸，眼睑及下肢水肿较前减轻，小便通畅，大便不成形，日行2～3次，舌淡暗，苔白厚，脉沉。查尿蛋白（2＋）。治疗原则不变，初诊方加制附子6g（先煎）以温肾助阳。7剂，水煎服，每日1剂，早晚分服。

三诊 2017年10月10日。体力较前增加，腰酸略减轻，畏寒明显减轻，无明显胸闷，无咳嗽咳痰，饮食可，眼睑无浮肿，下肢轻微水肿，小便泡沫多，大便日行2～3次，舌淡暗，苔白厚，脉沉。查尿蛋白（2＋），24小时尿蛋白定量2.68g/24h。考虑患者已无呼吸道症状，饮食改善，水肿明显减轻，二诊方去砂仁、苦杏仁、炙枇杷叶、车前子，冬瓜皮改20g；小便泡沫多，加覆盆子20g、楮实子20g以益肾固精。10剂，水煎服，每日1剂，早晚分服。

四诊 2017年11月26日。患者自服三诊方15剂，体力改善，活动后轻微乏力、腰痛，偶胸闷，无憋喘，饮食可，畏寒明显减轻，下肢无明显浮肿，小便泡沫略减少，大便调，舌淡暗，苔白略厚，脉沉。查血清肌酐237μmol/L，血红蛋白106g/L，24小时尿蛋白定量1.44g/24h。

患者药后症状及实验室指标均较前改善，治疗原则不变，三诊方去制附子、陈皮、冬瓜皮，余药制膏，每次10g，每日2次，温水冲服，维持。嘱定期复查血常规、尿常规、肾功能、24小时尿蛋白定量。

二、按语

参芪解毒汤为司国民教授临床治疗慢性肾衰竭经验方。主治功效为益气养阴、温阳活血、解毒泻浊，适用于肾衰病阴阳两虚、瘀浊内停证。

方中黄芪、丹参为君药。其中，黄芪补气升阳，益气固表，利水消肿，归脾、肺经，脾为生化之源，肺主一身之气，故黄芪能补一身之气，又气为血帅，气虚则血瘀，黄芪补气可助行血；丹参活血化瘀，与黄芪配伍调和气血，使气旺血行。《张氏医通》中指出"盖气与血，两相维附，气不得血，则散而无统，血不得气，则凝而不流"，为益气活血治法提供了理论依据。淫羊藿、白花蛇舌草、大黄、金樱子、芡实、生牡蛎、旱莲草为臣药。其中，白花蛇舌草清热解毒利湿，大黄通腑泻浊，二者配伍祛邪排毒；淫羊藿温肾助阳，生牡蛎潜阳固精，金樱子、芡实益肾固精，旱莲草补阴益肾，五药合用既助黄芪调和阴阳，又可防白花蛇舌草、大黄苦寒伤正，使邪去正安。佐药当归益血和营，阿胶益阴养血，二药与黄芪共用，使阳生阴长，协调阴阳，气旺血生；天葵子清热利水解毒，以助白花蛇舌草、大黄祛除毒邪。使药白茅根归膀胱经，养阴清热利水，引药下行。诸药配伍，共奏益气养阴、温阳活血、解毒泻浊之效。

阳虚畏寒重，加制附子6g（先煎）以温肾阳；恶心、食欲差，可加陈皮10g、砂仁6g（后下）、紫苏叶6g以醒脾和胃；水肿较重，可加车前子10g、冬瓜皮30g、大腹皮30g以利水消肿；尿蛋白高，可加莲须6g、覆盆子20g、楮实子20g以益肾固精。服药后大便次数多，可适当增加生大黄煎煮时间。

刘利平临证验案医方

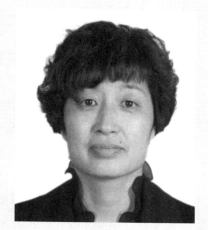

刘利平

　　刘利平，女，1965年生，山东威海人。山东省农科院门诊所主任医师。1987年毕业于山东中医学院获学士学位，1987年至1997年于山东省中医药学校任教及从事临床带教工作，1997年至今于山东省农科院门诊所从事基层中医临床工作。擅长运用经方辨证治疗肾炎、尿路感染、遗尿等泌尿系疾病。山东中医药学会中医肾病专业委员会委员，山东中医药学会中医老年病专业委员会委员。发表论文8篇，出版著作4部。参与省部级、厅局级课题3项。获省部级科技进步奖2项、厅局级奖励1项。获山东省历城区卫生局"优秀医师"称号。

龙胆泻肝汤合四妙散加减治疗
尿路感染下焦湿热证

一、验案选录

初诊 患者，女，53岁。因"小便混浊3天"于2017年6月20日就诊。既往体健。3天前无明显诱因出现小便混浊伴疼痛，曾服用热淋清胶囊、阿莫西林胶囊，效不显，前来就诊。现症见：小便混浊，时有尿热，偶有尿道口疼痛，无血尿、尿频，无发热，烦乱不安，急躁易怒，口干但不欲多饮，纳差，不易入睡，大便秘结。舌红苔黄腻，脉濡数。尿常规示：镜下血尿（3＋），尿红细胞97.68个/μL，尿蛋白（＋）。

中医诊断 尿浊（下焦湿热证）。

治　　则 清热利湿泄浊。

方　　药 龙胆泻肝汤合四妙散加减。炒栀子12g，黄芩9g，柴胡12g，生地黄12g，黄柏9g，泽泻12g，龙胆草6g，车前子30g（包煎），苍术15g，薏苡仁30g，积雪草30g，六月雪30g，半枝莲20g，甘草6g，白花蛇舌草30g。7剂，水煎服，每日1剂，早晚分服。

二诊 2017年6月27日。服上方7剂，患者自诉药效可，小便症状改善较明显。现症见：仍稍有小便混浊，疼痛减轻，情绪逐渐平静，稍有急躁，纳眠改善，大便调。舌红，苔白腻，脉弦滑。尿常规示：镜下血尿（＋），尿红细胞13.27个/μL，尿蛋白（±）。治疗原则不变，初诊方继服7剂，每日1剂，水煎服，早晚分服。

三诊 2017年7月4日。患者症状基本消失，小便已无浑浊和疼痛，情绪较平静，纳眠尚可，大便调。舌淡红，苔白稍腻，脉弦滑。尿常规示：镜下血尿（－），尿红细胞3.81个/μL，尿蛋白（－）。嘱停药。

二、按语

龙胆泻肝汤载于清代著名医家汪昂撰写的《医方集解》,具有清泻肝胆实火、清利肝经湿热的功效,治肝胆实火引起的胁痛、头痛、目赤口苦、耳聋耳肿,以及肝经湿热下注之阳痿阴汗、小便淋浊、阴肿阴痛、妇女带下。方中龙胆草善泻肝胆之实火,并能清下焦之湿热为君;黄芩、栀子、柴胡苦寒泻火,车前子、木通、泽泻清利湿热,使湿热从小便而解,均为臣药;肝为藏血之脏,肝经有热则易伤阴血,故佐以生地黄、当归养血益阴;甘草调和诸药为使。配合成方,共奏泻肝胆实火、清肝经湿热之功。

四妙散载于《成方便读》,具有清热利湿之功效。四妙散为二妙散加牛膝、薏苡仁。黄柏清热燥湿,为君药;苍术芳香苦燥以除湿;薏苡仁渗湿健脾。全方宜用于湿热下注之证。

两方合用,共奏泻下焦火热、泄下焦湿浊之功效。若湿重者,重用苍术、泽泻、车前子等药,或加五苓散;若热重者,重用黄柏、黄芩、栀子等;兼有头痛者,加菊花、夏枯草等;兼有胁痛者,加郁金、川楝子等。

王济生临证验案医方

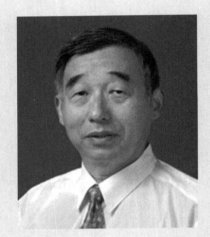

王济生

　　王济生，医学硕士，主任中医师、教授，硕士研究生导师，济南市名中医，济南市第七批专业技术拔尖人才。原中华中医药学会肾病委员会委员，山东中医药学会肾病研究专业委员会副主任委员。从事中医、中西医结合诊治肾脏疾病工作40余年。对慢性肾功能不全、肾病综合征、原发性肾小球疾病、糖尿病肾病、高血压肾病、肾盂肾炎、狼疮性肾炎、紫癜性肾炎、尿路结石等肾科疾病有治疗优势。主研课题《肾康灵对慢性肾功能衰竭的临床与实验研究》获山东省科技进步二等奖。在国家级及省级杂志发表肾病专业论文20余篇。

肾康灵治疗慢性肾功能衰竭脾肾亏虚证

一、验案选录

初诊 患者，女，62岁。因"乏力伴双下肢轻度水肿反复发作5年，加重7天"于2010年6月12日就诊。既往有"慢性肾盂肾炎"病史35年，"慢性肾功能衰竭"病史5年。现症见：疲倦乏力，腰酸膝软，脘腹胀满，口苦，恶心，纳差，

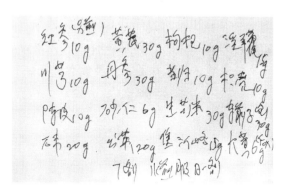

双下肢轻度水肿，肢体麻木，睡眠稍差，大便干，小便调。舌质淡红，苔黄腻，脉沉弦。实验室检查：血清肌酐205μmol/L，尿素氮13.6mmol/L，总二氧化碳结合力17mmol/L，血红蛋白85g/L。

中医诊断 水肿（脾肾亏虚、湿浊水毒瘀血潴留证）。

治　　则 健脾补肾，利湿活血泄浊。

方　　药 肾康灵加减。红参10g（另煎），黄芪30g，枸杞子10g，淫羊藿15g，川芎10g，丹参30g，当归10g，枳壳10g，陈皮10g，砂仁6g，薏苡仁30g，车前子30g（包煎），石韦20g，蒲公英20g，焦三仙各15g，大黄6g（后下）。7剂，水煎服，日1剂，嘱清淡饮食。

二诊 服药后乏力减轻，食欲改善，未再恶心，双下肢仍麻木、水肿。初诊方加泽泻15g、泽兰15g、猪苓15g。7剂，水煎服，每日1剂。

三诊 症状明显改善，双下肢麻木、水肿减轻。二诊方加水蛭3g，继服7剂。

四诊 双下肢不肿，乏力减轻，麻木减轻，睡眠欠佳。三诊方去泽泻、泽兰、猪苓，加炒枣仁30g。

继服1个月后，感气力增，腰酸基本消失，无恶心，双下肢不肿。病情得到良好控制。

二、按语

慢性肾衰竭属祖国医学"水肿""虚劳""关格""溺毒"等范畴，其基本病机是本虚标实，本虚为脾肾衰败，阴阳气血俱虚，标实为湿浊、水毒、瘀血。肾康灵组方紧扣慢性肾衰竭的基本病机，体现了健脾补肾、利湿活血泄浊这一治疗原则。方中红参大补元气，黄芪健脾益气利水，枸杞子滋肝肾，淫羊藿壮肾阳，共为君药，用以健脾补肾治病之本；丹参、当归、川芎活血化瘀，为臣药，用以治病之标；大黄解毒、逐瘀通经兼泄浊，为佐使药。全方攻补兼施，扶正祛邪，共奏健脾补肾、利湿活血泄浊之功效。

陈丽霞临证验案医方

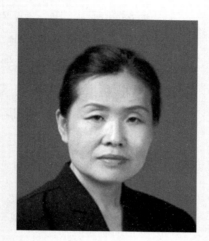

陈丽霞

陈丽霞，主任中医师、教授，济南市名中医，济南市第七批专业技术青年学术带头人主任委员。治疗慢性肾功能不全、糖尿病肾病、肾病综合征、原发性肾小球疾病、尿路感染等。参研课题《肾康灵对慢性肾功能衰竭的临床与实验研究》获山东省科技进步二等奖。在国家级及省级杂志发表肾病专业论文10余篇。

清热通淋汤治疗急性尿路感染

一、验案选录

初诊 患者，女，36 岁。因"尿频尿急尿痛伴肉眼血尿半天"于 2017 年 5 月 15 日就诊。既往体健。现症见：尿频、尿急、尿痛，肉眼血尿，发热，腰痛，未述其他不适，大便干。舌质红，苔黄腻，脉滑。

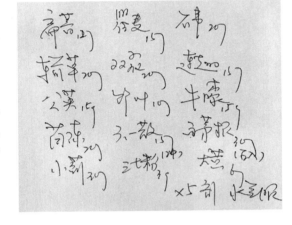

中医诊断 淋证（血淋）。

治　则 清热利湿通淋，凉血止血。

方　药 清热通淋汤。萹蓄 12g，瞿麦 15g，石韦 20g，车前草 20g，金银花 20g，连翘 15g，蒲公英 15g，竹叶 10g，牛膝 15g，茵陈 20g，六一散 15g，白茅根 30g，小蓟 30g，三七粉 3g（冲服），大黄 6g（后下）。5 剂，水煎服，每日 1 剂。嘱清淡饮食，多饮水。

二诊 服药后无发热，无肉眼血尿，无尿痛，大便调，仍尿频、尿灼热。初诊方去大黄、三七粉、小蓟，继服 5 剂。

三诊 症状消失，无尿频、尿急、尿痛，无腰痛，无血尿，尿常规（－）。停服中药。

二、按语

淋证是临床常见疾病，相当于现代医学急性尿路感染。病机是湿热蕴结膀胱，致气化失调所致，治疗应以清利膀胱湿热为主。方中萹蓄、瞿麦、石韦利湿通淋；金银花、连翘清热解毒；六一散、茵陈、蒲公英清热祛湿。诸药合用，共奏清热利湿通淋之效。

金艳临证验案医方

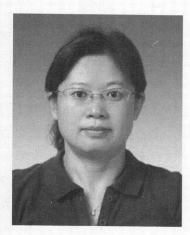

金艳

　　金艳，副主任医师，医学硕士。中华中医药学会肾病分会委员，山东中医药学会肾病专业委员会委员，山东医师协会肾内科医师分会委员。从事中医肾病专业20余年，擅长运用中医药及中西医结合诊治慢性肾小球肾炎、肾病综合征、高血压肾病、糖尿病肾病、狼疮性肾炎、紫癜性肾炎、痛风性肾病、慢性肾功能衰竭、急慢性尿路感染、老年性尿频、尿失禁、肾虚腰痛等，在血液透析方面有深入研究。

益气消渴方治疗糖尿病肾病
气阴两虚、风热袭肺证

一、验案选录

初诊 患者，男，56岁。因"口干口渴反复发作20余年，加重伴乏力、咳嗽3天"于2017年11月20日门诊就诊。症见：乏力，腰膝酸软，口干口渴，咳嗽，咳黄痰，胸闷，双下肢麻木，五心烦热，纳可，夜眠多梦，夜尿多，3~4次，大便干。舌质红，有裂纹，苔薄黄腻，脉细滑。查体：双肺呼吸音粗，双下肢轻度水肿。尿常规示：尿蛋白（＋），尿糖（2＋）。空腹血糖11mmol/L，肝功（－），肾功（－）。

中医诊断 消渴（气阴两虚、风热袭肺证）。

治 则 益气养阴，清热化痰。

方 药 益气消渴方。黄芪30g，山药30g，熟地黄20g，知母10g，葛根30g，天花粉15g，山茱萸20g，金樱子15g，芡实15g，泽泻15g，茯苓20g，五味子10g，麦冬20g，鸡内金6g，虎杖15g，鱼腥草30g，石膏20g，杏仁10g。5剂，水煎服，每日1剂，早晚分服。嘱清淡饮食。

二诊 偶有咳嗽，未再咳痰，双下肢水肿减轻。治则不变，初诊方去虎杖、鱼腥草、杏仁、石膏，加牡丹皮15g、鬼箭羽15g、水蛭3g。7剂，水煎服，日1剂。

三诊 乏力明显减轻，双下肢不肿，口干口渴减轻，尿常规示：尿蛋白（±），尿糖（－）。

二诊方继服15剂后，查尿常规示：尿蛋白（－），尿糖（－），症状基本消失，停服中药。

二、按语

糖尿病肾病（DN）是临床最常见的微血管并发症之一，是造成慢性肾功能衰竭的常见原因。临床研究证实，通过对蛋白尿的控制，可有效防止和延缓肾功能衰竭的进展。糖尿病肾病属于中医"消渴""水肿"的范畴，病机为本虚标实，气阴两虚为本，燥热、痰浊、瘀血为标。因此，治疗时益气养阴以治本，清燥利湿活血以治标。方中黄芪升阳益气，熟地黄滋补肝肾、填精益髓，山药养脾阴而摄精微，共为君药。知母、天花粉、葛根滋阴生津，润燥止渴；山茱萸、金樱子、芡实固肾益精，不使水谷精微下注；泽泻、茯苓健脾渗湿；鬼箭羽、水蛭、牡丹皮凉血活血通络，共为臣药。五味子固肾生津；鸡内金助脾之运化，为佐使药。诸药配伍，以奏益气养阴、生津止渴、润燥活血之效。

牛纪江临证验案医方

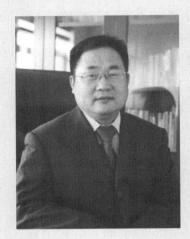

牛纪江

　　牛纪江，男，1962年生，山东沂南人，三株酵本草医院主任中医师，医学硕士。擅长辨证治疗肾病综合征、肾炎、尿毒症、糖尿病肾病、膀胱癌、肾癌、遗尿等泌尿系各类疾病。中华中医学会肾病专业委员会山东分会委员，世界中联中药（天然药物）发酵专业研究委员会副会长、秘书长，世界中联专业（工作）委员会自然疗法研究专业委员会理事，国际自然抗癌研究会常务副会长，中华中医药学会全国中医难治病研究专家委员及协作组成员，山东省抗癌协会癌症康复分会常务委员，山东省老年医学研究会第一届膏方专业委员会常务委员，山东省医师协会临床细胞治疗专业委员会委员。出版《发酵中药学》等著作3部。

发酵中药治疗 IgA 肾病验案

一、验案选录

初诊 患者，女，25 岁。
因"腰痛伴尿蛋白、血尿反复
出现近 8 年"于 2010 年 12 月
24 日就诊。2002 年发现患肾
炎，尿蛋白（＋～3＋），镜下
血尿（＋～3＋），曾于原济
南军区总医院行"肾穿刺活检
术"，确诊为"IgA 肾病"，并住
院予强的松 30mg/d、来氟米特

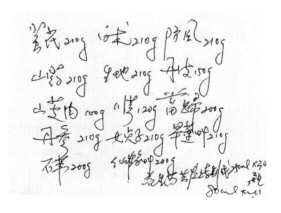

等治疗，始终未彻底治愈。现症见：腰痛，乏力，无水肿，一般情况可。舌
暗红，苔薄黄，脉细数。

中医诊断 腰痛（气阴两虚兼血瘀证）。

治　　则 益气健脾，滋补肾阴，养血通络。

方　　药 玉屏风散合六味地黄汤加减。黄芪 210g，白术 210g，防风
210g，山药 150g，生地黄 350g，牡丹皮 150g，山茱萸 100g，川芎 120g，当归
210g，丹参 210g，女贞子 210g，旱莲草 210g，石韦 200g，仙鹤草 200g。共发
酵制成 250mL×30 瓶，每次口服 80mL，每日 3 次。

二诊 2011 年 3 月 15 日。24 小时尿蛋白定量 0.117g/24h，尿蛋白（2＋），
镜下血尿（3＋），自述仍有腰酸，乏力，舌苔不黄。初诊方加杜仲 130g、半枝
莲 160g、焦山楂 160g，共发酵制成 250mL×30 瓶，每次口服 80mL，每日 3 次。

三诊 2011 年 5 月 14 日。尿蛋白（＋），镜下血尿（3＋），感觉良好，电
话索药。二诊方续用，共发酵制成 250mL×30 瓶，每次口服 80mL，每日 3 次。

四诊 2011 年 7 月 7 日。尿蛋白（－），镜下血尿（2＋），感觉良好，电
话索药。二诊方续用，共发酵制成 250mL×30 瓶，每次口服 80mL，每日 3 次。

五诊 2011 年 8 月 23 日。电话索药，续用二诊方发酵制成 250mL×24
瓶，嘱每次口服 80mL，每日 3 次。并调理痛经，处方：醋香附 180g，醋

廷胡索 180g，赤芍 180g，木香 150g，桃仁 150g，红花 150g，生地黄 150g，当归 120g，川芎 120g，杜仲 120g，柴胡 120g，路路通 200g。共发酵制成 250mL×24 瓶，每次口服 80mL，每日 3 次。

六诊 2011 年 10 月 13 日。自述感觉良好，时有尿检：尿白细胞（2＋），尿蛋白（－），镜下血尿（2＋），原济南军区总医院肾内科肾病实验中心的免疫测定均为阴性。处方：黄芪 280g，白术 210g，防风 210g，山药 210g，生地黄 210g，牡丹皮 210g，山茱萸 100g，川芎 120g，当归 210g，丹参 210g，女贞子 210g，旱莲草 210g，石韦 300g，蒲公英 200g，仙鹤草 200g，杜仲 130g，半枝莲 160g，焦山楂 160g，三七 50g。共发酵制成 250mL×30 瓶，每次口服 80mL，每日 3 次。

七诊 2011 年 12 月 6 日。病情稳定，电话索药，续以六诊方制成 250mL×48 瓶，每次口服 80mL，每日 3 次。

八诊 2013 年 6 月 9 日。患者痊愈并顺利结婚，于 6 个月前顺利生育一男孩。今日携男孩一家四口专程自五莲县老家前来，登门道谢！

二、按语

IgA 肾病(IgAN)是以肾小球系膜区 IgA 为主的免疫球蛋白和补体沉积为特征的免疫复合物肾小球肾炎，采用中医药治疗 IgAN 已取得一定成效。从病因病机一般认为 IgAN 是一个本虚标实、虚实错杂的疾病。本虚以阴虚和气阴两虚为主，也可见阴阳两虚；标实多为外感、水湿、瘀血、浊毒为主。其发病规律为早期以肾阴虚为主，中期以脾肾气阴两虚为主，晚期以脾肾阴阳两虚为主，湿、热、瘀、毒贯穿始终，风热邪毒或湿热邪毒外感是发病的诱因。

本例患者经过糖皮质激素及免疫抑制剂的治疗后，未能得到缓解，表现出气阴两虚兼血瘀之候，在常规配方的基础上，配合采用"发酵中药技术"，一方面是中医辨证基础，加之微生态学的有机结合，近代免疫学的进展告诉我们：肠道黏膜不仅是消化、吸收营养物质的场所，而且还具有重要的免疫功能。这是由于肠道中存在着益生菌菌丛（一般有 100～300 种之多）；肠道在与这类微生物共存的同时，还可识别入侵的有害微生物以及被肠黏膜上皮吸收的异己物质，并加以排除。因此，肠道黏膜免疫也是机体防止感染的第一防线。黏膜免疫除了 IgA 发挥重要作用外，位于小肠上皮内淋巴细胞(intestinal intraepithelial lymphocytes, IEL)的独特性质早为人们所关注，而肠道炎症与口服耐受机制的研究更具有理论与临床实际的意义。因此，虽然许多诸如肠道上皮细胞如何加工和提呈抗原、IEL 与肠道慢性炎症、耐受和有效治疗自身免疫病等机理问题，目前还知之甚少，但益生菌发酵中药的有效临床实践是值得重视的。

发酵中药治疗慢性肾盂肾炎

一、验案选录

初诊 患者，女，55 岁。因"尿灼热，尿痛，腰酸痛反复出现近 4 年"于 2010 年 12 月 16 日初诊。2006 年发现肾盂肾炎，尿蛋白（＋～3＋），尿白细胞（＋～3＋），镜下血尿（＋～3＋），曾多次就医治疗，始终未彻底治愈。现仍感尿灼热，时有尿痛，腰酸痛，乏力，小腹坠胀，面色㿠白，精神萎靡，大便不爽，饮食尚可。舌淡胖，边有齿痕，苔薄白，根黄腻，脉细滑。

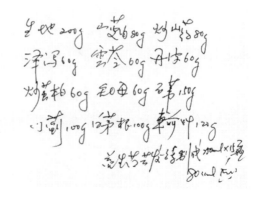

中医诊断 劳淋（肾虚膀胱湿热证）。

治　　则 滋阴补肾，清热通淋。

方　　药 知柏地黄汤加味。生地黄 200g，山茱萸 60g，山药 80g，泽泻 60g，茯苓 60g，牡丹皮 60g，炒黄柏 60g，知母 60g，石韦 150g，小蓟 120g，白茅根 100g，车前草 120g，瞿麦 120g，萹蓄 120g。共发酵制成 250mL×15 瓶，每次口服 80mL，每日 3 次。

二诊 2011 年 1 月 18 日。服上方诸症随之改善，要求继续巩固治疗。上方去瞿麦、萹蓄，余药量减半，继服。

二、按语

慢性肾盂肾炎（Chronic pyelonephritis, CPN）是细菌感染肾脏引起的慢性炎症，病变主要侵犯肾间质、肾盂和肾盏组织。由于炎症的持续进行或反复发生导致肾间质、肾盂、肾盏的损害，形成疤痕，以至出现肾萎缩和功能障碍。细菌 L 型（指细胞壁缺陷的细菌）在慢性肾盂肾炎感染中占主导，由于常规普通细菌常为阴性，无明确的药敏结果指导临床用药，而 CPN 中 L 型感染占重要位置，L 型细菌因细胞壁有不同程度缺陷，其生物特性发生改变，普通培养不易生长；对抗生素的敏感性也发生改变，所以治疗困难，加做 L 型细菌培养十分重要。

中医一般称本病为"劳淋"，属于"五淋"（即血淋、石淋、气淋、膏淋、劳淋）之一，多因淋证日久，或病情反复，邪气伤正；或过用苦寒清利，损伤正气，转为劳淋。临床表现为病程较长，缠绵难愈，时轻时重，遇劳加重或复发。

以微生态学理论，一般是菌群失调所致。肠道菌群失调主要表现在菌群量上的变化，故又称菌群比例失调。它是指在原生境内正常微生物群发生异常变化。菌群失调通常分为三度：①一度失调，是指在外环境因素、宿主患病或医治措施造成的暂时性正常微生物群的种类和数量的失调。将失调的因素除去，便可恢复正常。如应用某些抗生素，往往抑制了这部分细菌，又促进另一部分细菌生长，像临床上用抗生素后消化道菌群紊乱，出现胃肠不适，甚至轻度腹泻，停药后即逐渐恢复。②二度失调，是指在将失调诱发原因除去后，失调状态仍不能恢复。在临床上多表现为慢性疾病，如慢性肠炎、便秘、慢性肾盂肾炎、慢性口腔炎、咽喉炎、牙周炎、阴道炎等，但一般还有采取补救措施的余地。③三度失调，又称菌群交替症或二重感染，表现为正常菌群被抑制，而代之以条件致病菌或外籍致病菌的大量繁殖，如金黄色葡萄球菌、变形杆菌、绿脓杆菌、白色念珠菌、肺炎杆菌及大肠杆菌等，可导致严重的口腔溃疡、鹅口疮、肺炎、伪膜性肠炎、尿路感染、菌血症、败血症等。其诱发原因主要是大量广谱抗生素的使用。

美国亚利桑那大学医学教授安德鲁·韦尔指出，尿路感染的主要致病菌是大肠杆菌，因此调节肠道菌群有助于预防尿路感染，比如服用富含益生菌的酸奶可以平衡肠道内的"好细菌"和"坏细菌"。

确切的中医辨证加上微生态调节的思维，会给予尿路感染的治疗以崭新的思路，值得基础与临床研究。

郭萍临证验案医方

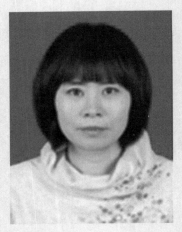

郭萍

郭萍，女，1965 年生，山东潍坊人，齐鲁师范学院校医院主任医师。1987 年毕业于山东中医学院获学士学位，1987年毕业分配至山东省交通医院从事临床工作，2000 年调入齐鲁师范学院校医院工作。从事中医临床工作 30 多年，擅长运用经方辨证治疗肾炎、尿路感染、遗尿等泌尿系疾病。山东中医药学会肾病专业委员会委员。发表论文 16 篇，出版著作2 部。

活血利水法治疗水肿脾肾两虚、瘀血阻络证

一、验案选录

初诊 患者，女，59 岁。因"腰痛乏力 3 年，伴尿少，全身浮肿 2 个月"于 2015 年 2 月 10 日就诊。症见：全身浮肿，伴少量腹水，面色黧黑。舌暗有瘀斑，苔白，脉细涩。

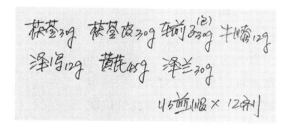

尿常规示：尿蛋白（2 ＋），镜下血尿（2 ＋），尿白细胞（2 ＋）。

中医诊断 水肿（阴水，脾肾两虚、瘀血阻络证）。

治　　则 活血利水。

方　　药 决水汤。茯苓 30g，茯苓皮 30g，车前子 30g（包煎），牛膝 12g，泽泻 12g，黄芪 45g，泽兰 30g。12 剂，水煎服，每日 1 剂，早晚分服。

二诊 2015 年 2 月 22 日，服上方 12 剂后，水肿基本消退，改黄芪 60g、泽兰 45g，加强益气活血利水之功。8 剂，水煎服，每日 1 剂，早晚分服。

三诊 服上方 8 剂水肿消退。

二、按语

活血利水法属于《内经》中"去菀陈莝"治则。水与血，生理上津血同源，病理上互相影响。瘀血可致水肿的理论，早在《内经》中已明确提出。《灵枢·百病始生》云："温气不行，凝血蕴里而不散，津液涩渗，著而不去，而积皆成矣。"后世医家亦有"血积既久，其水乃成"的论点。尤其是肾病晚期患者，病机多为脾肾阳虚，阳气虚弱不能推动气血运行，导致血行瘀滞，进一步阻滞津液的敷布，积聚不散而为水肿，患者常有尿血、腰痛、舌质紫黯有瘀斑、舌下静脉曲张或瘀血等症状；女病人则月经黑紫有块，行经腹痛，治疗时在温补脾肾的基础上重用活血化瘀药，可提高疗效。

温阳利水法治疗水肿肾阳虚衰证

一、验案选录

初诊 患者，男，30岁。因"全身浮肿，腰痛3年余"于2016年8月28日就诊。2016年8月因感冒发烧，2天后眼睑及双下肢水肿，在其单位职工医院化验尿常规示：尿蛋白（4＋），镜下血尿（2＋），白细胞管型（0～2）个/HP，

诊断为"慢性肾炎"，给予中药治疗好转。后因感冒或劳累发作多次，本次又因劳累而诱发。症见：全身浮肿，腰以下为甚，伴腰痛酸重，畏寒肢冷，夜尿多。舌淡体胖边有齿痕，苔白，脉沉细。尿常规示：尿蛋白（3＋），镜下血尿（＋），颗粒管型（0～2）个/HP，尿白细胞（0～2）个/HP；24小时尿蛋白定量12g/24h。查体：血压130/100mmHg。

中医诊断 水肿（阴水，肾阳虚衰证）。

治　　则 温阳利水。

方　　药 真武汤合济生肾气汤加减。熟附子9g，肉桂6g，白芍15g，白术9g，生地黄9g，熟地黄9g，枸杞子9g，茯苓30g，茯苓皮30g，牛膝12g，车前子18g(包煎)，猪苓12g，桔梗9g，白茅根30g。30剂，水煎服，每日1剂，早晚分服。

水肿消退，尿蛋白减少。

二、按语

肾阳不足，命门火衰是水肿的重要原因。肾中阳气不足，气化不利，则聚水为肿。温阳利水法常用于慢性肾炎长期水肿，症见水肿日久迁延不愈，腰以下肿甚，按之如泥，凹陷不起，腰痛酸重，畏寒肢冷。代表方：真武汤合五苓散，济生肾气丸等。

于俊生临证验案医方

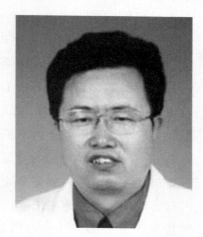

于俊生

　　于俊生，1958年生。医学博士，主任医师，博士生导师。山东中医药大学博士研究生毕业，先后师从李克绍、周次清教授。曾任青岛市海慈医疗集团中医医院常务副院长，中华中医药学会肾病分会副主任委员等。长期致力于仲景学说、痰瘀相关的学术研究，临床擅长运用经方治疗内科疑难杂病，尤擅治疗慢性肾炎、肾病综合征、慢性肾衰竭等肾脏疾病。主要著作有《〈伤寒论〉方证辨析与应用》《〈金匮要略〉方证解析与应用》等5部，发表学术论文100余篇。荣获省、部级科技进步二、三等奖9项。主要荣誉有国务院政府特殊津贴专家、全国第五批老中医药专家学术经验继承工作指导老师、全国优秀科技工作者、全国优秀中医临床人才等。

和络泄浊方治疗慢性肾衰竭肾络瘀阻证

一、验案选录

初诊 患者，女，46岁。因"乏力、恶心纳差1年余"于2015年3月1日就诊。既往高血压病史10余年。患者1年前无明显诱因出现乏力、恶心、纳差，于当地医院查血清肌酐升高（具体不详），诊为"慢性肾衰竭"。1年来，患者多处求医，病情反复，遂来求诊。现症见：乏力懒言，恶心纳差，

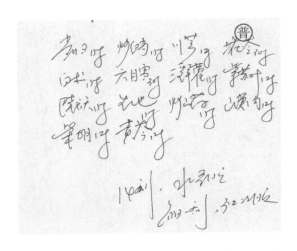

怕冷、恶风，腰痛，面色晦黯，肌肤甲错，时有头晕、口干、口苦，眠可，二便调。舌质黯，苔白腻，脉沉弦。查体：血压150/70mmHg；神志清，慢性病容，贫血貌，睑结膜色淡，颜面无浮肿；双下肢无水肿。实验室检查：血清肌酐474μmol/L，尿酸177μmol/L，尿素氮16.7mmol/L，氯19mmol/L，钙2.06mmol/L，碳酸氢根15.6mmol/L，碱性磷酸酶233 IU/L；尿常规示：尿蛋白（＋），镜下血尿（＋）；血常规示：血红蛋白90g/L。

中医诊断 肾劳（肾络瘀阻证）。

治　　则 和络泄浊解毒。

方　　药 和络泄浊方加减。当归15g，炒白芍15g，川芎12g，土茯苓30g，白术15g，六月雪30g，淫羊藿15g，紫苏叶12g，巴戟天15g，生地黄15g，炒山药15g，山茱萸12g，柴胡12g，黄芩12g。14剂，水煎服，每日1剂，早晚分服。

二诊 2015年4月5日。服药14剂后，患者恶心、纳差、恶风、怕冷减轻，口干、口苦基本好转，仍感乏力，二便调，舌质黯，苔白腻，脉沉。复查肾功示：血清肌酐427μmol/L；血常规示：血红蛋白100g/L。治疗原则不变，初诊方加黄芪30g、水蛭9g。28剂，水煎服，每日1剂，早晚分服。

三诊 2015年5月8日。患者乏力减轻，恶心、纳差减轻，腰部有瘾疹，时有瘙痒，二便调，舌质黯，苔白微黄，苔腻较前减轻，脉沉细。复查肾功示：血清肌酐307μmol/L，尿素氮11.3mmol/L；血常规示：血红蛋白101g/L。考虑患者腰部有瘾疹，皮肤瘙痒，系肾络久瘀化热，灼伤阴分所致，故酌加清热解毒祛风、滋阴退热之品，仍以和络泄浊方加减：当归15g，白芍15g，川芎12g，土茯苓30g，白术15g，六月雪30g，淫羊藿15g，紫苏叶12g，水蛭9g，砂仁6g，黄芪15g，生地黄15g，银柴胡15g，防风12g，凌霄花15g，麦冬15g。28剂，水煎服，每日1剂。

四诊 2015年6月7号。服三诊方28剂，瘾疹减轻，无瘙痒，病情平稳，诸症状改善明显。继续守方随证加减。

二、按语

和络泄浊方由张仲景的当归芍药散加减组成。《金匮要略·妇人妊娠病脉证并治第二十》："妇人怀娠，腹中疠痛，当归芍药散主之。"《金匮要略·妇人杂病脉证并治第二十二》："妇人腹中诸疾痛，当归芍药散主之。"方用芍药养血补阴，柔肝止痛；当归补血行血，散瘀行滞；川芎行气解郁，条达肝气；白术、茯苓、泽泻健脾化湿。由于本方寓调肝养血、健脾利湿、湿瘀同治之法于一体，在肾脏疾病中较多运用。

慢性肾衰竭由于阴阳气血的不足，导致湿浊、痰瘀、浊毒等病理产物的蓄积，阻塞肾络，导致其瘀滞不通，形成肾络瘀阻，治以和络泄浊方。方中当归性温，味甘、微辛，能养血活血，又可宣通气分，使气血各有所归；川芎性温，微苦、微甘，能够活血行气，无所不至，当归、川芎相配可养血通络、行气化瘀生新，共用为君。白术性温而燥，味苦、微甘、微辛，能健脾胃，消痰水，其具土德之性，可补益于后天；淫羊藿性温，味辛且甘，能温肾祛风除湿，二者共为臣药。佐以白芍之性凉，味苦、微酸，能够养血滋阴，退热除烦。土茯苓、六月雪泄浊排毒通络。全方攻补兼施，以和为期，泄不伤正，补不滞邪。

治疗本病，在使用和络泄浊方的基础上应注意以下几点：其一，肾阴、肾阳并调。用生地黄、山药、山茱萸配辛温之淫羊藿、巴戟天，于阴中求阳，温而不燥。其二，和解少阳，疏利三焦。少阳枢机不利，浊邪壅塞三焦为慢性肾衰竭的重要病机之一。针对这一病机，用柴胡配黄芩，和解少阳，运转枢机。其三，通络祛瘀化浊。用水蛭、砂仁、紫苏叶相伍祛瘀化浊，行气和胃。其四，祛风。用藤类药如络石藤、青风藤、海风藤等祛风通络；用虫类药如土鳖虫、乌梢蛇、僵蚕等祛风活血；用凌霄花、白鲜皮、地肤子、荆芥、防风等祛风止痒。

防己茯苓汤合肾气丸治疗肾病综合征

一、验案选录

初诊 患者，女，58岁。因"水肿1年余"就诊。患者1年前出现双下肢水肿，伴有镜下血尿、蛋白尿，诊为"肾病综合征"，行"肾穿刺活检术"，诊断为"肾小球局灶节段性硬化"，因有"乙型肝炎"，不同意使用激素治疗，求治于中医。现症见：下肢水肿明显，腰酸，乏力，畏寒，大便稀，

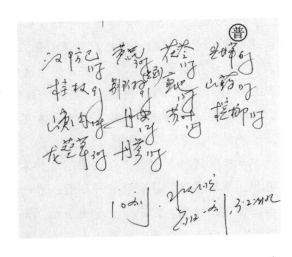

日行 3～4 次。舌质淡胖，苔白腻，脉沉。辅助检查：尿常规示：尿蛋白（3＋），镜下血尿（＋）；肾功能示：白蛋白 16g/L，尿素氮 5.2mmol/L，血清肌酐 31μmol/L，24 小时尿蛋白定量 6.3g/24h。

中医诊断 水肿（脾肾阳虚、水气内停证）。
治 则 健脾益肾，行气利水。
方 药 防己茯苓汤合肾气丸加减。汉防己15g，黄芪30g，茯苓15g，炙甘草6g，桂枝9g，制附子9g（先煎），熟地黄15g，山药15g，山茱萸12g，牡丹皮12g，紫苏叶15g，槟榔15g，龙葵草30g，丹参15g。10剂，水煎服，每日1剂，分2次服。

二诊 水肿减轻，大便稀，日行1～2次，舌淡，苔腻，脉沉细。予四君子汤合肾气丸加减：党参15g，白术15g，茯苓30g，炙甘草9g，肉桂6g，王不留行15g，肉豆蔻15g，干姜9g，制附子6g（先煎），熟地黄15g，山药15g，山萸萸12g，牡丹皮12g，紫苏叶15g，黄芪30g。10剂，水煎服，每日1剂，分2次服。

三诊 服药后水肿明显减轻。尿常规示：尿蛋白（＋），镜下血尿（＋）；肾功能示：白蛋白30g/L，尿素氮5.2mmol/L，血清肌酐53μmol/L，24小时尿蛋白定量2.1g/24h。继服二诊方，巩固治疗。

二、按语

《诸病源候论·水肿病诸候卷之二十一》云："水病者，由肾脾俱虚故也。肾虚不能宣通水气，脾虚又不能制水，故水气盈溢，渗泄皮肤，流遍四肢，所以通身肿也。""水气"是肾病发展变化的主要致病因素，亦是慢性肾病的主要病理产物。脾肾阳虚，化气行水之职失司，水湿内停，发为水肿，故温肾助阳、健脾利水为水肿病的基本治疗方法。本案初诊水肿明显，行气利水为主，水肿减轻后以扶正为主，以肾气丸为基本方，健脾益肾不离经旨，妙在加用肉豆蔻、紫苏叶以升发阳气，以滋春生之和。如《脾胃论·脾胃盛衰论》中言："升发阳气以滋肝胆之用，是令阳气生，上出于阴分，末用辛甘温药接其升药，使大发散于阳分，而令走九窍也。"温风法使用味薄质轻、轻扬升散之温风药，能鼓舞肝胆之气，升肾中阳气，风火相煽，较之单纯温阳更能增加化气行水之力。

李建英临证验案医方

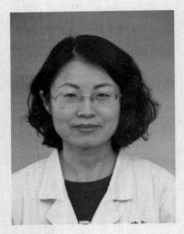

李建英

　　李建英，女，1971年生，山东莒南人，青岛市海慈医疗集团副主任医师，硕士生导师，医学博士。1995年毕业于新疆中医学院获学士学位，2003年毕业于山东中医药大学获硕士学位，2015年获青岛大学临床医学专业博士学位，全国第五批名老中医于俊生教授学术经验继承人，2016年获中医师承博士学位，2017年师从国医大师张大宁教授。擅长慢性肾衰竭、尿路感染、原发性及继发性肾小球疾病等肾系疾病的中医及中西医诊疗。担任山东中医药学会中医肾病专业委员会委员，山东省医师协会肾病分会委员。发表论文30余篇，出版著作2部。主持或参与省部级、厅局级课题10余项。获省部级科技进步奖1项、厅局级奖励7项。

五苓散治疗遗尿太阳蓄水证

一、验案选录

初诊 患者，女，49岁。因"尿失禁半年"于2017年11月14日就诊。既往体健。患者半年前无明显原因出现尿失禁，每于咳嗽、大笑时出现，伴尿频、腰酸、口干不欲饮，苦于此而无法正常出行，

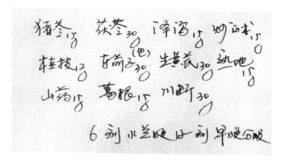

曾在当地服用"补肾"中草药物数十剂无效，前来就诊。症见：尿频、尿失禁，腰酸，口干不欲饮，纳眠可，大便调。舌淡胖，苔白腻，脉沉。查体：中年女性，神志清，一般情况可。辅助检查：尿常规正常，泌尿系彩超无异常。

中医诊断 遗尿（太阳蓄水证）。

治　　则 温阳化气，利湿行水。

方　　药 五苓散加减。猪苓15g，茯苓30g，泽泻15g，炒白术15g，桂枝12 g，车前子30g（包煎），生黄芪30g，熟地黄15g，山药15g，葛根15g，川续断30g。6剂，水煎服，每日1剂，早晚分服。

二诊 2017年11月21日。服上方6剂，患者排尿明显好转，口干减轻，腰酸缓解，唯口唇出现一小疱疹，舌淡胖，苔薄白腻，脉沉。嘱上方改黄芪18g、桂枝9g，加石韦15g，继服6剂巩固。

三诊 2017年11月28日。患者述排尿恢复正常，未再出现遗尿，诸症缓解，舌淡胖，苔薄白，脉沉。继予6剂巩固，随访至今未发。

二、按语

五苓散为仲景《伤寒论》治太阳经蓄水证代表方，原方温阳化气、利湿行水，用于膀胱气化不利、水湿内聚引起的小便不利、水肿腹胀、呕逆泄泻、渴不思饮。本案患者虽表现为尿失禁，然口干不欲饮，结合舌脉，考虑其病

机当属太阳经气不利，水液不布，下蓄膀胱，以致膀胱开阖不利，不能固摄尿液而致遗尿。治疗当以温阳化气利湿，使水液代谢归于正常，膀胱恢复正常开阖功能。以五苓散加黄芪益气，熟地黄、山药补肾，葛根生津，车前子以助化湿利水，方药对症，故而获效。二诊口唇疱疹，予酌减温药，并加石韦以清热利尿，取得满意疗效。回顾本案，遗尿多从肾虚不摄考虑，前医单以补肾方数十剂均无效，提示本证当不属此类，转从太阳病入手应效，自叹服仲景经方之妙。

清心莲子饮治疗遗尿气阴两虚证

一、验案选录

初诊 患者，男，72岁。因"尿频、尿失禁2个月"于2017年9月8日就诊。既往有前列腺增生史。患者2个月前行前列腺手术后出现尿频、尿失禁，伴有尿痛，彩超示"右肾结石（0.4mm×0.5mm），膀胱炎"，查尿常规（－）。曾服中药汤剂治疗，症状改善不明显。症见：尿频、尿痛、尿失禁，纳可，口干，多梦，下肢凉麻，乏力不适，大便略干。舌质红，苔少，脉细数。查体：老年男性，体温正常，形体偏瘦。腹软，无压痛，双肾区无叩击痛。

中医诊断 遗尿（气阴两虚证）。

治 则 益气养阴，清热利尿。

方 药 生脉饮合清心莲子饮、六味地黄汤加减。太子参15g，麦冬15g，五味子9g，生黄芪18g，莲子心3g，车前子30g（包煎），生地黄12g，山药 15g，白芍 15g，牡丹皮 12g，黄芩 6g，淡竹叶 12g，桂枝 6g。7 剂，水煎服，每日 1 剂，早晚分服。

二诊 2017 年 9 月 15 日。服上方 7 剂，尿频、尿失禁明显减轻，下肢凉麻感缓解，仍感尿痛，舌质红，苔少，脉细数。嘱初诊方加地骨皮 15g 以清热养阴。7 剂，水煎服，每日 1 剂，早晚分服。

三诊 2017 年 9 月 22 日。尿失禁及尿频均缓解，唯有尿痛，舌质红，苔少，脉细滑。二诊方去桂枝，加滑石 15g（包煎）清热利尿。7 剂，水煎服，每日 1 剂，早晚分服。

四诊 2017 年 9 月 29 日。尿痛减轻，舌质红，苔少，脉细滑。三诊方加鸡内金 12g、郁金 15g。10 剂，水煎服，每日 1 剂，早晚分服。

五诊 2017 年 10 月 10 日。尿痛缓解，舌质淡红，苔略少，脉沉细，复查彩超未见明显异常，未见结石。继予益气养阴补肾之剂巩固。

二、按语

尿失禁的原因大致分为以下几项：先天性疾患，创伤，手术（如成人前列腺手术），以及神经源性膀胱等。尿失禁在祖国医学见于"小便不禁""小便失禁""遗溺""膀胱不约"等，多从肾气（阳）虚衰、中气不足等论治。

患者来诊前曾行中医诊治，用方多益气温阳兼苦寒清热之品，未有收效。观其形体消瘦，舌质光红无苔，脉细数，为一派阴虚火旺之象，而又下肢麻木发凉无力，辨为气阴两虚之证，以阴虚为主。心肾阴虚故口干；肾阴不足，水液不能上承于心，故心火旺盛；心火下移小肠故尿频、尿痛；虚火灼络，膀胱失于约束，故小便失禁。方以生脉饮益气养阴；清心莲子饮清心火，兼以益气；六味地黄汤滋肾阴。加白芍养阴，淡竹叶清热利尿，更加一味桂枝意在合白芍调和阴阳兼以通络，恐一味滋阴寒凉之剂加重下肢凉麻之虞。用药 7 剂下肢凉麻感缓解，再予巩固 7 剂后去桂枝，下肢不适未再复发，尿失禁完全缓解，舌质明显由红转淡，诸症向愈。

曲波临证验案医方

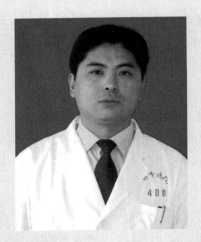

曲波

　　曲波，男，1970年生，山东淄博人，淄博市张店区中医院主任中医师。1993年毕业于山东中医药大学获硕士学位，从事中医内分泌及肾病科临床工作20余年。擅长运用传统中医中药治疗肾病综合征、糖尿病性肾病、慢性肾功能不全、肾炎、泌尿系感染等泌尿系疾病。现任山东中医药学会老年病分会副主任委员，糖尿病分会、肾脏病分会委员。曾于国家级期刊发表学术论文10余篇，主持省级课题1项、市级课题多项，主持的科研项目曾获济南铁路局科技进步三等奖、淄博市科技进步三等奖。先后获得"淄博市服务明星""张店区优秀共产党员"等称号。

厄贝沙坦联合雪花汤治疗
糖尿病肾病肾气亏虚证

一、验案选录

初诊 患者，男，73岁。因"口干15年余，双下肢水肿半年余"于2017年10月26日就诊。患者15年前无明显诱因出现口干不适，查血糖升高，诊断为"糖尿病"，并给予二甲双胍缓释片0.5g 2日1次，平素饮食控制可，血糖控制尚可。近半年余来，患者无明显诱因出现双下肢水肿，曾于我院查尿蛋白阳性，遂给予厄贝沙坦片0.15g/d，口服至今，效欠佳。今日患者再次于我院就诊，查尿沉渣示：尿蛋白（2＋）。症见：双下肢稍有水肿，周身乏力，时有口干，平素怕冷、腰酸，小便时有泡沫，大便调。否认冠心病、高血压等慢性病史。舌暗红，苔薄白，脉沉细。查体：血压120/80mmHg；双眼睑略有浮肿；心肺及腹部（－）；双肾区无叩击痛，双下肢轻度凹陷性水肿。

中医诊断 消渴肾病（肾气亏虚证）。

治 则 益肾健脾，补气利水，养阴活血。

方 药 雪花汤加减。黄芪30g，菟丝子15g，茯苓15g，车前子15g（包煎），金樱子15g，覆盆子15g，芡实15g，枸杞子15g，白术15g，金蝉花12g，山药15g，积雪草10g，五味子9g，水蛭10g。水煎服，每日1剂，早晚分服。并嘱患者低盐、低脂、糖尿病、优质低蛋白饮食。

二诊 2017年11月20日。服上方15剂后，患者诉周身乏力、腰酸较前减轻，怕冷好转，小便泡沫明显减少，大便调，舌暗红，苔白腻，脉沉细。复查尿沉渣示：尿蛋白（＋），尿微量白蛋白300mg/L。治疗原则不变，嘱雪花汤原方继服。

三诊 2017 年 12 月 15 日。继服初诊方 15 剂，患者诉乏力、腰酸明显减轻，怕冷症状较前进一步改善，小便偶有泡沫，大便调，舌暗红，苔薄白稍腻，脉沉细。复查尿沉渣示：尿蛋白（－），尿微量白蛋白 161.2mg/L。嘱治疗原则不变，初诊方雪花汤继服。

四诊 2018 年 1 月 15 日。患者再服 15 剂，诉无明显乏力、腰酸等症状，怕冷明显减轻，小便无明显泡沫，大便调，舌偏暗，苔薄白，脉略沉。复查尿沉渣示：尿蛋白（－），尿微量白蛋白 39.41mg/L。考虑患者临床症状明显好转，病情控制良好，予继续当前治疗方案，继服雪花汤。嘱定期复查血糖及尿检以指导调整用药方案。

二、按语

消渴肾病即西医的"糖尿病肾病"，是一种严重的糖尿病慢性并发症，也是一种常见的继发性肾小球疾病。轻者可仅见尿中微量蛋白尿，重者可致肾功能不全、尿毒症。

消渴肾病病位在肾，从早期的微量白蛋白尿，直至终末期肾衰导致的尿浊、水肿、臌胀、关格等临床表现，均属于肾病范畴。《素问·奇病论》曰："有病口甘者……此五气之溢也，名曰脾瘅……此人必数食甘美而多肥也，肥者令人内热，甘者令人中满，故其气上溢，转为消渴。"《灵枢·本藏》曰："心脆则善病消瘅热中。""脾瘅""消渴""消瘅"正是祖国医学中对消渴不同病程阶段的经典概括。

消渴肾病，相当于中医学消渴继发的水肿、臌胀、尿浊、关格，与古代所谓"肾消"也有密切相关。如巢元方《诸病源候论》所云："消渴其久病变，或发痈疽，或成水疾。"

消渴日久，气阴两虚，脾肾阳衰，气化不利，水湿内停，故见水肿。正如《圣济总录》云："消渴病久，肾气受伤，肾主水，肾气虚衰，气化失常，开阖不利，能为水肿。"脾肾气微，失于固摄，精微下注，故见尿蛋白。本病属于本虚标实，脾肾亏虚为本，水肿瘀血为标。治疗时应补肾健脾以治其本，佐以行气利水、活血化瘀以治其标。方中菟丝子、金樱子、覆盆子、枸杞子补肾固本，黄芪、山药、白术健脾补气，金蝉花、积雪草补肾养阴，芡实、车前子燥湿利水消肿，五味子酸涩收敛以固精，水蛭活血化瘀以泻浊。总顾全方，攻补兼施，标本兼治，共奏益肾健脾、补气利水、养阴活血之功。

陈培建临证验案医方

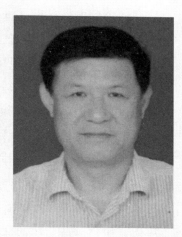

陈培建

陈培建，男，63岁，副主任医师。世界中医药学会联合会肾病专业委员会理事，山东省中医药学会肾病专业委员会委员，枣庄市肾脏病研究所所长，滕州市中医院肾内科主任医师。1995年毕业于山东中医药大学。致力于中西医结合治疗肾脏疾病的临床研究近40年，对各类肾病、尿毒症、肾结石、肾积水、多囊肾的治疗有独到的研究和疗效。先后在《山东中医杂志》《中国实验方剂学杂志》等杂志发表专业论文20余篇，合编《血管性疾病》《中国非药物疗法临证精粹》2部专著。主持的科研项目"复肾胶囊治疗慢性肾功能衰竭临床及实验研究"，获枣庄市科技局2002年科技成果二等奖。

安肾汤治疗慢性肾小球肾炎

一、验案选录

初诊 患者，男，24岁，于2014年6月25日就诊。患者于2013年12月底在部队查体，发现尿常规异常，尿蛋白（2＋），镜下血尿（2＋），在单位医院治疗6个月，效果欠佳，遂行"肾穿刺活检术"，诊为：①IgA肾病；②弥漫性增生；③阶段硬化；④新月体形成。出于对病情预后的担忧，特来我院以求系统治疗。来诊时情绪

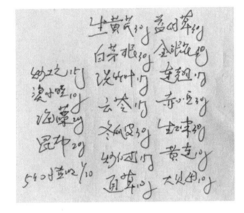

焦虑，精神烦躁，倦怠乏力。舌淡，苔黄厚腻，边有齿痕，脉弦细。查体：血压120/90mmHg（自服卡托普利25mg，3日1次）。尿常规示：尿蛋白（2＋），镜下血尿（2＋）。肾功能正常。

中医诊断 尿浊（气虚湿停、湿郁化热、脉络瘀阻证）。

治　　则 益气健脾，清热化湿，兼通瘀阻。

方　　药 安肾汤加味。生黄芪30g，益母草30g，白茅根30g，金银花20g，淡竹叶10g，连翘15g，茯苓15g，赤小豆30g，冬瓜皮30g，生薏苡仁30g，炒白术15g，黄连10g，通草10g，浙贝母10g，海藻20g，昆布20g，炒土鳖虫15g，水蛭10g。5剂，水煎服，隔日1剂。

二诊 2014年7月5日。查尿常规示：尿蛋白（＋），镜下血尿（2＋）。血压110/90mmHg。继服初诊方5剂，服法同前。

三诊 2014年7月15日。查尿常规示：尿蛋白（＋），镜下血尿（±）。舌淡，苔微黄薄腻，齿痕减轻，脉弦。按初诊方减通草、生薏苡仁，加蝉蜕15g、僵蚕10g。隔日1剂，水煎服。

四诊 2014年8月14日。查尿常规示：尿蛋白（±），镜下血尿（－）。继服三诊方，服法同前。

五诊 2014年10月12日。查尿常规示：尿蛋白（－），镜下血尿（－）。

遂按三诊方义改为散剂，每天20g泡水代茶，冲服土鳖虫与水蛭细粉各1g。自2015年下半年始间断使用，至2017年底复查，各项均未见异常。

二、按语

20世纪70年代笔者尚在医院实习时，曾见一位老中医常用"白金草叶"治疗泌尿系方面的疾患、肾炎等，待后来个人临证时便将此味药与"防己黄芪汤""越婢加术汤""麻黄连翘赤小豆汤"诸方义化裁，组成基础方，名为"愈肾汤"。至20世纪80年代经过临床病例总结形成论文在《山东中医杂志》发表时，李碧老师建议更名为"安肾汤"。其功效为益气扶正、清热解毒、利水消肿，主治各类急慢性肾病、急慢性泌尿系感染。对于慢性肾炎的病因病机，前人皆从"证"而论，有水者从水而治，无水者则无所从之。据文献报道，有医者将本病病因归纳为"正虚"：气虚、阳虚、阴虚；"邪实"：水湿、湿热、瘀血。基本上概括了慢性肾炎的病因病机和分类。

安肾汤组成：生黄芪30～60g，益母草30g，白茅根30g，金银花15～30g，竹叶10g，连翘15g，茯苓15g，赤小豆30g，冬瓜皮30g。临证加减：有咽部炎症、扁桃体炎症，加牛蒡子15g、桔梗10g、蝉蜕15g、白僵蚕10g；镜下血尿阳性、红细胞增多，加紫草15g、牡丹皮10g、山栀炭10g、鹿角胶3g（烊化）；瘀血阻络者，可加丹参30g、红花10g、桃仁10g、水蛭10g，还可酌加海昆、浙贝母、夏枯草；湿热甚者，加黄连、黄芩、生薏苡仁、苍术、滑石；水肿甚者，可用猪苓、通草、茯苓皮等。本方主要针对"气虚湿热"，治以益气健脾，兼利水消肿、化瘀通络、清热解毒，必要时还须配合软坚散结。此配伍指导思想不外乎前述慢性肾炎病因病机分类范围。

我们在治疗慢性肾炎时必须认识到：①不仅要注重就诊时的症状，更要考虑患者初始发病情况，比如高血压、糖尿病、过敏性紫癜肾炎、狼疮肾炎等，在辨证论治时，都要采取积极手段对其进行干预，只有把始发病控制好了，肾病才有希望恢复。②肾病患者的水肿情况并不代表肾病的严重程度。③尿常规中尿蛋白与镜下血尿并重，或镜下血尿（＋）严重程度重于尿蛋白，一般就可确定为"膜性肾病"之类，是否一定要做活检，可酌情考虑。④对于高度水肿患者，在使用利尿剂时要慎之又慎，以防"因利伤阴"。也不可过度控制水的摄入，应维持患者正常代谢和有效循环。把主要精力放到治疗蛋白尿上，随着病情缓解患者会出现一个自动利尿现象，这一过程会持续7～14天，预示肾病逐步康复。⑤慎用免疫抑制剂。临证时深切体会到，凡使用过免疫抑制剂的患者，在服用中药治疗时有 1～3 个月的"失应答期"，这时必须首先调理因使用免疫抑制剂而产生的"气虚""阳虚""阴虚"或"湿热"等遗留症状，才能继续下一步的治疗。

总之，个人认为，中医中药在治疗慢性肾炎方面有着极大的优势，需要我们发掘提高，慢性肾病的希望在于中医中药。

复肾汤治疗慢性肾功能衰竭

一、验案选录

初诊 患者，女，57 岁，于 2006 年 12 月 17 日就诊。自诉糖尿病史 6 年，因"糖尿病肾功能不全"在某医院住院治疗，具体治疗方案不详，于 12 月 11 日出院。现症见：患者面色萎黄紫黯，精神疲惫，心情烦躁不安，时有眼睑及踝部浮肿。脉微弦有力，舌红赤，苔黄腻。查体：血压 125/95mmHg。查肾功示：血清肌酐 453μmol/L，尿素氮 17mmol/L，血糖

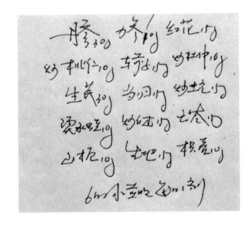

10.06mmol/L(自用胰岛素控制)；查尿常规示：尿蛋白（＋），尿糖（3＋），血红蛋白 95g/L。

中医诊断 虚劳（气虚湿停、肝郁化热、肾络瘀阻证）。

治　　则 通瘀活络，健脾利湿，兼以清肝解郁。

方　　药 复肾汤加味。丹参 30g，力参 10g，红花 15g，炒桃仁 10g，生黄芪 30g，车前子 15g（包煎），炒杜仲 10g，当归 30g，炒白术 15g，茯苓 15g，炒土鳖虫 15g，制水蛭 10g，山栀 10g，生地黄 15g，枳壳 10g。每日 1 剂，水煎服。

二诊 2006 年 12 月 30 日。肾功能示：血清肌酐 297.8μmol/L，尿素氮 8.8mmol/L。继按初诊方加减服用，2 日 1 剂。

三诊 2007 年 4 月 24 日。肾功能示：血清肌酐 216μmol/L，尿素氮 7.8mmol/L，血红蛋白 115g/L。初诊方去山栀、生地黄、枳壳，加砂仁 10g、乌贼骨 20g、冬瓜皮 30g、黄连 5g、炒谷芽 20g、炒麦芽 20g。3 日 1 剂，水煎服。

四诊 2007 年 8 月 18 日。肾功能示：血清肌酐 198μmol/L，尿素氮 8.3mmol/L，血红蛋白 115g/L。自行停药观察，9 月 22 日查肾功稍有反复，10 月 8 日又开始服药。按初诊方加减，3 日 1 剂。

五诊 2008 年 1 月 15 日。肾功能示：血清肌酐 144μmol/L，尿素氮 8.0mmol/L，血红蛋白 115g/L。继服初诊方加减，3 日 1 剂。

六诊 2013 年 8 月 2 日。查肾功能示：血清肌酐 123μmol/L，尿素氮 7.0mmol/L，血红蛋白 130g/L。继服初诊方加减至今，家属来电告知，一切都好。

二、按语

本案方名为"复肾汤"，是我们依据 CRF（慢性肾功能衰竭）患者的临床表现，总结出来的经验方。依据其方义化裁所设计的"复肾胶囊治疗慢性肾功能衰竭的临床研究"获枣庄市科技成果二等奖。该胶囊健脾益肾、化瘀通络，主治各种中早期慢性肾功能衰竭。

我们认为 CRF 的病因病机虽然变化多端，临床症状错综复杂，但万变不离其宗，就是"虚""瘀"二因贯穿始终。"虚"乃正气虚，非一脏之虚，当先责脾肾二脏功能衰败，进而影响肝、心、肺诸脏。"瘀"是邪气瘀，亦非一邪之瘀，水湿停留，浊毒蕴结，气血失和，肾络瘀阻，阴阳失衡，变证迭起，出现以"正虚（脾肾衰败）邪实（湿浊血瘀）"并重的各种证候。

复肾汤主要依据 CRF "虚""瘀"两个方面的变化选药配伍而成，旨在恢复肾功能，其药物组成包括：丹参 30g，太子参 15～30g，红花 15g，桃仁 10g，车前子 15～30g，炒杜仲 10g，生黄芪 30～60g，当归 15～30g，炒土鳖虫 15g，水蛭 10g，炒白术 15g，茯苓 15g。方中太子参、黄芪、白术、茯苓、杜仲益气健脾，并振肾脏元阳之气；茯苓、车前子清利湿浊；丹参、红花、桃仁活血化瘀，配伍当归、太子参、黄芪以示气行则血行，化瘀不伤正，益气而生血；另加土鳖虫、水蛭等虫类药物，专助桃仁、红花化瘀通络活肾。

临证加减：湿热偏重，加生薏苡仁30g、通草10g、黄连10g；水肿偏重，加冬瓜皮30g、猪苓10g；尿蛋白阳性，加蝉蜕15g、白僵蚕10g；肾囊肿、多囊肾或肾缩小，加海藻、昆布各20g、夏枯草15g、浙贝母10g、制鳖甲30g、玫瑰花15g；贫血偏重，加制何首乌15g、肉苁蓉15g、熟地黄15g；舌苔白腐，可重用山药，增加砂仁、炮姜。

中医中药治疗CRF，疗效是肯定的。只要我们临证时详察病情，随证遣药，坚持治疗，便可达到预期疗效，但其临床症状的多变性、复杂性却不容我们忽视。第一，应顾护"胃气"。《内经》"有胃气则生，无胃气则死"，任何情况下都不能伤乏患者的"胃气"，唯患者能服药、能进食，才有康复的希望。第二，重视患者的"病态平衡状态"。一些患者在血清肌酐达到1000μmol/L以上时，生活还能自理，可一经治疗就站不起来了，什么原因？正是所谓的"治疗"，破坏了这一"病态平衡状态"。因此，对于CRF患者有顺势而治，注重微调，切忌大刀阔斧。第三，要注重调控血压。对于伴有高血压的CRF患者，只有把血压控制在125/85mmHg以内，才能进行后续的其他治疗。第四，密切关注原发病的情况。在治疗过程中，要对原发病进行积极的干预与治疗。第五，权衡一个CRF患者是否适合保守治疗，先不要看他的血清肌酐高低，只要他的精神饮食状况可以，血红蛋白不低于85g，血压相对可控，肾脏缩小不严重，都可以进行保守治疗。第六，在治疗过程中，如果患者出现舌苔白腐，特别是舌周边白腐苔由薄变厚，并逐渐加重，进而覆盖整个舌边，表明患者胃气愈衰，湿浊邪毒充斥体内，此时不可再予保守治疗。最后，还有一点需要注意的是，在治疗过程中慎用大黄制剂。其实每一个肾科医生心里都清楚，无论是口服还是直肠给药，都没有实际的效果。那种用大黄"泄浊排毒"的理论，是经不起推敲的。排毒最有效的方法是透析。另外，本方主要扶助正气、化瘀通络，故而有出血倾向的患者不可使用。

张崭崭临证验案医方

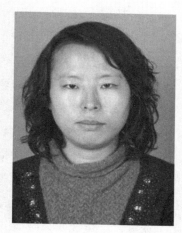

张崭崭

　　张崭崭，女，41岁，主治医师，滕州市中医院肾内科。山东中医药学会肾病专业委员会委员。从事肾内科临床工作10余年，熟练掌握肾内科常见病多发病的诊断及治疗，尤其擅长中西医结合疗法治疗各种肾炎及急慢性肾衰竭。

六味地黄汤加味治疗急性肾衰

一、验案选录

初诊 患者，男，34岁。因"带状疱疹9天，腰痛4天，发现血清肌酐升高2天"于2018年2月16日就诊。9天前，患者出现枕后疱疹，应用干扰素软膏、甲钴胺片、泛昔洛韦片、萘普生片等口服及外用，2月12日患者出现双侧腰部隐痛，14日血清肌酐317μmol/L，尿素氮12.4mmol/L，遂来就诊。症见：腰痛，上腹部隐痛，时有反酸，左侧枕后仍有疼痛，阵发性针刺样疼痛，大便时有秘结，夜尿频，尿量无明显减少。舌质红，苔黄腻，脉滑。查体：体温37.6℃，脉搏79次/分，呼吸18次/分，血压128/77mmHg。

中医诊断 肾衰病（肾虚湿热证）。

治 则 滋阴补肾，清热祛湿。

方 药 六味地黄汤加味。大黄10g，丹参20g，红花15g，黄芪50g，车前子15g（包煎），当归20g，通草15g，草薢20g，生地黄20g，山茱萸15g，山药30g，泽泻15g，茯苓15g，牡丹皮20g。7剂，水煎服，每日1剂，早晚2次温服。嘱清淡饮食，多饮水。

二诊 2018年2月23日。服上方7剂，腰痛明显减轻，时有枕后跳痛，咽痛，舌质红，苔黄微腻，脉稍滑。复查：血清肌酐降至256μmol/L，尿素氮降至9.6mmol/L。治疗原则不变，初诊方加板蓝根18g以清热解毒。5剂，水煎服，每日1剂，早晚2次温服。

三诊 2018年2月28日。患者腰痛消失，枕后部时有疼痛，无腰痛，乏力，精神较前明显好转，舌质红，苔微黄腻，脉浮。复查：血清肌酐降至136μmol/L，尿素氮降至7.5mmol/L。考虑患者湿热未清，在初诊方清热祛湿基础上，加大青叶12g、薄荷10g以疏散热毒之邪。6剂，水煎服，每日1剂，早晚2次温服。

四诊 2018年3月7日，患者腰痛、咽痛消失，枕后时有疼痛，舌质红，苔微黄，脉浮。复查：血清肌酐降至89μmol/L，尿素氮降至6.5mmol/L。尿沉渣（－）。三诊方6剂继续巩固。

二、按语

六味地黄丸最早见于北宋钱乙的《小儿药证直诀》，脱胎于《金匮要略》所载的崔氏八味丸，并去掉附子、肉桂，名曰"地黄丸"。本方为滋阴的代表方，滋阴补肾，适用于阴虚内热证，以舌质红、苔少者为宜。

该患者年轻，平素嗜酒及辛辣食物，复感热毒，致使湿热蕴结于头部，出现疱疹。舌质红，苔黄腻，脉滑。方中熟地黄改为生地黄，取其清热凉血之功；山茱萸、山药补肾阴；泽泻、茯苓、牡丹皮清热利湿、健脾；加大黄、丹参、红花、黄芪、车前子、当归、通草、萆薢共奏清热排毒、活血之功。热毒在表，加薄荷、桔梗清热化痰。

中西医结合治疗腰痛病

一、验案选录

初诊 患者，男，25岁。因"腰痛、夜尿、遗尿、发热2月余，留置尿管20余天"于2016年1月6日收入我科。患者2015年11月无明显原因及诱因出现腰痛，夜尿量增多，遗尿、尿痛，并有低热，体温最高达37.8℃。11月10日在某医院就诊，查泌尿系超声示：膀胱所见，腺性膀胱炎？双肾积水（轻度），膀胱尿残留。尿沉渣示：尿白细胞（3＋），镜下血尿（±）。未系统治疗，仍有间断低热。11月28日在外院复查泌尿系超声示：慢性膀胱炎声像图，双肾积水，膀胱残余尿。12月6日外院泌尿外科住院，复查泌尿系超声示：左肾积水，左腹股沟斜疝。肾功能示：血清肌酐 125μmol/L。12月8日查泌尿系CT示：双侧肾盂、输尿管扩张积水；膀胱形态欠规整，考虑神经源性膀胱；盆腔少量积液。泌尿系超声示：膀胱残余尿。12月14日复查超声示：膀胱壁增厚。住院期间患者留置尿管，并行包皮套扎环切术，术后予头孢米诺抗炎，患者每1周拔除导尿管1次，间断自行排尿时仍感尿痛。12月14日于留置尿管状态下出院。今为求中医药治疗，以"腰痛病"收入院。患者症见：腰痛时有发作，留置导尿，尿量较前无减少，间断发热。肾病面容，面目浮肿，舌质红，苔黄，脉滑。既往曾有血尿病史，未系统诊治。2011年头部外伤致轻度脑震荡。

入院后查体：体温 37.6℃，脉搏 93 次/分，呼吸 18 次/分，血压143/89mmHg。腹平软，无压痛及反跳痛，双肾区叩击痛（±）。双下肢无水肿。入院后尿沉渣示：尿白细胞（2＋），镜下血尿（＋）。血常规示：AEU 75.1%↑，白细胞 $7.83×10^9$/L。肾功能（血清）示：CO_2 29.4mmol/L↑、胱抑素 C（CysC）1.06μmol/L↑。乙肝五项（血清）示：乙肝 E 抗体（HBeAb）1.680PEIU/mL↑、乙肝表面抗原（HBsAg）225.000ng/mL↑、乙肝核心抗体（HBcAb）3.450 PEIU/mL↑。尿沉渣尿干化学（尿液）示：尿比重（SG）1.000↓、尿细菌总数（BAC）231.00 p/uL↑。颅脑CT示：未见明显异常。泌尿系超声示：双肾积水，膀胱炎，前列腺肥大并钙化。结合患者残尿测定，残尿量达 250mL。心电图示：窦性心律，早期复极，正常心电图。随机末梢血糖：6.1mmol/L。

中医诊断　腰痛病（肾气虚衰、湿热下注证）。

治　　则　补肾健脾，清热行气利水。

方　　药　自拟补肾利湿通淋方。黄芪60g，炒白术10g，陈皮10g，升麻5g，柴胡10g，太子参15g，当归15g，桔梗10g，白茅根30g，小通草10g，猪苓10g，石韦15g，败酱草30g，乌药10g，桑螵蛸10g，菟丝子15g，水蛭10g，黄柏5g，琥珀6g，穿山甲6g，川牛膝15g，车前子15g，金钱草30g，延胡索10g。21剂，水煎服，每日1剂，分2次温服。

结合西医治疗，予头孢替安、地塞米松抗炎及丹参酮保肾。

二诊 经以上治疗后，患者病情明显好转，腰痛消失，尿踌躇时间缩短。复查膀胱残尿 6mL，尿沉渣示：尿白细胞（－），镜下血尿（－）。临床治愈。并嘱患者忌食辛辣，以防病情复发。

二、按语

方中重用黄芪补气利水；炒白术、太子参、菟丝子补肾阳、补脾肾之气；桑螵蛸固精缩尿、补肾助阳；乌药温肾散寒、消炎抑菌；升麻、柴胡升举阳气，以上诸药共助膀胱气化之功，使水液自通。当归、水蛭有活血化瘀之功，血为气之母，今湿热血瘀致气滞，血活则气行。加用黄柏、白茅根、小通草、猪苓、石韦、败酱草，引热下行，清热利湿通淋，使湿热水液从膀胱而下。陈皮、桔梗调理全身气机。琥珀入膀胱经散瘀血，利水通淋；穿山甲搜风活络；川牛膝引血下行、导热下泄、利尿通淋；车前子清热利尿；金钱草入膀胱经清热利湿、散瘀；延胡索辛散温通，既能活血，又能行气。

综观本病案，患者为青年男性，先天禀赋虚弱，复因后天嗜食肥甘厚味，致肾虚湿热下注，膀胱气化不利，致使小便不利。今加用补肾健脾，清热行气利水中药，使湿热从膀胱而下，小便通利。故患腰痛病年轻者，除从肾虚而治外，要兼顾其湿热体质。

（蒋继芳整理）

张钢临证验案医方

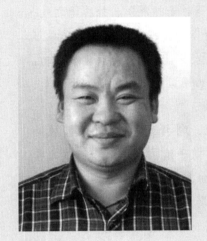

张钢

　　张钢，男，1978年生，山东临清人，胜利石油管理局建翔医院主治中医师，山东中医药学会中医肾病专业委员会委员。2002年毕业于山东中医药大学获学士学位。毕业后一直在社区医院从事中医全科近16年，擅长运用经方辨证治疗月经不调、痛经、乳腺增生、更年期综合征等妇科常见病，并且在治疗社区常见疾病过程中能够灵活运用汤药、膏方、针刺、艾灸、推拿、正骨、脐疗、穴位贴敷等中医传统治疗方法。

半夏泻心汤治疗更年期综合征胃气不和证

一、验案选录

初诊 患者，女，54岁。因"失眠3年，加重伴口干3个月"于2017年7月24日就诊。既往身体健康。月经史：12（5～6/28）51，行经期间无痛经。自3年前绝经后，间断出现入睡困难、易醒。偶尔服用"地西泮片，1次0.5片～1片"，未予系统治疗。3个月前出现症状较前加重，醒后难以

法半夏12　　黄芩9　　干姜9
党参9　　　黄连3　　　大枣20
炙甘草9　　炒神曲9　　炒麦芽9
炒谷芽9　　炒山楂9　　石斛9
麦冬10　　　天花粉10

水煎服，日一剂，忌食油腻辛辣食物。

入睡，第二天晨起后头昏，伴有口干、口苦，以舌尖为著，心烦，纳差，饭后上腹部胀闷不适，大便较干，小便略黄，时有不明原因的一身微汗出，遂来就诊。症见：消瘦，面色萎黄，口干，心下痞满不痛，无干呕或呕吐。舌尖红，舌苔薄黄而腻，脉弦数。查体：血压120/78mmHg；双眼睑无浮肿，咽部无充血，扁桃体无肿大；心肺（－）；双下肢无水肿。

中医诊断 更年期综合征（胃气不和证）。

治　　则 辛开苦降，和胃消痞。

方　　药 半夏泻心汤加减。法半夏12g，黄芩9g，干姜9g，党参9g，黄连3g，大枣20g（擘），炙甘草9g，炒神曲9g，炒麦芽9g，炒谷芽9g，炒山楂9g，石斛9g，麦冬10g，天花粉10g。5剂，水煎服，每日1剂，早晚分服。嘱清淡饮食。

另配合桂附地黄丸（同仁堂），1次1丸，每天18点嚼服或温水送服。

二诊 2017年7月31日。服上方5剂，睡眠略好转，头昏减轻，口干、口苦减轻，轻度咽痛，仍心烦，饭后上腹部仍胀闷不适减轻，大便不干，小便调，微汗出，频率较前减轻，舌尖红，边有齿痕，舌苔薄白而腻，脉弦数。

治疗原则不变，初诊方加牛蒡子9g以清利咽喉，另加茯苓12g、泽泻9g、陈皮12g。5剂，水煎服，每日1剂，早晚分服。另配合桂附地黄丸（同仁堂），1次1丸，每天18点嚼服或温水送服。

三诊 2017年9月9日。自行停用煎剂，坚持服用桂附地黄丸（同仁堂），1次1丸，每天18点嚼服或温水送服。1个月后，诸症消失。

二、按语

方剂来源于《伤寒论条辨·辨太阳病脉证并治中》："伤寒五六日，呕而发热者，柴胡汤证具，而以他药下之，柴胡证仍在者，复与柴胡汤。此虽已下之，不为逆，必蒸蒸而振，却发热汗出而解。若心下满而硬痛者，此为结胸也，大陷胸汤主之。但满而不痛者，此为痞，柴胡不中与之，宜半夏泻心汤。"本方辛开苦降、和胃消痞，适用于胃气不和、心下痞满不痛、干呕或呕吐、肠鸣下利、舌苔薄黄而腻、脉弦数者。本方原治小柴胡汤证误用下剂，损伤中阳，外邪乘机而入，寒热互结，而成心下痞。所谓心下，便是胃脘。痞，即气不升降，满而不痛，按之濡，即《伤寒论》所谓"按之自濡，但气痞耳"。寒热互结，气不升降，所以上为干呕或呕吐，下为腹痛肠鸣而下利。如此者，当除其寒热，复其升降，补其脾胃为法。半夏燥湿化痰，开结降逆，和胃消痞，为方中主药。干姜与芩、连相伍，干姜气味辛散，芩、连气味苦降，合则辛开苦降，宣达结气，以泻心消痞，体现舍性取用的配伍特点。干姜尚能化痰降逆，芩、连尚能清热燥湿。党参、大枣、甘草补益脾，复其升降之职。本方辛开苦降，祛湿和胃，共奏消痞散结之功。

患者是绝经后出现了以失眠为主要症状的更年期综合征，但后来出现了伴有口干、饭后上腹部仍胀闷不适诸症，是为心下痞的表现，《黄帝内经》指出"胃不和则卧不安"，也就是胃气不和的表现，患者无"干呕或呕吐、肠鸣下利"诸症，但"心下痞满不痛，舌苔薄黄而腻，脉弦数"诸症俱，故而选用半夏泻心汤加减，以辛开苦降，和胃消痞。另患者年过五十，肾气自半，且病程日久，故而需要顾护肾气。在此选用桂附地黄丸（同仁堂），1次1丸，每天18点嚼服或温水送服之法，是根据十二经络循行规律"酉时（17时至19时）为少阴肾经循行"，经络与脏腑相通，桂附地黄丸选择在每天18点嚼服或温水送服，即可起到事半功倍之功。

在给患者应用汤药之初，患者态度是较为排斥的。因曾自行熬制过膏方，故建议患者在传统熬制中药两煎之后，将锅中药渣清出，然后将两煎所取的药汁倒入锅中，进行浓缩，浓缩至每次温服小半碗或一茶碗的量时关火。如此一来，患者接受了汤剂治疗，并且坚持了半月。

王志萍临证验案医方

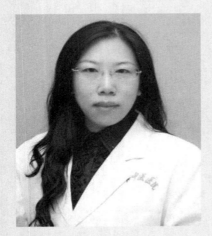

王志萍

　　王志萍，女，1964年生，山东省龙口市人，烟台市中医医院主任医师，医学硕士，世中联肾病专业委员会理事，山东省第三批五级师承指导老师。1987年毕业于山东中医学院获学士学位，2003年于山东中医药大学在职研究生班学习，2007年获硕士学位。从事中西医结合肾脏病临床工作30余年，擅长治疗急慢性肾炎、肾病综合征、急慢性间质性肾病、急慢性前列腺炎症及增生、复杂性尿路感染及尿路结石。主要研究方向为中西医结合治疗糖尿病肾病及慢性肾小球疾病。国家级核心期刊发表多篇学术论文，编写著作1部。主持的课题《参芪补肾合剂治疗慢性肾功能衰竭临床研究院》获山东省中医药学会科技进步三等奖。

温肾培土汤治疗膜性肾病

一、验案选录

初诊 患者，男，71岁。因"颜面及双下肢浮肿2年半"于2016年7月12日来本院就诊。患者2014年12月因周身浮肿首次于烟台毓璜顶医院住院治疗，肾穿刺活检病理：符合Ⅰ期膜性肾病。24小时尿蛋白定量7.41g/24h，血清总蛋白41.8g/L，血清白蛋白22.4g/L，胆固醇8.87mmol/L，予

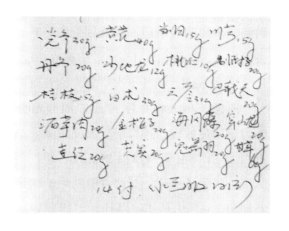

强的松50mg口服，每日1次，症状缓解。2015年4月强的松减至20mg/d时病情反复，24小时尿蛋白定量9.18g/24h，血清总蛋白31.27g/L，血清白蛋白13g/L，胆固醇11.47mmol/L，予"强的松20mg+他克莫司1mg"，每日2次，服药2个月，效果不佳，停用他克莫司，改用"强的松20mg+环孢素（用量不详）"，治疗过程中血清肌酐升至145μmol/L，停用环孢素。在多种免疫抑制剂治疗无效的情况下，患者来本院肾科门诊寻求中医药治疗。症见：乏力，颜面及双下肢浮肿，纳可，二便尚调。舌体胖大，边有齿痕，舌质暗，舌底脉络迂曲，苔白，脉沉无力。查体：血压130/80mmHg。辅助检查：24小时尿蛋白定量7.77g/24h，血清总蛋白37g/L，血清白蛋白22.7g/L，胆固醇7.57mmol/L。

中医诊断 水肿（脾肾亏虚、湿瘀互结证）。

治　　则 温肾健脾，活血祛湿。

方　　药 温肾培土汤加减。党参30g，黄芪40g，当归15g，川芎15g，丹参20g，炒地龙12g，桃仁10g，制附子20g（先煎），桂枝15g，白术30g，茯苓30g，巴戟天20g，酒萸肉20g，金樱子20g，海风藤20g，穿山龙20g，莲须20g，芡实20g，鬼箭羽20g，甘草6g。14剂，水煎服，日1剂，早晚饭

后半小时服用。嘱低盐优质蛋白质饮食。继续服用强的松 20mg/d，口服他汀类降脂药。

二诊 2016 年 7 月 29 日。服用上方 14 剂后，述体力增，小便泡沫明显减少，尿量显著增多，24 小时尿量达 3000mL 以上，颜面水肿消退，双下肢轻度凹陷性水肿，舌质暗淡，舌体胖大和齿痕减轻，苔白，脉沉无力，大便稍溏，余无明显不适。复查尿蛋白（3＋），患者不愿做血生化检查。初诊方去生白术，加炒白术 15g、炒白扁豆 20g。14 剂，水煎服，日 1 剂。同时服用强的松 20mg/d。嘱其下次空腹来诊查血生化。

三诊 2016 年 8 月 17 日。周身无明显水肿，24 小时尿量 2000mL 左右，乏力感明显减轻，述口干，大便正常。24 小时尿蛋白定量 2.56g/24h，血清总蛋白 48g/L，血清白蛋白 29.5g/L，胆固醇 6.8mmol/L。舌质暗淡，苔白而干，脉沉。恐附子伤阴，二诊方中制附子减至 12g，黄芪减至 30g，加石莲子 30g、熟地黄 15g、山药 15g 以补肾健脾兼养阴。30 剂，水煎服，日 1 剂。强的松 15mg/d，继续服用他汀类降脂药。

四诊 2016 年 9 月 21 日。来诊时述乏力感已不明显，能进行轻体力劳动，无明显不适，二便调，舌质淡红稍暗，苔白，脉沉取有力，舌底脉络迂曲减轻。效不更方，尿蛋白（2＋）。按三诊方继服 30 剂，水煎服，日 1 剂，嘱其服用一个半月。强的松 15mg/d，他汀类降脂药隔日口服。

五诊 2016 年 11 月 7 日。患者来诊时如常人，舌质暗淡，苔白，脉稍弦。24 小时尿蛋白定量 0.7g/24h，血清总蛋白 58g/L，血清白蛋白 37g/L，胆固醇 5.43mmol/L。嘱其强的松减至 10mg/d，停用他汀类降脂药。以三诊方去穿山龙，加枸杞子 30g。30 剂，水煎服，2 日用 1 剂。嘱其 2 个月来诊 1 次。至 2017 年 5 月，患者的 24 小时尿蛋白定量、血清总蛋白、白蛋白、血脂均已处于正常范围，患者已经停服激素和中药。

二、按语

《素问·六节脏象论》云："肾者主蛰，封藏之本，精之处也。"蛋白属精微物质，行于脉中营养机体，溢于脉外酿生湿浊。随着尿中蛋白的丢失，肾阴日渐亏耗，阴损及阳，致肾阳（命火）虚衰。"脾主运化""喜燥而恶湿"，脾阳全赖命火之温煦才能发挥运化水湿，化生精微的功能。脾肾俱虚，精血化生乏源，水湿内停，湿邪入络，湿瘀互结，使病情缠绵难愈。

方中重用附子、党参、黄芪，辅以茯苓、白术、酒萸肉、金樱子等健脾补肾以治本；桃仁、鬼箭羽、丹参、海风藤等活血祛湿，清除病理产物以治标。大便干、口干、少苔者，附子用量不宜超过 12g，同时加滋阴药，制约附子的燥烈之性；大便稀溏者，加炒白扁豆、芡实、干姜等。

余海源临证验案医方

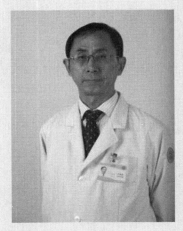

余海源

　　余海源，男，1964年生，湖北咸宁人。烟台市中医院肾内科主任，主任医师，教授，山东中医药大学硕士研究生导师。从事中西医结合肾脏病临床工作20余年，在运用中医药治疗急（慢）性肾炎、急（慢）性肾功能衰竭、肾病综合征以及糖尿病肾病、狼疮性肾炎、高血压肾病等方面疗效显著。尤其在过敏性紫癜及紫癜性肾炎方面疗效尤为突出。现为中华中医学会肾病专业委员会委员，山东省中医药学会肾病学术委员会委员，烟台市中医药学会肾病专业委员会副主任委员，烟台市中医药学会理事，山东省高层次优秀中医临床人才，烟台市学科带头人，烟台市名中医。发表论文20余篇，完成省市级科研课题5项，参编著作3部，获市级科技成果奖三项。

参芪地黄汤合消风散化裁治疗肾风病

一、验案选录

初诊 患者，女，25 岁，银行职员。因"尿蛋白（2＋～3＋），镜下血尿（3＋）3 年"于 2014 年 5 月 10 日就诊。患者三年前因下肢对称性出血点并见尿常规异常，在外院诊断为"过敏性紫癜性肾炎"，予强的松、雷公藤多甙、双嘧达莫、百令胶囊等治疗，皮肤出血点消失，但

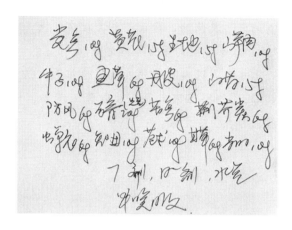

尿蛋白及镜下血尿始终未消。来诊时，强的松 15mg，每日 1 次，口服；百令胶囊 3 粒，每日 3 次，口服。自觉腰酸，易疲劳，纳可，二便调。舌红少苔，脉细弱。查体：血压 110/70mmHg；咽无充血；心肺（－）；肾区叩痛（＋），双下肢无水肿。

中医诊断 肾风病（气阴两虚兼风热证）。

治 则 益气养阴，疏风清热。

方 药 参芪地黄汤合消风散化裁。党参 10g，黄芪 15g，生地黄 15g，山茱萸 10g，牛蒡子 10g，通草 6g，牡丹皮 10g，山药 15g，防风 6g，石膏 20g（先煎），苦参 6g，荆芥炭 6g，蝉蜕 6g，知母 10g，苍术 10g，甘草 6g，当归 10g。7 剂，日 1 剂，水煎早晚服。嘱清淡饮食。

二诊 2014 年 5 月 18 日。患者自觉腰酸乏力改善，查尿蛋白（＋），镜下血尿（3＋），舌红，苔白，脉沉细。治疗同上，继初诊方去当归，加白茅根 20g、芦根 10g，7 剂，服药方法同前。

三诊 2014 年 5 月 25 日。患者服药后，现自觉无明显不适，纳可，二便调，舌淡红，苔薄白，脉沉细。尿常规示：尿蛋白（－），镜下血尿（＋）。考虑外邪已去，单用参芪地黄汤化裁以收全功。

二、按语

本病由风热毒邪袭表所致，西医由激素、雷公藤多甙治疗后，外邪未清，反伤正气，外邪循经入里，侵犯肾络，肾络受损，即出现蛋白尿、血尿，归属于中医"肾风病"。肾风病记载最早见于《黄帝内经》，如《素问·风论》"以冬壬癸中于邪者为肾风"，"肾风之状，多汗恶风，面庞然浮肿，脊痛不能正立，其色炲，隐曲不利，诊在肌上，其色黑"。《诸病源候论》更充实了"风邪入于少阴则尿血"的记载。

本病当以益气养阴、疏风清热为大法，以参芪地黄汤益气养阴、扶正以祛邪，《外科正宗》消风散以疏风清热、托邪外出，二方合用，共奏扶正祛邪、邪去正安之效。

柳吉忱临证验案医方

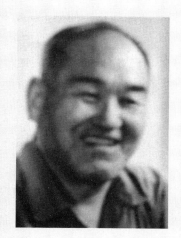

柳吉忱

柳吉忱（1909～1995），名毓庆，号济生，以字行，山东栖霞人。6岁入本族私塾，后拜儒医李兰逊先生为师。曾先后毕业于天津于稼谦国医班、上海恽铁樵国医班。1941年参加抗日工作，以教师、医师身份为掩护从事地下革命活动。新中国成立后历任栖东县立医院、栖霞县人民医院院长，烟台市莱阳中心医院中医科主任、主任医师。自1955年起，历任山东省中医学会理事、烟台市中医药学会副理事长、莱阳市政协常委。先后著有《内经讲稿》《伤寒论讲稿》《风火简论》《中医外治法集锦》等论著。1987年与其子柳少逸先生创办山东扁鹊国医学校，吉忱公出任校长，开创新中国民办中医教育之先河。

加味麻黄汤治疗急性肾小球肾炎

一、验案选录

初诊 患者，男，9 岁。因"急性肾小球肾炎"于 1973 年 7 月 13 日来诊。患"急性肾小球肾炎"，在某县人民医院治疗 1 周罔效，故来求中医诊治。症见：面目浮肿，咳喘无痰，小便不利，形寒肢冷，舌淡伴印痕，苔白腻，脉浮紧。

中医诊断 风水（风寒束肺，肺失宣降，三焦气化失司）。

治　　则 宣发肺气，透达三焦，利尿消肿。

方　　药 加味麻黄汤。麻黄 6g，桂枝 6g，杏仁 6g，蝉蜕 6g，白茅根 15g，茯苓皮 10g，生姜片 6g，炙甘草 3g。3 剂，水煎服，每日 1 剂，早晚分服。嘱清淡饮食。

二诊 服药 3 剂，小便通利，面目浮肿消退，咳喘止息。原方加白术 15g，3 剂，水煎服，每日 1 剂，早晚分服。嘱清淡饮食。

三诊 续服 3 剂，诸症消失，尿检有微量蛋白。予以每日黄芪 10g、白茅根 15g、石韦 10g，作饮服之。

追访 1 年，未复发。

二、按语

太阳主一身之表，风寒外束，阳气不伸，气化失司，风寒客于肌腠皮肤，毛窍闭塞，水邪泛溢，郁于肌肤，故见面目浮肿，形寒肢冷；阳气郁于内，肺失宣降，而见喘咳；不能通调水道，而见小便不利。

《黄帝内经》云："寒淫于内，治以甘热，佐以辛苦。"故主以麻黄汤治之。药用麻黄、生姜辛温发散风寒；桂枝辛甘性温，通阳化气，解肌和营，助麻黄发汗解肌，俾水邪从肌肤而解；杏仁辛苦性温，利肺快膈，止咳而平喘；甘草味甘性平，和中补气，调和诸药，且可防过汗伤津之弊。方加蝉蜕取其轻浮宣散之性，开宣肺窍，以除面目浮肿之症；白茅根味甘不腻膈，寒不伤胃，利不伤阴，本案用之，取其导热下行，入膀胱而利水；茯苓甘淡而平，甘则能补，淡则能渗，既能健脾益气，又能利水渗湿，此即"淡味涌泄为阳"之意。诸药合用，肺气宣降之功有序，三焦气化之用有司，则毛窍通畅，小便得利，而风水得愈。

二诊时方加白术，为越婢加术汤之意，乃健脾化湿，有崇土制水之图。病愈后，以黄芪、白茅根、石韦作饮服，公谓："取黄芪甘温，具生发之性，俾气升而水自降；白茅根导热下行；石韦甘苦、微寒，清肺金而利水，分清降浊，直达州都，为导湿热以通淋之要药。"于是益气通阳，气化有序，分清别浊，以防水湿蕴结，再发水肿。

（柳少逸整理）

牟永昌临证验案医方

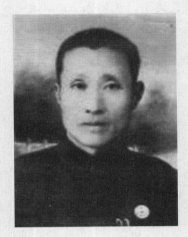

牟永昌

　　牟永昌（1906～1969），山东栖霞南埠人。为栖霞习儒望族及岐黄世家。其父牟希光公为清代秀才，兼修医学，其后绝意仕途，全力钻研医学，初涉医林，即名誉胶东，其得其父希光公之真传，而成一代名医。1946年参加工作，先后在栖东、栖霞县医院工作，任栖霞县人民医院中医科主任。20世纪50年代，曾在山东省中医进修班学习，同学者有陆永昌诸公，其怀桑梓之情，修业期满，执意返回胶东。临证胆大心细，谨守"审证求因""脉证合参"规范，每起沉疴。尤以医德为重，以解除病人疾苦为己任，付于至精至诚之思，故临床中，而有挽回造化，立起沉疴之典案。柳少逸先生乃其唯一传人。

加味防己芪苓汤治疗风水

一、验案选录

初诊 患者，男，44岁，栖霞县古镇都人。1960年6月11日来诊。自诉1周前偶感风寒，继而出现腿肿、脚肿、身虚、转筋、咳嗽、自汗出、恶风等候。症见：眼睑微浮肿，下肢水肿，按之没指，身体困重，脘痞，纳呆，小便短少。舌淡红，苔白腻，脉滑。

中医诊断 风水。

方　　药 加味防己芪苓汤。防己10g，茯苓10g，黄芪10g，白术10g，木瓜10g，川木香6g，厚朴10g，橘红10g，麦冬10g，草豆蔻10g，大腹皮10g，姜皮10g，桑皮10g，甘草6g。3剂，水煎服，每日1剂，早晚分服。

二诊 1960年6月13日。服药1剂，水肿消退，续服2剂，身重、脘痞、咳嗽、小便短少诸症悉除。

二、按语

《素问·上古天真论》云"肾者主水，受五脏六腑之精而藏之"，《素问·逆调论》亦有云"肾者水脏，主津液"，说明了肾中精气的气化功能，对于体内津液的输布和排泄、维持体内津液代谢均起着重要的调节作用。《素问·经脉别论》云："饮入于胃，游溢精气，上输于脾，脾气散精，上归于肺，通调水道，下输膀胱，水精四布，五经并行。合于四时五藏阴阳，揆度以为常也。"此段经文说明了在正常的生理情况下，津液代谢是通过胃的摄入、脾的运化和转输、肺的宣散和肃降、肾的蒸腾气化，以三焦为通道，输布至全身。经过代谢后的津液，分别化为汗液、尿液和浊气排出体外，而肾中精气的蒸腾气化，实际上是主宰着津液代谢的全过程。因肺、脾等脏对津液的气化功能，均赖于肾中真元的蒸腾气化功能。

水肿，泛指人体内水液潴留，泛溢肌肤而发的一种疾病。究其因，《素问·水热穴论》谓"其本在肾，其末在肺"，《素问·至真要大论》云"诸湿肿满，皆属于脾"。故明代张介宾云："凡水肿等证，乃脾肺肾三脏相干之病。盖水为至阴，故其本在肾；水化于气，故其标在肺；水惟畏土，故其制在脾。今肺虚则气不化精而化水，脾虚则土不制水而反克，肾虚则水无所主而妄行。"言简意赅地说明了水肿病与肺、脾、肾三脏的关系。而《诸病源候论·水肿候》认为水肿除与肺、肾、脾三脏功能有关，尚与胃关系亦甚密，尝云："肾者主水，脾胃俱主土，土性克水，脾与胃合，相为表里，胃为水谷之海，今胃虚不能传化水气，使水气渗溢经络，浸渍腑脏，脾得水湿之气，加之则病，脾病则不能制水，故水独归于肾，三焦不泻，经脉闭塞，故水气溢于皮肤而令肿也。"

本案患者素体阳虚，外感风寒，致肺之宣发肃降功能失司，故发"咳嗽，自汗出，恶风"之症；因风遏水阻，脾之运化、肾之蒸腾气化功能失序，故水湿泛溢肌肤而见"腿肿，脚肿，身𥆧"之候；因脾失运化，胃失和降，小肠泌别清浊功能失司，故有"身体困重，脘痞，纳呆，小便短少"之症。《金匮要略·水气病脉证并治第十四》云："风水脉浮，身重汗出恶风者，防己黄芪汤主之。""皮水为病，四肢肿，水气在皮肤中，四肢聂聂动者，防己茯苓汤主之。"故永昌公有防己剂之应用。防己原载于《神农本草经》，中药所用之防己，有汉防己、木防己之分。汉防己为防己科植物粉防己的根，木防己为马兜铃科植物广防己的根。本案所用为粉防己，其味苦性寒，以苦寒之性行泄降之功而利水消肿，辛散之性而宣表祛风，故任为主药。辅以黄芪，以其甘温之性、生发之机补气升阳而益气固表，气升则水自降，故又可温运脾阳而兼利水退肿；茯苓甘淡而平，甘能益脾补气，淡能淡湿利水，故乃水肿诸证必用之品。药用白术，以其甘温之性补中，苦味之用以燥湿，俾脾之健运之功有司，则水湿得化，肌表得固；白术佐以茯苓乃《明医指掌》四苓散之用，功于健脾渗水、利尿消肿。药用厚朴，以其苦辛之性而和胃下气散结，温脾燥湿之功而除脘痞身重之症，配以茯苓乃《丹溪心法》胃苓汤之施，功于健脾燥湿、和胃除胀。药用姜皮，辛散宣发，以除水饮；桑白皮降肺气、通调水道；大腹皮行水气，以除胀满，三药实乃《华氏中藏经》五皮饮之用，功于理气健脾、利湿消肿。木瓜酸温气香，酸能入肝而舒筋通络，温香入脾化湿和胃，以其温化肌腠之湿滞，而除肢肿、身𥆧、转筋之候。使以甘草，助黄芪建中气而卫阳得复，助白术益脾气而水湿得除。故诸药合用，永昌公立"加味防己芪苓汤"，实寓《金匮要略》之防己茯苓汤、防己黄芪汤，以及《明医指掌》之四苓散、《丹溪心法》之胃苓汤、《华氏中藏经》之五皮饮诸方之效，为风水、皮水证之效方。本案药用橘红，以其辛苦温之性，宣通肺气、化痰止咳；麦门冬甘苦微寒之性，生津润燥，清肺止咳，二药乃本案治风水兼咳之用药。它药木香、草豆蔻，佐厚朴以理气和胃、除胀通滞。诸药合用，肺气得宣，脾气得健，肾气得化，三焦之升降出入功能有序，水液气化功能正常，故收卓效。

（柳少逸整理）

栀子金花汤合防己茯苓汤治疗急性肾小球肾炎

一、验案选录

初诊　患者，男，18 岁，栖霞东山庄村人，1962 年 10 月 6 日来诊。一周前患"急性肾小球肾炎"，入内科治疗无效，今日出院求中医治疗。症见：全身水肿，按之没指，小便黄赤短少，身体困重，胸闷纳呆，肢体倦怠，口舌生疮。舌苔垢腻而略黄，脉沉弱微数。

中医诊断　水肿。

方　　药　栀子金花汤合防己茯苓汤。金银花 10g，栀子 10g，黄芩 10g，木通 10g，车前子 10g（包煎），防己 10g，茯苓 10g，泽泻 10g，苍术 10g，白术 10g，大腹皮 10g，海金沙 10g，甘草 10g。5 剂，水煎服，每日 1 剂，早晚分服。

二诊　1962 年 10 月 11 日。服药 5 剂，小便通利，水肿消退大半，口疮已愈，舌苔正常，脉象和缓。初诊方去金银花、栀子、黄芩、海金沙诸苦寒之味，加陈皮 10g、厚朴 10g、茯苓皮 15g、生姜皮 10g、桑白皮 15g。5 剂，水煎服，每日 1 剂，早晚分服。

三诊　1962 年 10 月 17 日。续服 5 剂，水肿消退，身体困倦、胸闷纳呆诸候悉除。查肾功正常，尿常规有微量蛋白，调方续治。处方：茯苓 12g，党参 12g，白术 15g，枳实 6g，陈皮 10g，茯苓皮 15g，生姜皮 10g，桑白皮 15g，大腹皮 10g，苍术 10g，厚朴 10g，黄芪 20g，桂枝 6g，车前子 10g（包煎），防己 10g。5 剂，水煎服，每日 1 剂，早晚分服。

四诊 1962 年 10 月 23 日。续服 5 剂，身无不适，尿常规检查无异常，予以黄芪 10g、白茅根 15g，煎汤续服，以固疗效。

二、按语

《医学正传》云："夫脾虚不能制水，水渍妄行，故通身面目手足皆浮而肿，名曰水肿。"此即《素问·至真要大论》"诸湿肿满，皆属于脾"之谓。盖因脾主健运，虚则健运失司，则水湿停留，泛溢肌肤而发水肿。实乃脾、肺、肾三脏相干之病。故明代王肯堂又有标本之论："原肿病之由，标本之疾。肾主元气，天一之水生焉；肺主冲化，地之四金属焉；肾为本而肺为标，皆至阴以积水。其为病也，肾者胃之关键，关键不利，枢机不转，水乃不行，渗于脉络皮肤而为浮肿。当推究内外所因而施治。"

鉴于此，首诊中永昌公即有《证治准绳》胃苓汤之施，意在以五苓散健脾渗湿，以解"至阴以积水"之弊；平胃散和胃导滞，则胃气和而升降出纳之气行，水谷各从其道而疏泄也。加之处方中有枳实、白术之用，乃《金匮要略》枳术汤，共使"胃之关键"行也。首诊中，尚师《景岳全书》栀子金花汤意，有栀子、金银花、黄芩之用，以清上焦心肺之火，俾"肺主冲化"之功有司，水之上源得肃，则口舌生疮之候得除。且因水之上源得肃，则水道通畅，浮肿之疾可解。木通、防己、海金沙之施，有疏通水道、清利下焦湿热之邪之用，与栀子金花汤合用，共成清热解毒、宣肺利湿之功，以解湿毒壅滞之候。而与防己、茯苓、白术、黄芪、桂枝诸药相伍，又寓《金匮要略》之防己黄芪汤、防己茯苓汤之用，以除"身重""四肢肿"之症。此意在防己、黄芪益气固表祛湿，使皮水从表而解；茯苓、桂枝、温阳化水，俾肾气行，则使水气从小便而解，桂枝与黄芪通阳行滞，鼓舞卫阳；甘草调和诸药，协黄芪、白术、茯苓，以健脾益气，渗湿消肿。于是取诸方之要药，宗诸方之法用，而一水肿顽疾，用药仅六剂，而病臻痊可。

其理，永昌公以清代唐宗海之论解之："肺为水之上源，上源清则下源自清；脾为水之堤防，堤防固则水道自利；肾又为水之主，肾气行则水行也。"而黄芪、白茅根固效之施，乃益气行水之剂也。

（柳少逸整理）

柳少逸临证验案医方

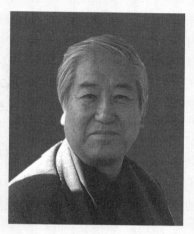

柳少逸

柳少逸，男，1943 年生，山东栖霞人。山东名医柳吉忱之子，牟永昌、陈维辉之高徒。1963 年在栖霞县人民医院中医科参加工作，1969 年山东中医学院中医成人高等教育专科毕业，1973 年调烟台市莱阳中心医院中医科工作。其间，于1987 年受山东中医学会委托，协助其父柳吉忱先生创办中医教育。1995 年调山东半岛中医药研究协会中医门诊部工作，2010 年创建莱阳复健医院。其从事中医工作至今已逾 55 年，临床经验丰富，学术思想鲜明，倡导太极辨证思维，构建中医病机四论体系，建立中国象数医学理论体系，倡导天人合一中医学术流派。出版著作 25 部，撰写学术论文 100 余篇。省政府授予"民办教育先进个人"并记二等功。

麻黄连翘赤小豆汤治疗慢性
肾炎急性发作病证

一、验案选录

初诊 患者，男，68岁。因"眼睑及下肢浮肿半年，加重伴发热恶寒3天"于1974年4月23日来诊。半年前患慢性肾炎，经住院治疗好转。3天前患者发热恶寒，头痛，面部及下肢浮肿加重。尿常规示：尿蛋白（3＋），管型颗粒（＋），遂来就诊。症见：发热恶寒，头痛，腰酸痛，乏力，无咳嗽。舌红无苔，脉浮数。查体：血压135/90mmHg；双眼睑浮肿，扁桃体色略红心肺（－），下肢按之凹陷而不起。

中医诊断 水肿（脾虚失运、风邪犯肺证）。

治 则 宣肺解表，健脾利湿。

方 药 麻黄连翘赤小豆汤化裁。麻黄6g，连翘12g，赤小豆30g，桑白皮15g，杏仁10g，石韦10g，益母草12g，山药12g，茯苓12g，白茅根30g，生甘草6g，大枣4枚，生姜3片。6剂，水煎服。

二诊 1974年5月1日。服用6剂后，诸症消失，脉象浮，舌红无苔，复查尿常规正常。继服6剂，予金匮肾气丸以善其后。

二、按语

麻黄连翘赤小豆汤，方出张仲景《伤寒论》，乃为"伤寒瘀热在里，身必发黄"证设方。乃外解表邪，内清湿热，表里双解之剂。今用治风水、皮水者，以麻黄、杏仁宣肺利水，俾腠理之邪，随汗而解；取连翘、赤小豆、桑白皮，以肃肺、清热、利湿，以冀湿热随小便而去；生姜、大枣、甘草，辛甘、酸甘相合，健脾和中，调和营卫，以助肺之清肃之力，长三焦气化之功。故诸药合用，病臻痊可。

鳖甲煎丸治疗慢性肾功能不全肾络瘀阻证

一、验案选录

初诊 患者，男，63 岁。因"胸闷、气短、头晕伴食欲不振、下肢水肿半月余"于 2012 年 5 月 20 日就诊。既往有"双侧肾上腺增生""高血压病""左肾萎缩""左肾动脉狭窄""慢性肾脏病"病史。多次多地住院治疗，病情未得到控制。近半月患者感胸闷、气短、头晕、食欲不振较前明显加重，查血清肌酐 269.2μmol/L，尿素氮 20.7μmol/L，于今日来诊，症见：胸闷、气短、头晕、食欲不振、乏力、恶心、有时呕吐。舌质暗淡，苔白，脉沉细。查体：血压 250/90mmHg，下肢水肿，心肺（一）。

中医诊断 水肿（肾元不足，枢机不利，气化失司，湿浊内郁，肾络瘀阻）。

治　　则 调达气机，益气活血，化气泄浊，利水消肿。

方　　药 鳖甲煎丸合五苓散易汤化裁。炙鳖甲 12g，柴胡 12g，黄芩 10g，红参 10g，桂枝 12g，赤芍 12g，酒大黄 10g，厚朴 10g，葶苈子 10g，石韦 10g，瞿麦 15g，射干 10g，凌霄花 10g，三七 10g，土鳖虫 12g，鼠妇 10g，当归 15g，补骨脂 10g，茯苓 30g，猪苓 15g，泽泻 30g，炒白术 15g，车前子 30g（包煎），黄芪 30g，炒桃仁 12g，丹参 15g，牡丹皮 10g，水牛角 10g，生姜 3 片，大枣 10g。水煎服。

同时，予以大黄 50g、芒硝 30g、牡蛎 30g、五倍子 15g、炒栀子 30g、当归 50g、川芎 30g、车前子 30g，共为细末，敷神阙穴，日 1 次。

上方加减服药 42 剂后，诸症豁然，查血清肌酐、尿素氮等指标属正常范围。续服 14 剂出院。嘱每日服金匮肾气丸、桂枝茯苓胶囊善后。

二、按语

鳖甲煎丸，方出诸《金匮要略·疟病脉证并治第四》，原为癥瘕、疟母证而设。鳖甲煎丸具扶正祛邪、软坚消痰、理气活血之用。其应用极为广泛，除用治疟母外，还可用于多种原因引起的肝脾肿大、子宫肌瘤、卵巢囊肿及胸、腹腔其他肿瘤。

本案以鳖甲煎丸合五苓散易汤治疗肾病水肿，取其调达枢机、益气活血、祛湿化浊、利水消肿之功。此案病人患肾病致"肾上腺增生""左肾萎缩""左肾动脉狭窄"，亦有形之"癥瘕"也。此即《怡堂散论》所云："医者，意也。临证要有会意，制方要有法，法从理生。意随时变，用古而不泥古，是真能用古也。"其主以鳖甲煎丸易汤，以成寒热并用、攻补兼施、行气化瘀、除癥消积之功，而具调整气机，增强抗病能力之用；辅以五苓散，以增其利水渗湿、温阳化气之功。此案其治虽云"诸症豁然"，水肿消退，呕恶悉除，血清肌酐、尿素氮正常，然具肾上腺增生、肾萎缩等器质性疾病仍在，故予金匮肾气丸、桂枝茯苓胶囊，以善其后续治疗。

柴苓汤治疗肾病综合征枢机不利证

一、验案选录

初诊 患者，女，22 岁，学生。因"眼睑及双下肢浮肿 2 年"于 2012 年 6 月 20 日来诊。既往有"肾病综合征"病史，曾在多家医院多次住院治疗，在省某医院行"肾穿刺活检术"，病理结果：膜性肾病（Ⅱ期）。现症见：脘腹胀满，

柴胡 20g 黄芩 12g 红参 10g 半夏 10g
云苓 15g 猪苓 10g 泽泻 15g 刘寄奴 15g
桂枝 12g 赤灵芝 12g 黄芪 30g 僵蚕 12g
炙甘草 10g 生姜 3 片 大枣 4 枚
×剂，水煎去渣再煎，温服，日二次。

因应用大剂量激素而出现满月睑、水牛背。食少便溏，小便短少。舌淡，苔白滑，脉沉缓。查体：血压 125/85mmHg；面色萎黄，神疲肢冷，眼睑及下肢浮肿，腰以下肿甚；心肺（－）。尿常规示：尿蛋白（2＋），尿白细胞（＋），酮体（＋）。

中医诊断　水肿（枢机不利，脾肾阳虚，三焦气化失司）。

治　　则　枢转气机，通调三焦，利水渗湿。

方　　药　柴苓汤加味。柴胡 20g，黄芩 12g，红参 10g，姜半夏 10g，茯苓 15g，猪苓 10g，泽泻 15g，炒白术 15g，桂枝 12g，赤灵芝 12g，黄芪 30g，白僵蚕 12g，炙甘草 10g，生姜 3 片，大枣 4 枚。水煎去渣再煎，温服。

服药 10 剂，诸症豁然，浮肿消失。遂以上方于晨卯时（即 5 点至 7 点间）服用，而午、晚予以济生肾气丸合五苓散、当归芍药散易汤化裁服之。

二诊　2013 年 1 月 20 日。经中药治疗半年，诸症悉除，身体消瘦，病臻痊可。莱阳中心医院、莱阳复健医院理化检查均正常。予以柴苓汤每日晨卯时服用，以善其后。

二、按语

柴苓汤由小柴胡汤合五苓散组成。"少阳属肾"，"肾主水液"，"三焦气化"，故小柴胡汤之用。诚如《血证论》所云："乃达表和里，升清降浊之活剂，人身之表，腠理实营卫之枢机；人身之里，三焦实为脏腑之总管，惟少阳内主三焦，外主腠理。"五苓散乃利水渗湿、化气通脉之要剂。故柴苓汤可枢转气机、通调三焦、化气通脉，俾"上焦开发""中焦主化""下焦主出"之功健，而水肿得除。以济生肾气丸合五苓散、当归芍药散易汤服之，乃益元化气通脉之谓。

蔡锡英临证验案医方

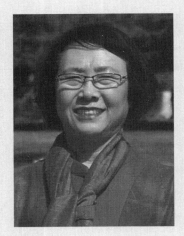

蔡锡英

　　蔡锡英，女，1954 年生。山东烟台中医药专修学院书记、副院长，泰山医学院、济宁医学院客座教授。山东省中医药学会糖尿病专业委员会委员，山东省中医药学会中青年中医读书会副主任委员兼秘书长，山东省中医药学会民间疗法专业委员会秘书长，莱阳市中医药研究协会理事长。其常年致力于中医的教学、科研及临床工作，业务精湛。先后编著出版《齐鲁名医学术思想荟萃》《杏苑耕耘录》等中医专著 9 部，在各级学术期刊发表论文 30 余篇，多篇学术论文获国家、省级奖项。

桂枝茯苓丸化裁治疗前列腺肥大

一、验案选录

初诊 患者，男，59岁。因"夜尿频2年余"2016年11月14日就诊。患者2年前出现夜尿频，未行治疗。现夜尿3～4次，量少，伴有少腹胀痛不适，口干多饮，头晕心慌，颈项不适。舌质暗红，苔白，脉沉细。查体：体温36.5℃，血压140/80mmHg，心率70次/分，心肺听诊未闻及异常，下肢无浮肿。辅助检查：彩超示：前列腺大小4.92cm×4.52cm×4.2cm，边界不规则，实质回声不均质，内腺探及高回声光点约两处，大小0.35cm，外腺部回声不均质，隐约探及边界突出膀胱。尿常规正常。西医诊断：前列腺肥大。

中医诊断 尿频（肾气不固、气化失司证）。

治　　则 益元荣肾，化气通脉。

方　　药 桂枝茯苓丸易汤化裁。桂枝15g，茯苓15g，牡丹皮15g，赤芍15g，炒桃仁12g，红花12g，白花蛇舌草15g，半枝莲15g，重楼12g，红藤30g，水牛角12g，炮蹄甲12g，土鳖虫12g，水蛭10g，蛴螬10g，鼠妇10g，乌药10g，炒川楝子15g，车前子30g(包煎)，菟丝子30g，覆盆子15g，沙苑子15g，芡实15g，金樱子15g，益母草30g，三棱10g，莪术10g，海浮石15g，通草6g，荔枝核12g，金刚根（即菝葜）15g，甘草10g。4剂，每剂水煎取汁250mL，早晚分服。

二诊 2016年11月18日。药后，夜尿仍频，但尿量增多，胀痛不适感减轻，口干多饮减轻，舌质暗红，苔白，脉沉细。初诊方加补骨脂15g以增温肾补阳、固精缩尿之功。水煎服，日1剂，早晚分服。

三诊 2016年12月4日。服药20剂后，夜尿1次，量可，无不适感，无口干多饮，纳食好，大便正常，脉略沉。为巩固疗效，嘱每 2 日服 1 剂药，再服 5 剂。

二、按语

桂枝茯苓丸属活血化瘀除癥之剂，尚有"通阳化气，扶正固本"之效，且后者为其主要功效，以治其本。方中桂枝通阳化气，茯苓益脾渗湿，共成扶正固本之功；牡丹皮、桃仁、赤芍活血化瘀，共为通脉导滞之用。诸药共施，俾阳气通畅而瘀积得行，瘀去而不伤正，故为治疗"气化无力，而致瘀积"之良方。案中加白花蛇舌草、半枝莲、重楼、红藤，取其清热解毒之用；炮蹄甲、土鳖虫、水蛭、蛴螬、鼠妇、益母草、三棱、莪术，取活血化瘀、软坚散结之用；车前子、菟丝子、覆盆子、沙苑子、芡实、金樱子既能补肾元，又能缩尿，达到标本兼治。本案之尿频非单纯肾气不足之因，肾气不足为其本，日久气化无力致气滞湿阻血瘀，而形成前列腺肥大，出现尿频，并伴小腹胀痛不适。故用桂枝茯苓丸活血化瘀消癥，改善肥大之前列腺，配补肾元锁尿之剂，共达标本兼治之功。

桂枝茯苓丸化裁治疗尿路结石

一、验案选录

初诊 患者，男，67 岁。因"腰腹疼痛伴尿痛，血尿 3 小时"于 2012 年 9 月 14 日来诊。患者 3 小时前在农田劳作，突然出现腰部疼痛连及少腹，伴有尿痛、血尿，随即来诊。急查泌尿系彩超示：双肾结石 0.6cm×0.8cm，膀胱结石 0.6cm×0.4cm。查体：体温 36.5 ℃，血压 130/80mmHg，心率 80 次 / 分，心肺听诊未闻及异常。舌质淡红，苔薄，脉细滑数。西医诊断：肾结石、膀胱结石。

中医诊断　石淋（肾气不足，气化无力，尿浊沉积，成石阻络）。

治　　则　补肾气，促气化，通络排石。

方　　药　桂枝茯苓丸易汤化裁。桂枝 30g，茯苓 30g，炒泽泻 30g，牡丹皮 30g，赤芍 30g，炒桃仁 15g，红花 15g，丹参 15g，炒王不留行 30g，路路通 30g，石韦 15g，萹蓄 15g，通草 10g，冬葵子 15g，金钱草 15g，海金沙 15g，益母草 30g，川牛膝 30g，车前子 30g，菟丝子 30g，覆盆子 20g，枸杞子 30g，女贞子 30g，旱莲草 30g，柴胡 15g，炒川楝子 10g，土鳖虫 15g，水蛭 10g，地龙 15g，当归 12g，熟地黄 15g，甘草 10g。5 剂，每剂水煎取汁 200ml，早晚分服。

二诊　2012 年 9 月 19 日。患者服药后腰腹仍疼痛，阵发性加重，仍有血尿，考虑结石活动致腰腹疼痛阵发性加重。舌淡红，苔薄，脉细滑数。初诊方继服。

三诊　2012 年 9 月 24 日。服药 8 剂，排出三粒红豆粒大沙样结石，现诸症消失，小便正常。舌淡红，苔薄，脉沉细。

二、按语

桂枝茯苓丸，功可通阳化气，扶正固本，此外，尚有活血化瘀消癥之功。方中桂枝通阳化气，茯苓益脾渗湿，共成扶正固本之功；牡丹皮、桃仁、赤芍活血化瘀，共为通脉导滞之用。诸药合用，使阳气通畅而瘀块得行，瘀去又不伤正，故为治疗气化无力，而致瘀积之良方。案中加海金沙、金钱草，取其化石通淋之用；柴胡、川楝子、王不留行、路路通取疏肝气、通冲脉之效，俾气机通畅，则气化有司。

石淋一证，多为湿热蕴结，煎熬所致，临床医者多投清利湿热之剂，但湿热从何而来，则少有人追寻。盖肾气不足，气出无力，尿浊郁积，日久化热，是形成石淋的主要原因。因结石瘀滞肾府，故肾络不通而腰痛，结石伤及肾络而尿血；因肾府被瘀，肾气愈伤，气化愈不及，水之下源不通，积于肾尚可致肾积水。故本案中加石韦、萹蓄、益母草、车前子，清下焦湿热；加三虫通肾络；加五子补肾中精气，攻补兼施，标本兼治，故效果显著。

桂枝茯苓丸化裁治疗急性肾小球肾炎

一、验案选录

初诊 患者，女，50 岁。因"双侧眼睑及下肢浮肿月余"于 2016 年 8 月 22 日来诊。患者 1 个月前于劳累后出现眼睑及下肢浮肿，伴有倦怠乏力，腰膝酸软，随即到医院检查，查尿常规示：尿蛋白（2＋），镜下血尿（2＋），诊为"急性肾小球肾炎"。住院治疗 20 天，应用激素治疗，出院时查尿常规示：尿蛋白（±），镜下血尿（2＋）。近日复查尿常规示：尿蛋白（2＋），镜下血尿（2＋）。仍觉倦怠乏力，腰膝酸软，动则心慌气短，纳可，眠一般，二便尚可。舌质暗红，苔薄，脉沉细弱。查体：体温 36.5℃，血压 140/80mmHg，心率 75 次 / 分，心肺听诊未闻及异常。西医诊断：急性肾小球肾炎。

中医诊断 水肿（肾元不足，气化失司，水液潴留）。

治 则 补肾填精，化气通脉，利水消肿。

方 药 桂枝茯苓丸易汤化裁。桂枝 15g，茯苓 15g，牡丹皮 15g，赤芍 15g，炒桃仁 12g，红花 12g，当归 10g，川芎 10g，炒白芍 10g，熟地黄 10g，红参 10g，炒白术 15g，赤灵芝 15g，绞股蓝 15g，车前子 30g(包煎)，女贞子 30g，覆盆子 30g，沙苑子 15g，芡实 15g，金樱子 15g，玄驹 12g，鹿角片 12g，制龟板 10g，制鳖甲 10g，三七 10g，丹参 15g，穿山龙 30g，黄芪 30g，益母草 15g，甘草 10g。4 剂，每剂水煎取汁 200~250mL，每日 1 剂，早晚分服。

二诊 2016 年 8 月 26 日。药后睡眠好转，余症同前。治疗原则不变，初诊方继服。

三诊 2016 年 9 月 10 日。服药 18 剂，眼睑无明显浮肿，下肢轻微水肿，余无明显不适。复查尿常规示：尿蛋白（±），镜下血尿（＋）。舌淡红，苔薄白，脉沉。初诊方加白茅根 30g，取其凉血止血、清热利尿之功，继服。

四诊 2016 年 9 月 20 日。药后诸症消失，舌淡红，苔薄白，脉略沉。查尿常规示：尿蛋白（－），镜下血尿（－）。嘱白茅根代茶，送服金匮肾气丸以善后。

二、按语

桂枝茯苓丸属活血化瘀除癥之剂，根据其组成，有通阳化气，扶正固本之效，且后者为其主要功效，以治其本。方中桂枝通阳化气，茯苓益脾渗湿，共成扶正固本之功；牡丹皮、桃仁、赤芍活血化瘀，共为通脉导滞之用。诸药共用，使阳气通畅而瘀块得行，瘀去又不伤正，故为治疗气化无力，而致瘀积之良方。本案属水肿病，盖因肾元不足，气化无力，致使水液代谢障碍，而形成水肿。体内水湿过盛，阻碍气血运行，所以舌质暗红，因此其病机符合桂枝茯苓丸证。方中配桃红四物汤，加大了活血化瘀、通脉导滞之功；配四君子汤，增加补气扶正之力；再加龟鹿及五子，补肾填精以治本，于是肾中精气得充，则水液气化有序，而无水湿潴留之弊。

王永前临证验案医方

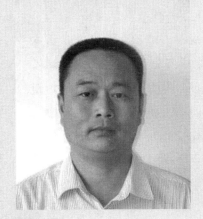

王永前

　　王永前，男，1971 年生，山东省沂南县人。莱阳复健医院院长，主治中医师。山东省中医药学会肾病专业委员会委员，烟台市中西医结合学会会员，烟台市民间中医药传承委员会委员，莱阳市中医药研究协会副秘书长。师从柳少逸先生，崇尚先生"整个水液代谢过程，是以肾主水液为核心，以三焦气化为内容构成的完整系统"的理念，总结业师"宣发上焦、调达中焦、补益下焦"和"调补兼施"的肾病治疗思路，形成"扶正固本护肾气、温阳化气消水肿、调理三焦愈肾病"的肾病中医治疗法则。发表《鳖甲煎丸治疗水肿病》《业师柳少逸泌尿系结石治疗经验》等论文。先后获市级优秀教育工作者、科普工作先进个人、民间组织先进工作者等荣誉称号。

柴胡桂枝汤加味治疗急性肾小球肾炎

一、验案选录

初诊 患者，男，45 岁。因"发热恶寒 3 天伴面睑及下肢轻度浮肿 1 天"于 2013 年 3 月 14 日来就诊。患者 3 天前因不慎受凉出现发热恶寒，体温 39.6℃，头痛项强，自服"速效感冒冲剂"无效。昨日出现面睑及下肢轻度浮肿。现仍发热恶寒，头痛项强，无汗，心烦，全身酸痛，腰痛如折，纳呆，食入即吐，口干且苦，渴不欲饮，小便不畅，大便 2 日未行。舌淡红，苔微黄而厚，脉浮滑数。查体：体温 38.5℃，血压 130/80mmHg，心率 90 次 / 分；精神疲惫；双下肢按之凹陷不起，眼睑浮肿；心肺听诊未闻及异常。尿常规示：尿蛋白（2＋），尿白细胞、尿红细胞、上皮细胞均少许。血常规正常。生化检查示：尿素氮 23mmol/L，二氧化碳结合力 75 Vol%。

中医诊断 皮水（太阳失治，邪入少阳，枢机不利，三焦阻滞，水道不通）。

治 则 和解少阳，疏利三焦，调和营卫。

方 药 柴胡桂枝汤加味。柴胡 12g，黄芩 10g，桂枝 12g，白芍 12g，杏仁 10g，桑白皮 30g，姜半夏 6g，赤小豆 30g，白茅根 30g，蝉蜕 6g，生姜 10g，大枣 10g，甘草 6g。6 剂，每剂水煎后去渣再煎，每日 1 剂，温服。

二诊 药后尿量增，大便通，尿检有微量白蛋白。初诊方加茯苓 10g、猪苓 10g，续服。

三诊 1 个月后复查，尿常规、生化检查均正常。

二、按语

急性肾小球肾炎，为内、儿科多发病。起病急，病程短，以血尿、蛋白尿、高血压、水肿为临床特点，且每发于感染后。本案即因感冒而发。邪犯肌表，肺失宣降，风水相搏，溢于肌表，故见头面浮肿；肺失肃降，三焦壅滞，脾失健运，水道不通，水液代谢失序，而见下肢水肿；口干口苦，乃少阳枢机不利，胆火被郁而致；渴不欲饮，乃脾运失司所致。本案以柴胡桂枝汤治之，受教于业师柳少逸先生肾病治疗经验。师言，当太阳失治，邪入少阳，枢机不利，三焦阻滞，水道不通而成关格证时，当以和解少阳、疏利三焦、调和营卫为治疗的根本大法，可予柴胡桂枝汤加味治之。效仿先生之法，应用于临床，屡试屡验。

本案方以小柴胡汤透理三焦，俾水道通调；桂枝汤调和营卫，安和五脏；佐以桑白皮、白茅根以清利湿热，通调水道；杏仁、蝉蜕宣发肺气，以开玄府，引邪外出。二诊加茯苓、猪苓，二苓甘淡能渗，茯苓归肺脾肾经，既能利水，又能健脾；猪苓归肾、膀胱经，利水作用较强，二者促进浮肿消退。诸药合用，故收效于预期。

武文斌临证验案医方

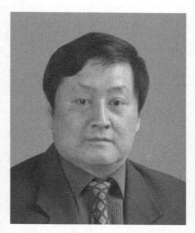

武文斌

武文斌，男，1962年生，山东潍坊人。现任潍坊市益都中心医院肾脏科主任，主任医师，硕士生导师，潍坊医学院内科学教授。中华中医药学会山东省肾脏病专业委员会副主任委员，中国中西医结合学会山东省肾脏病专业委员会副主任委员，中华医学会潍坊市肾脏病专业委员会副主任委员。1984年毕业于山东中医药大学，毕业后一直从事中西医结合肾脏病治疗的临床工作，主持开展了"持续性非卧床腹膜透析""经皮肾活组织穿刺检查""同种异体肾移植""床旁血液滤过及血液灌流技术"等血液净化技术。组方自制的"肾安丸"应用临床后疗效甚佳，已开始批量生产应用于临床。先后发表国家级论文30篇，省级刊物发表60篇，8项课题获潍坊市科技进步奖。

血尿方治疗慢性肾炎瘀热互结证

一、验案选录

初诊 患者，女，39岁。2017年4月15日来诊。既往查体发现"镜下血尿（＋）"，未在意。3个月前咽痛、发热后，曾有一过性肉眼血尿，口服"头孢克肟"等抗菌药物（具体剂量不详）后未再有血尿，多次检查有镜下血尿（3＋）、蛋白尿（＋）。患者自诉平素腰酸、寐差、耳鸣。查体：眼睑无浮肿；咽充血，双侧扁桃体Ⅰ度肿大；心肺（－）；双下肢无水肿。舌红，苔薄黄，脉细。

    中医诊断 血尿（气阴不足、瘀热互结证）。

    治　　则 益气养阴，清热凉血，散瘀止血。

    方　　药 自拟血尿方加减。黄芪45g，黄精20g，黄柏20g，旱莲草15g，仙鹤草15g，益母草15g，白花蛇舌草15g，白茅根30g，女贞子15g，三七3g，麦冬15g，玄参10g，桔梗6g，金银花10g，薏苡仁30g，茯苓30g，甘草5g。7剂，水煎服，每日1剂，早晚分服。

    二诊 复查镜下血尿（2＋），尿蛋白（＋）。自觉症状较前缓解，无咽痛，睡眠一般，夜尿2次，苔黄，脉细，咽红。蛋白尿无改善，以初诊方加僵蚕15g、蝉衣6g，取其祛风通络之性，兼有降蛋白尿功效；并加芦根30g、合欢皮30g、栀子10g。7剂，水煎服，每日1剂，早晚分服。

    三诊 复查镜下血尿（＋），尿蛋白（－），工作较为忙碌，活动后腰胀，夜尿1～2次，口唇干燥，苔薄黄，舌红，脉细。二诊方加太子参20g、川续断15g、桑寄生15g，以期补气健脾，同时可以平补肾气。

    四诊 复查镜下血尿（＋），尿蛋白（－），无咽痛、腰酸等不适。舌红，苔薄黄，脉细。患者因出差，暂不继续服药，嘱注意预防感冒及咽部感染，定期复查。

二、按语

肾性血尿之病机，多由于平素劳倦，肾阴亏损，气化失司，虚火妄动，下焦热甚，瘀热互结，邪热灼伤肾络而发血尿。肾阴不足，虚火妄动是其内因基础，每遇外邪（风、寒、热、毒）感触而反复发作，以致加重。

临床工作中以益气养阴、清热凉血、散瘀止血为原则，以自拟"血尿方"治疗肾性血尿。方中黄芪、黄精益气健脾、填精补肾，旱莲草、女贞子养阴清热、凉血止血，四者共为君药。又女贞子、旱莲草配伍，称二至丸，为补益肝肾、滋阴止血之良方。仙鹤草补虚止血，益母草、白花蛇舌草、白茅根、黄柏、三七清热利湿、利尿通淋、化瘀止血，共为臣药；佐以茯苓、薏苡仁行水，加强利湿之功，麦冬、玄参滋阴，以防伤阴之弊，金银花、桔梗清热利咽解毒；甘草调药和中，且有调节免疫之功。诸药相合，共奏益气养阴、清热凉血、散瘀止血之效，且本方扶正祛邪、标本兼顾，有固本而不敛邪、止血而不留瘀、利湿而不伤阴之长。二诊时患者镜下血尿减少，仍有咽红、尿蛋白，故加芦根以清肺利咽，蝉蜕、僵蚕祛风通络，栀子、合欢皮泻火安神，且蝉蜕、僵蚕配伍，临床及药理研究均证实其有显著降低尿蛋白之功。三诊时镜下血尿少，尿蛋白已无，而见腰胀、夜尿、口干等虚象，故加太子参、川断、桑寄生等扶正固本之品以资善后。综观本病的治疗过程，在于初诊的辨证精当、处方完善，复诊则随证加减，且参考现代药理研究，达到辨证、辨病的有机结合，终获良效。

肾性血尿的治疗，一是加强人体抵抗能力，在祛邪的同时注意扶正，避免邪去正伤阴亏；二是做好防护。如《黄帝内经》载"食饮有节，起居有常，不妄作劳"，"虚邪贼风，避之有时"，所以患者也需要在日常生活中尽量避免感染及应用肾毒性药物。如果出现蛋白尿、高血压、血清肌酐升高等情况，及时治疗，方可取得较好及长期巩固的疗效。

张晓速临证验案医方

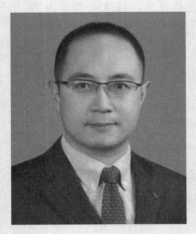

张晓速

　　张晓速，男，1979年生，山东青州人。潍坊市益都中心医院肾内科副主任，博士学位。山东中医药学会中医肾病专业委员会委员，潍坊市医学会血液净化质控中心副主任委员。发表学术论文8篇，SCI收录1篇，出版著作1部。获得潍坊市科技进步二等奖3项、三等奖1项，山东省第四批五级中医药师承教育项目及第六批全国老中医药专家学术经验继承人。近年跟随山东名中医药专家、山东省第二批高层次优秀中医临床人才、第三批全国优秀中医临床人才马胜主任医师从事老中医药专家学术经验继承工作。

针药结合治疗慢性肾小球肾炎脾肾两虚证

一、验案选录

初诊 患者，女，37岁。因"查体发现血尿、蛋白尿"于 2017 年 8 月 12 日来诊。素体偶有腰酸体倦，时口干，口中少津。在外院检查发现镜下血尿（2＋）、24 小时尿蛋白定量 1.8g/24h，肾功能正常，双侧肾脏 B 超正常。症见：无咽痛、咳嗽等不适，下肢无水肿，无关节疼痛及发热等不适。纳可，时盗汗，二便正常。脉细略数，苔薄黄，舌质红。查体：血压 120/75mmHg，眼睑无浮肿，咽无充血，双肺无啰音。

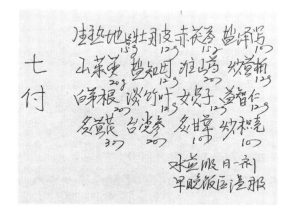

中医诊断 尿浊（脾肾两虚、阴虚内热证）。

治 则 健脾补肾，滋阴清热，佐以凉血通利。

方 药 生地黄、熟地黄各15g，牡丹皮 12g，赤茯苓 15g，盐泽泻10g，山茱萸 20g，盐知母 12g，淮山药 20g，炒黄柏 12g，白茅根 20g，淡竹叶 12g，女贞子 12g，益智仁 12g，炙黄芪 30g，台党参 20g，炙甘草 10g，炒枳壳10g。7 剂，水煎服，每日 1 剂，早晚分服。

针灸法 取穴 2 组。第 1 组为脾俞、肾俞、大肠俞（双侧取穴）；第 2 组为足三里、三阴交、太溪、太冲（双侧取穴）。

操作：①患者俯卧位，第 1 组穴位均直刺进针 1.5 寸，得气后留针 30 分钟，每 15 分钟捻转行针（平补平泻）1 次。②第 1 组穴位针刺完毕后，让患者仰卧位，取第 2 组穴位，均直刺进针，得气后留针 20 分钟，每 10 分钟提插行针（平补平泻）1 次。起针后按压针孔即可。以上均配以雀啄灸法。

针药结合，每日服中药 1 剂，并按上述针灸法治疗 1 次。

二诊 2017 年 8 月 19 日。服上方 7 剂，复查镜下血尿（2＋），24 小时尿蛋白 0.89g/24h。盗汗减轻，夜寐安，口中少津，大便调，脉细，苔薄黄，舌质红，边有齿痕。治疗原则不变，初诊方加入沙参20g、石斛10g、薏苡仁30g、升麻6g。7剂，水煎服，每日1剂，早晚分服。针灸治疗同前。

三诊 2017年8月26日。患者复查镜下血尿（2＋），24小时尿蛋白定量0.43g/24h，盗汗止，无夜尿增多，大便调。偶有腰酸乏力，苔薄黄，脉细。仍以益肾健脾补气为主，二诊方加川断15g、桑寄生15g、白茅根30g、茜草20g。7剂，水煎服，每日1剂，早晚分服。针灸治疗同前。

二、按语

吾师马胜主任医师在临床工作中发现，慢性肾炎患者临床脾肾两虚、阴虚内热多见，故针对此类虚实夹杂的证候宜扶正祛邪、标本兼顾，且以扶正固本为要。脾乃后天之本，气血生化之源，益气健脾强后天而助先天，故益气健脾可达脾肾双补的目的；同时益肾固本，本充源旺则精固，则化气行水之能则得到充分发挥。更配合凉血清热之品以治其标。益气健脾常取四君之辈，炙黄芪助补中益气之力，若有气虚重者，可加生、炙黄芪等份，其健脾补气利水之效更宏，稍加枳壳之类，使补而不滞。二诊考虑脾肾气虚证，演变可出现气阴两虚。患者有口干、盗汗等阴伤之症，故以沙参、石斛养阴生津；稍加升麻助脾气升清，以使精微上行固敛而不泄。四诊仍以益肾健脾补气为主，加川断、桑寄生以补益肾气，白茅根、茜草清利凉血，补气兼以养阴，同时清利湿热，标本兼顾。其针药结合又取脾俞、肾俞、大肠俞健脾滋肾，先后天之本双调；取足三里、三阴交、太溪益气补脾和胃，滋补肾阴。太冲疏肝泻热以使补而不滞，更配雀啄灸法以通经活络使气血畅通。

综观本方，滋阴而不腻，健脾而不滞，凉血而不塞；针药结合、针灸同施之法，取其针灸引领药至病所，共奏其健脾补肾、滋阴清热，佐以凉血通利之功效。

针药结合治疗急性膀胱炎

一、验案选录

初诊 患者，女，39 岁。因"尿频、尿急、尿灼痛 1 天"于 2018 年 1 月 3 日来诊。既往体健。患者于 1 天前劳累后出现尿频、尿急、尿痛，伴有肉眼血尿，检查发现镜下尿红细胞满视野，尿蛋白阴性，血常规白细胞计数不高。主要表现为小便灼热涩痛不利，口苦，舌红，苔黄白腻，脉数。

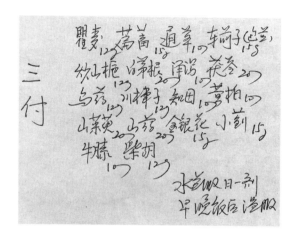

中医诊断 淋证（湿热蕴结下焦，膀胱气化不利）。

治　　则 清热利尿，补肾通淋，疏理气机。

方　　药 瞿麦 12g，萹蓄 15g，通草 10g，车前子 15g（包煎），炒山栀 12g，白茅根 20g，泽泻 10g，茯苓 20g，乌药 12g，川楝子 12g，知母 10g，黄柏 10g，山茱萸 20g，山药 20g，金银花 15g，小蓟 15g，牛膝 10g，柴胡 12g。3 剂，水煎服，每日 1 剂，早晚分服。

针灸法 取穴 2 组。第 1 组为关元、气海、石门、中极、足三里（双侧取穴）、三阴交（双侧取穴）、太溪（双侧取穴）；第 2 组：膀胱俞、肾俞、大肠俞（均双侧取穴）。

操作：①患者仰卧位，第 1 组穴位均直刺进针，得气后留针 30 分钟，每 15 分钟行针（平补平泻）1 次；在关元、气海、石门穴处用艾条雀啄灸法，施灸 30 分钟，每日 1 次。②第 1 组穴位治疗结束后，再俯卧位取膀胱俞、肾俞、大肠俞直刺进针，得气后留针 20 分钟，每 10 分钟捻转行针 1 次后，起针按压针孔即可。

二诊 2018 年 1 月 6 日，服上方及针灸治疗 3 天，尿频、尿急、尿痛症状消失，无肉眼血尿。行尿常规检查无异常，嘱继续用药 3 天。

二、按语

膀胱炎属祖国医学"淋证（热淋）"范畴，其病机本为肾虚，标乃下焦湿热、膀胱气化不利。清代潘楫《医灯续焰》云："热淋者，三焦有热，气搏于肾，流入于胞而成淋也，其状小便赤涩。"此病病程较短，主要表现为小便灼热疼痛，尿频、尿急或见血尿，患者可有舌红，苔黄腻，脉实数。

吾师马胜主任医师治疗此类疾病，常用八正之属萹蓄、瞿麦、车前子、石韦等清利通淋药物，以治其标；佐以六味之辈益肾健脾以固其本，并用柴胡、乌药疏肝以利气机之畅。中药汤剂以清热利湿为主，针刺方法则着重补益肾气，疏利膀胱气机，兼清利湿热。中极为膀胱经募穴，膀胱俞为膀胱经之俞穴，二者合用为俞募配穴法，可疏利膀胱气机；肾俞具有补益肾气、调理小便的作用；三阴交为肝、脾、肾三经交会穴，可通利小便，疏利气机。综观本案针药结合、针灸同用之法，取其针灸引领药至病所，络通血活，共奏其清热利尿、补肾通淋、疏利气机之功效。

臧青运临证验案医方

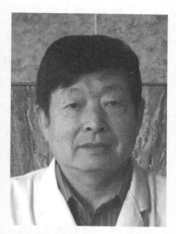

臧青运

　　臧青运，男，1954年生，山东诸城人。诸城市中医院主任医师，已退休，现受聘于慈海第二医院中医专家门诊。毕业于山东中医药大学。山东省中医肝病专业委员会委员，山东省中西医结合肝病专业委员会委员，诸城市专业技术拔尖人才，诸城市首届名中医，潍坊市名中医。先后从事儿科、内科、肝病科临床工作，对各种癌症、肝病、肾病、咳喘病、高血压病、糖尿病、胆肾结石、儿科病、妇科病、老年病的治疗有丰富的临床经验。特别对癌症的治疗，运用中药有独特的理论见解和可靠疗效，能抑制肿瘤生长、延长患者生命。获山东省医学科技进步奖1项、潍坊市奖2项。发表国家级论文18篇，主编著作3部。

行气解郁、利水通阳法治疗蛋白尿

一、验案选录

初诊 患者孙某，男，61 岁。因"慢性乙型肝炎 8 年、蛋白尿 3 年"于 2015 年 7 月 6 日来诊。患者 8 年前确诊"乙型肝炎"，现口服恩替卡韦片抗病毒治疗，病情稳定，近 3 年无明显诱因

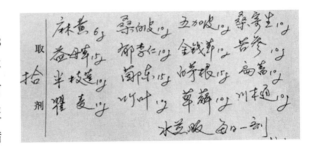

出现蛋白尿（＋～2＋），曾去济南、青岛、潍坊等医院住院及门诊治疗，肝病基本稳定，而蛋白尿的治疗无明显效果。为求中医治疗而来我门诊。症见：面色灰滞，胸胁痞闷，气短乏力，下肢水肿。舌质暗红，苔白润，脉沉细。尿常规示：尿蛋白（2＋）。肾功能基本正常。肝功能示：白蛋白 31g/L。腹部彩超：肝脏光点稍粗，脾稍厚，少量腹水。

中医诊断 水肿（气郁水滞证）。

治 则 行气解郁，利水通阳。

方 药 自拟方。麻黄 6g，桑白皮 10g，五加皮 10g，桑寄生 10g，益母草 15g，郁李仁 10g，金钱草 10g，苦参 10g，半枝莲 10g，茵陈 15g，白茅根 15g，萹蓄 10g，瞿麦 10g，竹叶 10g，草薢 10g，川木通 10g。10 剂，水煎服，每日 1 剂，早晚分服。

二诊 2015 年 7 月 16 日。病人服药 10 剂后，精神明显好转，面色红润，下肢水肿消失，舌质红稍暗，舌苔薄白，脉较前有力。复查尿蛋白（＋）。病情明显好转，效不更方。初诊方继服 10 剂。

三诊 2015 年 7 月 26 日。病人气色如常，语声洪亮。复查肝、肾功能正常；尿常规正常；腹部彩超无异常，腹水消失。随访至今，尿蛋白未再出现。乙肝抗病毒治疗，恩替卡韦片照常服用，病情稳定。

二、按语

笔者探索肾病的治疗 30 余年，初以攻补兼施法治疗小儿肾病综合征，早年发表于《山东中医杂志》。经多年的临床观察，攻补兼施法具有肯定的疗效，特别是对长期应用激素治疗效果不好的患者。攻以五味消毒饮为主，补取五子衍生丸义。后来在治疗慢性肝病的过程中发现，很多肝腹水患者，具有气郁水滞之象，遂治以行气解郁、通阳利水之法，在腹水消退之际，蛋白尿也随之消失。后在治疗慢性肾病属气郁水滞之证者，亦用此法，疗效满意。

方解：麻黄、桑白皮、五加皮、桑寄生行气宣肺解郁，以起提壶揭盖之意。益母草、郁李仁、金钱草、苦参、半枝莲具有疏肝解郁利水之功，以起抑木培土制水之效。茵陈、白茅根、萹蓄、瞿麦、竹叶、萆薢、川木通能荡涤通调水道，以通阳气。诸药合参，能行气解郁，利水通阳。于是气机顺，水道通，阴霾除。

杨继民临证验案医方

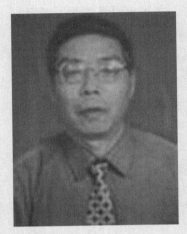

杨继民

  杨继民，男，1946 年出生于青州医学世家。西医内科主治医师，发表学术论文 10 余篇。1964 年高中毕业后，从工人、厂医干起，自学成才，从医士考至主治医师。从医 53 年，曾任青州铝箔纸厂职工医院院长，现工作于青州杨晓光中医诊所，用中医辨治肝肾等疑难病疗效显著。1984 年被中国中医研究院研究生部（现中国中医科学院研究生院）批准为代培研究生学员，入院学习中医硕士理论及临床 2 年。师从著名中医专家方药中、时振声、王琦（现北京中医药大学终身教授、国医大师）教授，深得名师言传身教。

真武汤合黄连温胆汤
治疗肾功能衰竭关格重症

一、验案选录

初诊 患者，男，47岁，青州工程机械厂职工。因"胆石症"经某医院手术治疗后，出现化脓性腹膜炎、感染性休克、急性肾功能衰竭、尿毒症，病情危重，自行出院，于1986年10月15日就诊。患者面色苍白，周身浮肿，呼吸不规则，神昏谵语，躁动不安，呕吐频繁，尿量150mL/24h。舌质红绛，苔燥，脉细弱结代。查体：

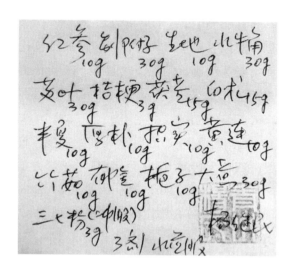

巩膜及全身重度黄染，口腔黏膜及全身散布出血点及紫癜，鼻孔牙龈渗血，腹部膨隆，刀口感染，以腹带加压包扎仍渗脓血。血液生化检查示：尿素氮104mg/dL。肝功能示：黄疸指数46单位，二氧化碳结合力36mg/dL，丙氨酸氨基转移酶116U/L，尿比重1.010。查尿常规示：尿蛋白（2＋），镜下血尿（＋），管型（2＋）。床旁心电图示：高血钾。

中医诊断 关格（肝病及肾，肾络痹阻，肾阳衰微，浊毒壅盛，三焦格阻）。

治　　则 温肾助阳，祛瘀通络，通腑泻浊，荡涤三焦。

方　　药 真武汤合黄连温胆汤加减。红参10g，制附子30g，生地黄10g，水牛角30g，紫苏叶30g，桔梗3g，茯苓15g，白术15g，半夏10g，厚朴10g，枳实10g，黄连10g，竹茹10g，郁金10g，栀子10g，大黄30g，三七粉3g（冲服）。3剂，每日1剂，水煎少量频服。另给予西药对症治疗，抗感染，抗休克，纠正电解质紊乱。

二诊 1986 年 10 月 19 日。3 剂后，尿量增至 500mL/24h，大便已通，精神较前有好转，腹胀呕吐仍未见轻，中药以初诊方继服 5 剂，西药继续对症治疗观察。

三诊 1986 年 10 月 24 日。尿量增至 800mL/24h，大便转稀，腹胀及呕吐明显见轻，巩膜黄染亦见轻，呼吸平稳，精神明显好转，舌质红，舌根已生少许白苔。复查：尿素氮 39 mg/dL，二氧化碳结合力 33.6mg/dL，丙氨酸氨基转移酶 90U/L，黄疸指数 25 单位。检查腹部刀口见糜烂坏死，予局麻下清创，敷以去腐生肌中药，以腹带加压包扎。正气渐复，中药以益气养阴、活血解毒为治则，酌加清热解毒、疏利肝胆、排脓生肌药以治疗坏死伤口。调整药方：太子参 30g，黄芪 30g，天花粉 15g，连翘 15g，蒲公英 15g，茵陈 10g，五味子 10g，麦冬 10g，炒白术 10g，当归 10g，桂枝 10g，白芍 12g，大黄 10g，通草 10g，炙甘草 6g。水煎服，日 1 剂。

四诊 1986 年 11 月 18 日。三诊方加减继服 20 余剂，尿量逐渐增加至 5000～6000mL/24h，复查尿素氮 29 mg/dL，肝功示：碘试验（＋），血清麝浊试验（TTT）8 单位，硫酸锌浊度试验 16 单位，丙氨酸氨基转移酶 45U/L，黄疸指数 26 单位，尿比重 1.016。腹部创面渐愈，已能下床活动，毒邪渐祛，正气未复，治以益气补肾、活血解毒。西药继以纠酸、补液，治疗电解质紊乱，特别是口服补液，简便易行，在多尿期起到重要作用。调整药方：黄芪 30g，当归 10g，熟地黄 15g，丹参 15g，淫羊藿 10g，连翘 10g，黄精 10g，川楝子 10g，郁金 10g，金樱子 10g，五味子 10g，桂枝 10g，白芍 12g，炙甘草 10g。水煎服，日 1 剂。

经治 1 个月后，尿量恢复正常，刀口愈合，复查肾功能、肝功能、尿常规均恢复正常。患者于 1987 年 3 月重返工作岗位，随访至今已 78 岁，健在。

二、按语

真武汤方出《伤寒论》，为治疗脾肾阳虚、水湿泛溢之剂；黄连温胆汤方出《六因条辨》，为清热燥湿、理气化痰、和胃利胆之剂。

本病是小便不通与呕吐并见的关格重症。患者脏腑亏损已极，痰湿瘀血互结，阴阳升降乖戾，痰浊化热上蒙心神，耗血动血，故见神志及动血症状；中结中焦，胃失和降，故见呕吐腹胀；下闭下焦，气化无权，故见尿少、浮肿等症状，为本虚标实之证。故以真武汤温肾助阳治其本；以黄连温胆汤加生地黄、水牛角、郁金、栀子、大黄以理气化痰、凉血解毒，通腑泻浊以治其标。患者本复标祛，病情很快获得改善，继以益气补肾培正气、活血解毒、祛腐生肌治疗原发病灶而痊愈。

　　时振声教授曾言，从中医发展历史来看，许多名家往往是从个案中得到启示，经过反复实践和不断总结上升为理论，从而成为一家之言的。个案虽然带有偶然性，但偶然之中往往带有必然，抓住从个案总结中发现的苗头有计划地扩大临床验证，并结合现代医学理论，不断探索，加深研究，将为肾功能衰竭的治疗开辟新的途径和思路。

杨继民临证验案医方

丁逵瀛临证验案医方

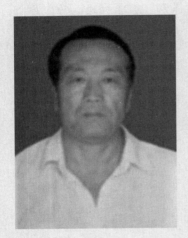

丁逵瀛

　　丁逵瀛，男，1953年生，山东青州人。自幼喜爱读书，尤爱读中医书籍。因家贫罹患严重胃病，故学中医以自治，后家境好转，立志深研岐黄，于1979年报考齐鲁中医函授大学，一边为乡邻诊疾一边学习。后来随着改革的进一步开放，1989年国家下达了民间中医可以考取资格申请个人开设中医诊所，经当地卫生局考核合格许可，开办了"青州丁逵瀛中医诊所"，行医至今。

温肾利水、补益肺脾法治疗水肿

一、验案选录

初诊 患者刘某，女，48岁。因"腰痛，眼睑肿"于2017年11月26日就诊。症见：眼睑浮肿，咳嗽，哮喘，胸闷气短，便溏乏力。舌苔薄白，脉沉细弦。西医诊断为"急性肾炎"。

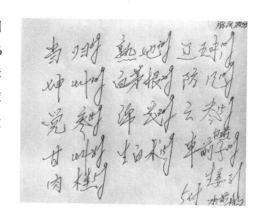

中医诊断 水肿，哮喘（肾阳不足、肺脾两虚证）。

治 则 温肾利水，补益肺脾。

方 药 当归6g，熟地黄30g，辽五味子10g，益母草30g，白茅根20g，防风10g，党参15g，黄芪30g，茯苓15g，甘草6g，生白术15g，车前子10g（包煎），肉桂5g，生姜3片为引。5剂，水煎服，每日1剂，分早晚2次服用。嘱其清淡饮食。

二诊 2017年12月2号。眼睑浮肿、便溏好转，咳嗽、哮喘、腰痛减轻。原方加淫羊藿20g。续服7剂，每日1剂，早晚2次服用。

三诊 上述症状基本消失，遂停药。嘱其服用中成药济生肾气丸2盒以巩固后效。

二、按语

水肿证不外乎外感、内伤两者，仲师《金匮要略·水气病脉证并治第十四》曰："诸有水者，腰以下肿，当利小便，腰以上肿，当发汗乃愈。"更有《黄帝内经》"平治于权衡，去菀陈莝……开鬼门、洁净府"之原则。察此病例本有肺脾肾之不足，又微感外邪而发，治则因外邪不甚，所以立方以温补肺脾肾为主，少佐驱散，效若桴鼓。此方谨遵益火之源以消阴翳之法，重在培补二天，不失治病求本之根本也。

于德岁临证验案医方

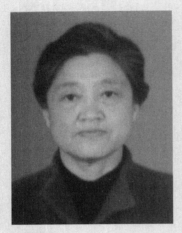

于德岁

于德岁，女，1942年3月生，山东省烟台市人。山东省潍坊市益都中心医院中医科原科主任，副主任医师。1963年8月毕业于山东中医药学校中医专业，从事肾脏系统疾病的中医证治50余年，擅长运用经方辨证治疗急性肾炎、慢性肾炎、肾病综合征、泌尿系感染、肾功能不全及乳糜尿等。山东省潍坊市中医学会理事，青州市中医学会理事长。发表论文5篇，多次参加全国、省级中医学术交流会。1995年应邀参加美国洛杉矶举行的第三届国际名医特别邀请学术交流会暨95年国际传统医药学术大会，并获得《美国中华医学会国际名医奖》。

防己黄芪汤与防己茯苓汤治疗水肿

一、验案选录

初诊 患者，男，18岁。因"高考体检发现双眼睑浮肿，查尿常规示尿蛋白（2＋），尿红细胞少许，尿白细胞少许，无尿道刺激征"于2006年6月8日就诊。否认既往患急、慢性肾炎史。平素爱好打篮球，经常感冒，无发热、恶寒史，

每服感冒冲剂3～5日即愈。近半月时而鼻塞、咽喉微痛，尿量减少（患者认为打球出汗过多所致），未服用任何药物。查体：血压120/70mmHg；双眼睑浮肿；咽部充血，扁桃体Ⅱ°肿大，无分泌物；双肺（－）；双下肢无水肿。舌质黯淡，舌体有齿痕，苔白，脉弦数。

中医诊断 水肿（脾肾两虚、内夹湿热证）。

治　则 补气健脾，温通经脉，利水消肿。

方　药 防己黄芪汤与防己茯苓汤加减。防己10g，黄芪30g，白术15g，甘草6g，茯苓15g，桂枝9g，生薏苡仁30g，益母草30g，丹参30g，桔梗15g，生姜3片，大枣5枚。3剂，水煎服，每日1剂，早晚分服。

二诊 2006年6月11日。患者眼睑浮肿减轻，咽痛已除，时而鼻塞，尿量增多。查尿蛋白（＋），尿红细胞少许，白细胞（－），舌质暗淡，舌体齿痕，苔白，脉弦。初诊方继服5剂，水煎服，每日1剂，早晚分服。

三诊 2006年6月16日。眼睑浮肿消失，鼻塞已除，尿量正常，尿蛋白（±），未见红细胞。初诊方去姜、枣，加党参30g、山茱萸15g、生山药15g。5剂，每日1剂，水煎服，早晚分服。

四诊 2006年6月21日。药后患者无不适，眼睑无浮肿，尿蛋白（－）。查咽部轻度充血，扁桃体Ⅰ°肿大，轻度充血。三诊方继服6剂，每日1剂，水煎服，早晚分服。

五诊 2006年6月27日。患者自述无不适，要求停药。尿常规正常。查

体见扁桃体Ⅰ°肿大，轻度充血，嘱患者再服三诊方6剂。1个月后复查尿常规，半年后行扁桃体摘除术。至今10余年未复发。

二、按语

本方剂来源《金匮要略·痉湿暍病脉证治第二》，防己大辛苦寒，通行十二经，开窍泻湿，故以为君。黄芪温分肉，实腠理，白术健脾燥湿，与黄芪并能止汗，为臣。防己性险而捷，故甘草平和以缓之，又能补土止湿，为佐。姜、枣辛甘散邪，调和营卫，为使也。防己、茯苓善驱水气，桂枝得茯苓则不发而行水，且和黄芪、甘草助表中之气，以行防己、茯苓之力也。益母草治疗急性肾炎、慢性肾炎水肿，使尿量排出增多，水肿迅速消退，更有止血尿的奇效。根据动物实验研究，丹参能扩张周围血管，降低血压。薏苡仁实则乃渗湿利水之功，因药力和缓，用于汤剂，其量需倍他药。桔梗为肺经气分药，苦辛性平，既升且降，不论寒热皆可配用，这又是《黄帝内经》所谓"病在下取之上"，使气化得以下通膀胱，小便自然通利之理。实验证明，党参能增强机体的抵抗能力，与黄芪同用治慢性肾炎蛋白尿其效在里。山茱萸既可滋阴，又可补阳，为肝肾不足之要药，补益之力逊于固涩。山药甘平，既能补气，又能养阴，补而不滞，养阴不腻，故能固肾涩精。

杨建茂临证验案医方

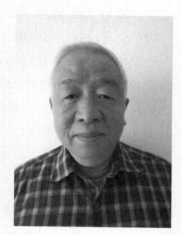

杨建茂

　　杨建茂，男，1944 年 4 月生于山东省益都县（今青州市）。副主任中医师，潍坊医学院聘为中医学副教授。曾任潍坊市益都中心医院中医科主任。出生于中医世家，从事中医及中医临床教学工作 50 余年，在临床工作中能熟练运用祖国医学的整体观念和辨证施治原则和方法，同时利用现代医学的诊断方法分别对疾病进行中西医对照分析，以达到中西互补。从事中医内科、妇科专业工作几十年中，对中医肾病如急慢肾炎、肾盂肾炎、早期尿毒症等的诊治有丰富的临床经验。发表医学论文 20 余篇。

香砂六君子汤治疗水肿脾肾阳虚证

一、验案选录

初诊 患者李某，男，55岁。因"全身浮肿，时轻时重1年有余"于1981年9月来我门诊。症见：双下肢水肿为甚，按之凹陷，面色㿠白，腰酸肢冷，脘腹胀闷，食欲不振，大便稀溏或不成形。舌质胖淡，苔白滑，脉沉尺弱。尿常规检查示：尿蛋白（3＋），管型（＋）。

黄芪30g 党参20g 白术12g 茯苓皮15g
泽泻10g 猪苓10g 大腹皮12g 壳砂仁10g
肉桂10g 熟附子10g

12付 水煎服
每日1付 分2次温服

中医诊断 水肿（脾肾阳虚证）。

治 则 温补脾肾，利水消肿。

方 药 香砂六君子汤加减。黄芪30g，党参20g，白术12g，茯苓皮15g，泽泻10g，猪苓10g，大腹皮12g，壳砂仁10g，肉桂10g，熟附子10g。12剂，水煎服，每日1剂。

二诊 患者全身浮肿明显消退，仅足踝处尚有轻度浮肿，食欲好转，体力稍增。尿常规示：尿蛋白（2＋），尿红细胞少许。拟初诊方去猪苓，加山药12g、白茅根30g。9剂，水煎服，每日1剂。

三诊 患者全身浮肿完全消退，饮食、二便正常，面色微微转红。尿常规示：尿蛋白（＋）。更方如下：黄芪20g，党参15g，白术12g，茯苓12g，陈皮10g，砂仁10g，桂枝10g，熟附子6g，泽泻10g，菟丝子15g。9剂，水煎服，每日1剂。

经三诊治疗后诸症俱消，复查尿蛋白（－）。拟三诊方加熟地黄20g加工制成水丸，每服9g，每天2次，连服40天。期间复查尿常规2次，均正常。

二、按语

水肿之证乃水湿为患，泛溢肌肤，以致头面眼睑、四肢浮肿，甚则全身浮肿。其病因除风邪水湿外，多与肺、脾、肾三脏气化功能有关，因人体水液的运行靠肺气的宣发肃降，脾的传输气化，肾气的温煦蒸化。三脏功能正常，才能维持人体的正常生理状态。肺、脾、肾三脏，只要一脏功能失司，均能影响三焦功能失调，膀胱气化失司，而至小便不畅，水湿潴留泛溢肌肤而发生水肿，而三脏之中以脾、肾功能尤为重要。

对水肿病的治疗，虽分发汗、利水、逐水、益气、温化、燥湿等法，但临床实际应用不会单用一法。必须结合病人的实际情况，辨证施治，并本着急则治其标，缓则治其本的原则，在水肿病人症状消退后，着重治本的治疗。结合现代医学的检验结果，一般需要较长时间的巩固治疗，才能达到最佳治疗效果。

张全明临证验案医方

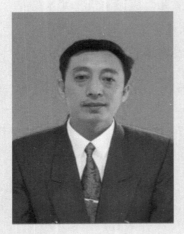

张全明

　　张全明，男，1973 年生，山东省青州市王坟镇人。1993 年毕业于山东省益都卫校中医临床专业，1996 年通过自学考试获得山东中医药大学专科学历。多次在二甲、三甲医院进修学习，曾跟师丁书文、程益春、刘瑞芬等中医临床大家，获益良多。25 年来扎根淄博市临淄区基层社区医疗单位，热心为当地民众开展中医诊疗业务，熟练运用中医适宜技术，积极传播中医文化。擅治高血压病、冠心病、中风后遗症、妇科杂病、肿瘤、肾病等。现为中医执业医师，山东省基层名中医，淄博市中医药师承带教老师。发表论文 1 篇，写下 300 余万字的医学读书笔记和心得体会。

小蓟饮子治疗淋证血淋

初诊 患者，女，60 岁，淄博市临淄区稷下街道人。因"小便涩痛、如洗肉水样伴烧灼感，反复发热 40 余天"于 2012 年 7 月 13 日就诊。既往经常小便涩痛，自服"吡哌酸"及其他药物后缓解。40 天前因劳累及情绪激动后出现以上症状，在村卫生室给予"左氧氟沙星 0.4g，能量组"，静脉滴注；口服碳酸氢钠 0.5g，3 次／日；口服布洛芬片 0.2g，3 次／日治疗，1 周后效果不佳。为明确诊断，转入区妇幼保健院，查尿常规示：镜下血尿（3＋），白细胞若干。肾及膀胱彩超：未见明显异常。医院诊为"急性肾盂肾炎"，建议住院治疗。患者执意回当地村卫生室输液，又用多种抗生素（阿奇霉素注射液、头孢类注射液等，具体剂量不详）。治疗半月后，症状仍未缓解，遂寻治于中医。门诊症见：神情倦怠，自感腰酸、腹胀，纳食无味，夜不能寐。舌体胖大，舌尖红，苔黄燥，脉沉实。查体：面色绯红，形体肥健；血压 120/84mmHg；心肺（－）；腰部无叩痛；腹软，无压痛；双下肢无水肿。

小蓟 20g 生地 30g 滑石 24g（包煎） 木通 6g
蒲黄 10g（包煎） 藕节 20g 淡竹叶 15g 当归 15g
栀子 12g 生甘草 6g 地锦草 30g

7 剂 水煎服 日二次

中医诊断 淋证（血淋）。

治　　则 凉血止血，利水通淋。

方　　药 小蓟饮子加减。小蓟 20g，生地黄 30g，滑石 24g（包煎），木通 6g，蒲黄 10g（包煎），藕节 20g，淡竹叶 15g，当归 15g，栀子 12g，生甘草 6g，地锦草 30g。7 剂，水煎服，每日 1 剂，早晚分服。同时冲服龙胆泻肝丸 6g，2 次／日，5 天。嘱清淡饮食，多饮水，适量休息。并用苦参 100g，加水 2000mL，开锅后半小时放温，清洗外阴，2 次／日。

二诊 2012 年 7 月 21 日。服上药 3 剂后，症状全无，喜形于色，神清气爽，与初诊时大相径庭。自感胃胀，余症皆消。药已见效，稍作更改：初诊方加知母 15g、黄柏 9g、砂仁 6g（后下），继服 7 剂。

三诊 2012 年 7 月 27 日。服二诊方 10 余剂后，几无不适，继服 7 剂。时值夏日，患者是农村妇女，勤于劳作，家境亦不宽裕，嘱患者在田间自挖小蓟、地锦草，洗净晒干，每种约 1 两（100g）代茶饮，不拘时服；苦参 2 两（100g），间断清洗外阴。至 9 月，患者女儿患眼疾来诊，问及其母病情，述已愈，医院复查亦未见异常。

自拟化石方治疗淋证石淋

一、验案选录

初诊 患者，男，34 岁，淄博市临淄区稷下街道人。因"突发小便涩痛，欲出不畅，剧烈腹痛、腰痛 1 小时"于 2018 年 4 月 15 日晚，入医院急诊科就诊，经住院检查，彩超示：双肾多发强回声，右肾积水，右侧输尿管上段 1.1cm×0.9cm 强回声；尿常规：镜下血尿（＋）。

诊为"输尿管结石，肾结石，肾绞痛"，住院治疗 10 余天，静脉滴注，用药不详，并行"体外激光碎石术"，腰痛稍有缓解，仍小腹胀痛，排尿不畅。自行出院后来我门诊，要求中医治疗。刻诊：青年男性，除上症外，查体右肾区仍有叩击痛，遂给予中药调理。

中医诊断 淋证（石淋）。

治　则 排石通淋，清热利湿。

方　药 自拟化石方加减。海金沙 15g（包煎），金钱草 30g，鸡内金 10g（冲服），黄柏 10g，苍术 15g，薏苡仁 50g，怀牛膝 20g，滑石 30g（包煎），甘草 6g，萹蓄 20g，瞿麦 15g，酒大黄 10g，栀子 10g，木通 6g，车前草 30g，冬葵子 10g。7 剂，水煎服，早晚分服。嘱多饮水，做足跟部着地跳跃运动，自行叩击双肾区，并用干净痰盂接尿。

二诊 腰痛缓解，腹痛消失，小便出现大量石灰状粉末，效不更方。因查体血压 160/100mmHg，其父又是高血压（3 级）患者，遂于前方加入丹参 30g、杜仲 15g、野葛根 30g，7 剂，水煎服，每日 1 剂，早晚 2 次空腹服用。

患者服用上方 30 余剂后停药，在医院复查 B 超示：右输尿管未见结石，双肾区有多处强回声。嘱停服中药，口服知柏地黄丸 9g，2 次 / 日；并用萹蓄 20g、小蓟 10g 代茶饮，前者去湿热、利小便，后者活血化瘀、利尿降压。

二、按语

笔者在"淋证"临床中常用到四味中药，每每用及，效如桴鼓，分别是地锦草、小蓟、苦参、萹蓄。

地锦草，属大戟科植物，最早出现在北宋《嘉祐本草》。在青州农村称为"家岑鸟子蓑衣"，在全国范围内分布广泛。其味辛性平，归肺、胃、肝、大肠、膀胱经。平原地区作为一种田间杂草，通常被老农刈除。其实，它纤弱外形之下包藏的众多功效，不容小觑，比如可以清热解毒、利湿退黄、活血止血。笔者上网检索发现，多数情况下其用于治疗"菌痢""血证"等，仅从知网上检索的 1977 年《医学杂志》上一篇"地锦草合剂治疗尿道炎（15 例初步观察）"的文章，提及地锦草可治疗尿路感染，应用少之又少。事实上，地锦草治疗尿路感染堪称奇效。笔者在临床应用上，通常先以地锦草入汤剂治疗，病情稳定后，再嘱病人用其鲜品或干品泡水代茶饮，可以有效地防治泌尿系疾病。这样的病例笔者已应用数十例皆有满意的疗效。

小蓟，属菊科多年生草本植物，最早出现在南北朝陶弘景编撰的《本草经集注》，在青州叫做"刺儿菜""青青菜"，全国大部分地区均产。其性凉味甘，归心、肺、肝经，主要功效为凉血止血、散瘀消肿。《济生方》中有一名方"小蓟饮子"治疗血尿、血淋，至今仍在常用，其止血作用毋庸置疑。笔者少年时代在山间劳作，常被镰、锄等利器割伤或被他物弄伤，但凡出血，采小蓟一把，搓碎、按压在伤口外，旋即血止，也很少感染。但它单独治疗尿路感染的报道也不多。

苦参，属豆科植物，最早出现在东汉时期的《神农本草经》。在青州山区叫做"地榆"，全国各地均有分布。在沂蒙山区，沟头坡底、林间树下的背阴处随处可见，高1～2米不等，根系发达。性寒味苦，归心、肝、胃、大肠、膀胱经。主要功效为清热、燥湿、杀虫。广泛应用于肠道疾病、妇科病、皮肤病等，近年来关于苦参的论文和产品多如牛毛，但用在尿路感染疾病的探索课题少之又少。在青州农村地区，"急性尿路感染"被称为"下火"，常使用单味苦参治疗：将苦参挖回家洗净，切片后熬水内服，或是仅仅熬水温洗外阴，收效甚好。《神农本草经》论述苦参的主治有"溺有余沥"，笔者认为应是前列腺炎或是尿路感染疾病的症状，可见苦参的疗效古人早已认识到了。

萹蓄，为一年生蓼科本草植物，早在《神农本草经》就有记载："萹蓄，一名萹竹……治浸淫、疥瘙、疽、痔，杀三虫，治好阴蚀。"全国各地均有分布，性寒味苦，入膀胱经。萹蓄在山东各地的山村、平原皆极为常见，耐旱涝酷暑，生命力极强。农村的妇女、儿童得了急性膀胱炎等尿路感染疾病，单味煮水内服、外洗，2～3天即可痊愈。《太平惠民和剂局方》中的"八正散"就是用萹蓄治疗尿路感染，即淋证的有效方剂。

地锦草、小蓟、萹蓄、苦参4种中草药，分布地域极为广泛，取材十分简易，对于肾系疾病中的"淋证"，不论是石淋、血淋、热淋，疗效确切，可以内服，也可以外洗。既可以组成复方，又可以大剂量单独应用。应用生品时，笔者使用地锦草、小蓟、萹蓄可达100g，甚至更多；唯苦参味极苦，畏其苦寒败胃，内服时量少，最多不超过10g。尤其地锦草，是笔者最喜用的单味治疗尿路感染的中药，泡水饮味口感清香，稍有苦涩，长期内服未见不良反应，真正体现了中草药简便廉验的特点，值得进一步临床研发。在细菌耐药形势日益严峻的今天，寻找可以替代抗生素的合适药材已是西医临床医师的头等大事。抗生素的研发远远跟不上细菌的变异，是否可以换个思维方式，用传统的中草药来改变一些难题呢？所以笔者认为在国家大力发展中医药事业的政策下，中药材的研发还有巨大的空间，值得我们殷殷期待。

齐鲁临证验案医方

齐鲁，男，1959年生，山东省青州市人。副主任中医师，毕业于山东中医学院，从事中医临床工作近40年。拥有发明专利一项，使用新型专利一项。擅长运用中医理论治疗内科杂症及外感疾病。其中，对小柴胡汤证、人参败毒汤证、奔豚汤证的临床研究及应用颇有心得；对烧烫伤的临床研究及治疗具有独到的见解。

奔豚汤治疗肾病综合征合并奔豚气病

一、验案选录

初诊　患者，男，57岁，农民，山东青州人。因"呕酸、失眠、小便不利、蛋白尿"于2017年2月19日来我处就诊。自诉失眠，心慌烦乱，呕吐酸水，以夜间为重，下腹有热气上逆而冲至咽喉，腹胀纳差，腰冷腿沉。最近病症加重，自觉四肢无力痒麻，呕吐酸水，心悬在咽，烦乱不安，

黄芪12g 甘草10g 当归10g 半夏10g
黄芩12g 生葛根10g 酒白芍10g 川芎10g
桂枝10g 柴胡9g 炮附子6g 枳壳12g
甘李根白皮20g　三剂
日一剂，水煎服，早中晚分服

小便不畅，量少，既往曾经尿常规检查：尿蛋白（2＋），胃镜显示：黏膜充血，曾诊为"肾病综合征、胃炎（待查）"。现症见：患者消瘦，面色暗黄，烦乱不安，呃逆嗳气。舌质红，苔白腻，脉沉紧。查体：血压160/100mmHg；双眼睑浮肿；心肺（一）；上腹轻微压痛，肋腰点压痛（＋）；双下肢无水肿，尿常规示：尿蛋白（2＋）。

中医诊断　水肿合并奔豚气。

治　则　养血疏肝，行气和胃，温经利水。

方　药　奔豚汤加减。黄芪12g，甘草10g，当归10g，半夏10g，黄芩12g，生葛根10g，酒白芍10g，川芎10g，桂枝10g，柴胡9g，炮附子6g，甘李根白皮（可用梨树根皮代替）20g，枳壳12g。3剂，水煎服，每日1剂，早中晚分服。

二诊　2017年2月23日。病症好转，自觉痒麻消失，已无冲逆之症，失眠烦乱、纳差尚存，眼睑浮肿，舌红，苔白腻，脉弦细。尿蛋白（2＋）。初诊方去枳壳，加麻黄9g。5剂，日1剂，水煎服，早中晚分服。

三诊　2017年3月1日。双眼睑浮肿消失，睡眠可，腹胀纳差。查体：面色红润，舌淡红，苔薄白，脉弦滑。尿蛋白（＋）。二诊方去川芎、炮附子，加生姜3片、大枣5枚。5剂，日1剂，水煎服，早中晚分服。

四诊 2017年3月7日。诸症悉除，尿蛋白（-），遂停药。

二、按语

方剂源于《金匮要略·奔豚气病脉证治第八》："师曰：奔豚病从少腹起，上冲咽喉，发作欲死……""奔豚气上冲凶，腹痛，往来寒热，奔豚汤主之。"《金匮要略心典》云："肾气内动，上冲胸喉，如豚之奔，故曰奔豚，亦有从肝病得者，以肝肾同处下焦，而其气并善上逆也。"奔豚汤可清热降逆，和血调肝。另外，《诸病源候论》认为奔豚气病起于惊恐，忧思所生，惊则气乱，恐则气下，气结于下焦，致肝肾之气机运行紊乱，气逆上冲；又或因素体阳虚，阳被湿困，致阳不能外透，阴不能内达，致阴阳相离，气机郁结，逆而上冲。

方中黄芪补肝肾之气，桂枝温经助阳、利尿消肿，甘李根白皮下肝气之奔冲、调风木之郁热，黄芩、生葛根清热，半夏、生姜降逆，当归、芍药、川芎和血调肝，甘草缓急，柴胡疏肝泄热。《金匮要略·水气病脉证并治第十四》曰："水之为病，其脉沉小……脉沉者宜麻黄附子汤；浮者杏子汤。"故加用麻黄、炮附子以助阳发汗利尿。上方合而用之，则清肝热、降逆气、补肾阳利尿。生姜、大枣合而用之尚可培补脾胃之气，以促机体之康复。

王建荣临证验案医方

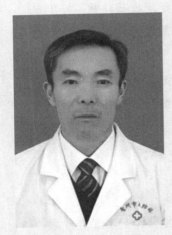

王建荣

　　王建荣，1956年7月生，山东青州人。青州市皮肤病防治站副主任中医师。1975年5月高中毕业后，参加皮肤病防治工作，1987年8月晋升为医士；1987年7月毕业于益都卫生学校中医专业。从事中医皮肤病30余年，认真钻研皮肤病、性病治疗技术，先后在国家级刊物发表多篇论文。擅长中西医结合治疗银屑病、白癜风、尖锐湿疣、贝赫切特综合征、静脉曲张性溃疡、过敏性紫癜、湿疹、痤疮等多种疑难顽症的诊断治疗，积累了丰富的医疗经验，为大量皮肤病、性病患者解除了痛苦，得到了广大患者的好评。

凉血五根汤治疗紫癜性肾炎血热证

一、验案选录

初诊 患者，男，15 岁。因"下肢皮肤瘀点、瘀斑，逐渐增多半月余"于 2000 年 5 月 8 日就诊。查体：双下肢皮肤有散在的针头至绿豆大小的紫红色斑疹，压之不褪色，皮疹略高出皮面，表面光滑。舌尖红，苔薄黄。实验室检查尿红细胞、尿蛋白增高。

金银花 20g，白茅根 30g，瓜蒌根 15g，
生槐花 20g，生地 15g，茜草根 10g，
紫草根 10g，板蓝根 15g，丹皮 10g，
荆芥 10g，防风 10g，小蓟 15g，
蒲黄 15g，藕节 10g

中医诊断 紫癜。

治　　则 凉血散瘀。

方　　药 自拟凉血五根汤加减。金银花 20g，白茅根 30g，瓜蒌根 15g，生槐花 20g，生地黄 15g，茜草根 10g，紫草根 10g，板蓝根 15g，牡丹皮 10g，荆芥 10g，防风 10g，小蓟 15g，蒲黄 15g，藕节 10g。7 剂，水煎服，每日 1 剂。

二诊 服 7 剂后，紫癜消退明显，无新皮疹出现。实验室检查尿红细胞、尿蛋白较前减少。效不更方，7 剂，继服。

三诊 紫癜基本消退，遗留色素沉着，无新发皮疹。实验室检查已无尿红细胞及尿蛋白。为巩固治疗，按初诊方继服 7 剂，后停药。

二、按语

紫癜，即西医之过敏性紫癜，多因血热壅盛，迫血妄行，血不循经，以致血溢脉络、瘀滞凝聚而发斑。复感风邪则发病骤然，发无定处。此外，尚有因脾胃虚寒，中气不足，气虚不摄，脾不统血，血不归经，外溢而致紫癜。方中金银花、板蓝根清热解毒；白茅根、生地黄、茜草根、紫草根、生槐花、牡丹皮凉血活血；瓜蒌根益胃生津；荆芥、防风散风；小蓟、蒲黄、藕节止血。诸药配合，临床效果显著。腹痛者，加延胡索 10g、生白芍 15g；发热重者，加山栀 6g、黄连 3g；关节肿痛者，加秦艽 6g、木瓜 10g。

张振中临证验案医方

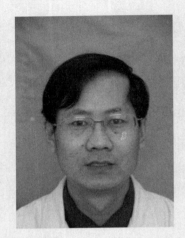

张振中

　　张振中，男，1965年9月生，山东省诸城市人。1987年7月毕业于山东中医药大学中医专业，获学士学位。师从中国工程院院士陈香美教授。诸城中医医院肾病科主任，主任中医师。中华中医药学会会员，山东省中医药学会肾脏病专业委员会委员，山东省中西医结合学会肾脏病专业委员会委员，山东中医药大学兼职副教授，潍坊市中医药学会第六届理事。第四批潍坊名医，潍坊市名中医，首届潍坊市杰出医师，第二批潍坊市中医优秀学科带头人，潍坊市第三批老中医药专家学术经验继承工作指导老师。从医30年，尤善中西医结合治疗慢性肾炎、肾衰、肾结石、前列腺炎等肾脏病。发表省级以上研究论文21余篇，获得市级二等奖以上科研成果3项，参编专业著作1部。

益肾清化汤加减治疗慢性肾炎脾肾气虚、湿热瘀阻证

一、验案选录

初诊 患者，女，27岁，农民，2015年5月12日来诊。患者2个月前出现颜面及双下肢浮肿，曾在某院查尿常规示：尿蛋白（3＋），诊为"慢性肾炎"，口服保肾康、雷公藤等治疗（具体剂量不详）。此次就诊时外感3天，发热恶

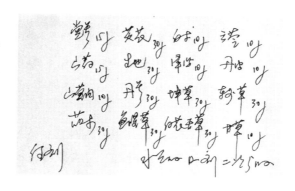

寒，头痛鼻塞，咳嗽，伴有小便减少，水肿明显。以越婢加术汤、桑菊饮等加减服5剂后，表证已解。刻下症见：精神疲倦，面色萎黄，少气乏力，自汗，颜面及双下肢中度浮肿，胸闷胁胀，腹胀纳呆，腰膝酸软，恶心，口干口苦，小便黄，大便黏。舌淡暗、边有齿痕，苔黄腻，脉沉濡。查体：神志清，精神不振，面色萎黄，颜面浮肿，营养欠佳；双下肢中度浮肿；余无异常。尿常规示：尿蛋白（3＋），24小时尿蛋白定量为3.0g/24h；血生化示：尿素氮8.0mmol/L，血清肌酐156μmol/L。

中医诊断 水肿（脾肾气虚、湿热瘀阻证）。

治　　则 补益脾肾，清热化湿，利水消肿。

方　　药 益肾清化汤加减。黄芪15g，党参15g，白术15g，生地黄30g，山药15g，山茱萸10g，茯苓12g，泽泻10g，牡丹皮10g，猪苓12g，柴胡12g，丹参20g，益母草30g，鱼腥草15g，白花蛇舌草15g，车前草18g，茵陈15g，薏苡仁12g，甘草6g。每日1剂，水煎服，早晚分服。嘱注意避风寒，防止过度劳累，低盐饮食，控制饮水量。

二诊 治疗2周后，患者精神可，颜面及双下肢浮肿明显减轻，胸闷腹胀、纳呆改善，但仍腰膝酸软，乏力自汗，少许口干，手足心热，小便黄，大便偏干，舌暗红，苔薄白，脉沉细。复查尿常规示：尿蛋白（2＋）；24小

时尿蛋白定量为 2.1g/24h；血生化示：尿素氮 6.6mmol/L，血清肌酐 132μmol/L。

患者目前气阴两虚兼瘀血内阻为主，初诊方去猪苓、车前草、茵陈、薏苡仁、泽泻，柴胡减为 6g，加女贞子 15g、旱莲草 15g、桃仁 10g、红花 6g。处方：黄芪 15g，党参 15g，白术 15g，女贞子 15g，旱莲草 15g，生地黄 20g，山药 15g，山茱萸 15g，茯苓 12g，牡丹皮 10g，柴胡 6g，丹参 20g，益母草 30g，桃仁 10g，红花 6g，鱼腥草 15g，白花蛇舌草 15g，甘草 6g。水煎服，日 1 剂，分早晚温服。

三诊 治疗 4 周后，患者精神佳，颜面及双下肢浮肿消失，腰膝酸软、乏力自汗、手足心热减轻，纳可，略感形寒肢冷，时有腹泻，夜尿次数偏多，舌淡胖，苔白滑，脉沉细。二诊方加菟丝子 10g、淫羊藿 12g，以加强温阳作用。

四诊 治疗 8 周后，患者精神佳，无颜面及双下肢浮肿，自诉无周身不适，舌淡红，苔薄白，脉细。复查尿常规示：尿蛋白（－），24 小时尿蛋白定量 0.5g/24h；血尿素氮、血清肌酐均正常。续用玉屏风散、参苓白术散合金匮肾气丸、百令胶囊等调理。

坚持门诊治疗半年，患者无明显不适，各项检查无异常，病情稳定，未见复发。

二、按语

慢性肾炎治疗有两难，一是水肿易消易聚，时起时伏；二是尿蛋白难消。其所以难治者，主要由于脾肾亏虚而兼夹湿热瘀血，本虚标实，正邪交错。脏腑虚损是慢性肾炎的病理基础。《景岳全书·肿胀》指出："凡水肿等证，乃肺、脾、肾三脏相干之病，盖水为至阴，故其本在肾；水化于气，故其标在肺；水惟畏土，故其制在脾。今肺虚则气不化精而化水，脾虚则土不制水而反克，肾虚则水无所主而妄行。"由于病情缠绵，正虚难复，易感外邪，病机中兼有表证、湿热、瘀血，进而使病情反复多变难愈。瘀血是慢性肾炎的主要发病因素，存在于本病的各个病变类型和病变过程中，只是程度不同。而蛋白尿，湿邪是其主要病理产物，亦是造成本病加重、迁延难愈的主要因素。

综上所述，慢性肾炎的中医病机特点是本虚标实，虚实错杂。本虚主要是肾虚、脾虚；标实主要是湿热和瘀血。故针对慢性肾炎的发病特征和病因病机，本着扶正祛邪兼顾的治则，治以益气补肾、化瘀利湿，标本兼治。方中党参、黄芪健脾益气、利水消肿；六味地黄汤滋阴补肾，于阴中求阳；益母草活血利水，丹参活血化瘀，使血行水亦行；另辅以鱼腥草、白花蛇舌草以达到清热解毒利湿之功；甘草调和诸药。合方相配，扶正不助邪，祛邪不伤正，从而达到治愈疾病目的。

郭杰临证验案医方

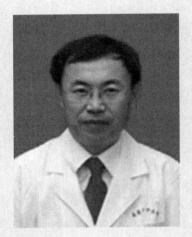

郭杰

　　郭杰，男，55岁。毕业于山东中医学院（现山东中医药大学），主任医师，高密市中医院内一科主任，山东中医药大学兼职教授，山东中医药学会第三届中医肾脏病专业委员会委员、医疗事故技术鉴定专家库成员，高密市名中医。对内科疑难、危重病诊断治疗有独特思路和方法。成功研制"清补宁源丸""化浊保源丸"等中药丸剂，疗效确切。科研成果丰富，在国家级及省级杂志上发表论文10余篇。《六味地黄丸系列丸剂合复方丹参片治疗糖尿病肾病的临床观察》《自拟肾炎愈合剂结合贝那普利治疗慢性肾小球肾炎的临床研究》获潍坊市科技进步二等奖。2012年被评为潍坊市卫生系统中医先进工作者。

麻黄连翘赤小豆汤合桑白皮汤加味治疗肾病综合征风水相搏证

一、验案选录

初诊 患者，男，15岁。因"眼睑及颜面浮肿1周"于2017年5月3日来诊。伴鼻塞、咳嗽，咳少量白痰，小便不利，舌淡，苔黄腻，脉浮滑。实验室检查：24小时尿蛋白定量1.452g/24h，尿蛋白（2＋），镜下血尿（＋）。

麻黄8g 连翘15g 桑白皮15g 益母草20g
白茅根30g 防风10g 浮萍15g 丹参15g
女贞子15g 旱莲草15g 土茯苓30g 山萸肉15g
甘草10g 赤小豆30g
×5剂，水煎服

中医诊断 水肿（风水相搏证）。

治 则 祛风利水益肾。

方 药 麻黄连翘赤小豆汤合桑白皮汤加味。麻黄8g，连翘15g，桑白皮15g，益母草20g，白茅根30g，防风10g，浮萍15g，丹参15g，女贞子15g，旱莲草15g，土茯苓30g，山茱萸15g，甘草10g，赤小豆30g。5剂，水煎服，每日1剂，早晚分服。嘱清淡饮食。

二诊 2017年5月8日。服上方5剂，眼睑浮肿基本消退，颜面浮肿略减轻，咳嗽、咳痰较前减轻，小便不利好转，舌淡红，苔黄腻较前减轻，脉滑数。尿常规示：尿蛋白（＋），镜下血尿（＋）。治疗原则不变，初诊方麻黄减量至6g，加前胡9g以宣肺止咳。5剂，水煎服，每日1剂，早晚分服。嘱清淡饮食。

三诊 2017年5月13日。服药后，患者眼睑、颜面浮肿消退，咳嗽、咳痰好转，未再出现小便不利，舌淡红，苔白略腻，脉滑。尿常规示：尿蛋白（－），镜下血尿（－）。患者基本康复，尚需顾护肺、脾、肾三脏，治以益气健脾补肾，处方：桑白皮15g，益母草15g，女贞子15g，旱莲草15g，黄芪12g，白术12g，茯苓12g，淫羊藿12g，山茱萸15g，甘草6g。3剂，水煎服，每日1剂，早晚分服。嘱清淡饮食。

随访，患者诉未再复发，治疗效佳。

二、按语

麻黄连翘赤小豆汤出自《伤寒论》："伤寒瘀热在里，身必黄，麻黄连翘赤小豆汤主之。"本证由于体虚感受风邪，邪客肌表，内舍于肺，肺失宣降，水道不通，风水相搏，风遏水阻，泛溢肌肤而发为水肿。方中麻黄、连翘、赤小豆治风水水肿，桑白皮宣降肺气，复其肃降；益母草、白茅根利水消肿，防风祛表邪，浮萍祛表水肿；土茯苓若大剂量应用时治疗肾病疗效确切；女贞子、墨旱莲、山茱萸补肾。诸药配伍，共奏祛风利水益肾之效。肺、脾、肾乃水精输布过程中重要的脏器，水肿其表在肺，其制在脾，其本在肾，注意顾护患者肺、脾、肾三脏。

王玉平临证验案医方

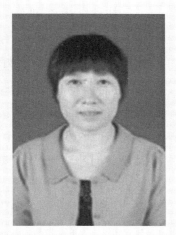

王玉平

　　王玉平，女，1964 年生人，山东高密人。主任医师，潍坊名医。1988 年毕业于山东中医学院，获学士学位，从事中医临床 30 年。在中医治疗慢性疑难杂病方面积累了丰富的经验，尤擅长妇科月经病、带下病、不孕不育症的治疗。中国中医药研究促进会骨质疏松分会理事，山东省老年医学会膏方专业委员会常务委员、山东省中医药学会肾病专业委员会委员、潍坊市脾胃病专业委员会委员、高密市中医药学会理事。发表论文 30 篇，出版著作 2 部，主持完成科研课题 4 项，获潍坊市科学技术二等奖 3 项。

自拟固肾安胎汤治疗滑胎

一、验案选录

初诊 患者刘某，女，40岁，计划生育二胎。自述近2年曾怀孕3次，每次妊娠2个月左右即发腹痛、阴道出血而流产，多次求医，服中西药治疗，未能收效。2014年3月10日就诊时患者乏力，腰酸，少寐，心烦，大便溏稀，日行1次，小便清长，夜尿2～3次。舌质淡红，苔薄白，脉沉弱。月经约26天一至，量少色暗，持续5～7天。

中医诊断 滑胎（肾虚冲任不固）。

治　　则 补肾健脾，调养冲任。

方　　药 自拟固肾安胎汤加减。枸杞子15g，菟丝子15g，鹿角霜20g，熟地黄10g，阿胶6g（烊化），肉苁蓉20g，川续断10g，桑寄生10g，当归10g，山药30g，党参15g，炒白术15g，茯苓15g，炙甘草6g，益智仁20g，柴胡6g。水煎服，每次月经来潮第5天开始服药，每日1剂，连服7剂。

之后反复多次复诊，均依上方随证加减调理1年，期间避孕。

复诊 2015年3月12日。患者全身力增，腰酸、心烦消失，大小便恢复正常，月经量增多，舌质淡红，苔薄白，脉沉。嘱其继续按上法服药至自然受孕，服药期间忌房事。

2015年5月27日，停经32天，查血β-HCCT确诊怀孕。上方每月服5剂，至100天，其间多次复诊，对症处理。

2017年3月6日足月剖宫产一女婴，母女平安。

二、按语

祖国医学认为，肾为先天之本，主藏精，主生殖，而先天之精又有赖于后天气血的不断充养，方能化生精血以养胎儿。本病治疗应以补肾健脾、调理冲任为主，自拟固肾安胎汤。方中枸杞子、菟丝子、肉苁蓉、熟地黄、川续断、桑寄生、阿胶、当归补肾养血以安胎，党参、白术、茯苓、甘草、山药健脾益气以滋化源。

具体应用分为两个阶段：其一，备孕期，每次月经第5天开始服药，连服7剂。期间注重未病先防，原本肾虚，反复坠胎更伤元气，故滑胎后的调理至关重要，最好满1年，继而视患者身体情况考虑再孕。其二，孕期，成功受孕后，每周服药3～5剂，服满100天。期间若出现腰腹痛、下坠、阴道出血，酌加黄芪、黄芩、升麻、白芍、艾叶、荆芥穗等；若恶心呕吐等妊娠反应明显，可加生姜、陈皮、炙杷叶等，并一日少量多次分服。

刘丙国临证验案医方

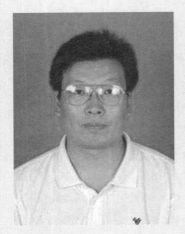

刘丙国

　　刘丙国，男，1970年生人。副主任中医师，门诊部主任。毕业于滨州医学院，长期从事中医临床工作。主要从事糖尿病及其并发症的中西医结合治疗工作。现为山东中西医结合学会糖尿病专业委员会委员，潍坊市中医药学会老年病专业委员会委员。撰写并发表国家级、省级论文10余篇，参与完成科研课题5项，获潍坊市科技进步二等奖及三等奖数项。

七味白术散加减治疗糖尿病肾病气阴两虚证

一、验案选录

初诊 患者李某，女，60岁。因"全身乏力1个月"于2017年5月15日就诊。既往有"糖尿病"病史15年，"冠心病"病史10年，"高血压病"病史10年。目前患者五心烦热，咽干口燥，两目干涩，心悸，自汗，少寐健忘，大便秘结。舌体胖，舌质暗，苔白而干，脉沉细。辅助检查示：尿常规：葡萄糖（3＋），镜下血尿（2＋），尿蛋白（3＋）；肾功能：尿素氮10.82mmol/L，血清肌酐150μmol/L，血糖12.2mmol/L。查体：体温36.3℃，脉搏68次/分，呼吸18次/分，血压160/90mmHg。双眼睑浮肿，咽部无充血。心音略低，律齐，双肺呼吸音清，无干湿性啰音。双下肢轻度水肿，足背动脉搏动减弱。

中医诊断 消渴（气阴两虚证）。

治　则 益气养阴，活血通络。

方　药 七味白术散加减。山茱萸10g，黄芪30g，党参10g，天花粉10g，丹参20g，当归10g，川芎10g，益母草12g，白术10g，茯苓15g，山药20g，广木香10g，白僵蚕10g，女贞子10g，墨旱莲10g。12剂，水煎服，日1剂，分早晚服用。

二诊 2017年5月28日。服用前方12剂后，患者眼睑浮肿消失，双下肢水肿减轻，但诉仍乏力、懒言。舌红，苔白腻，脉沉。尿常规示：镜下血尿（＋），尿蛋白（2＋）；血糖7.2mmol/L。治疗原则不变，初诊方重用黄芪至40g，以补中益气。30剂，水煎服，日1剂，早晚分服。

三诊 2017年6月28日。眼睑及双下肢水肿消退，少气懒言症状明显改善。舌暗红，苔薄白，脉弦。查尿常规示：尿蛋白（＋）；肾功能示：尿素氮 8.1mmol/L，血清肌酐 136μmol/L，血糖 7.0mmol/L。鉴于患者目前病情，辨证论治，患者气阴渐长，应趁热打铁，巩固疗效。二诊方中黄芪增至 60g，以加强益气养阴功效，并加用水蛭破血逐瘀。30 剂，水煎服，日 1 剂，分早晚服用。

四诊 2017 年 7 月 29 日。服药后，患者诸症消失，无不适反应。尿常规示：尿蛋白（±）；肾功能正常。遂停药。

二、按语

七味白术散来源于宋代《小儿药证直诀》，原名白术散，是北宋中医儿科鼻祖钱乙创制，擅长健脾生津、行气消胀。适用于脾胃久虚，呕吐泄泻，频作不止，津液枯竭，烦渴燥，但欲饮水，乳食不进，羸瘦困劣，因失治，变成惊痫，不论阴阳虚实，并宜服。七味白术散全方补、运、升、降为一体，补而不滞，起到标本兼治的治疗效果。

气阴两虚型多见于糖尿病肾病早期。气虚明显，可加重黄芪、党参用量，或将党参改为人参，并加五味子以益气生津。舌紫黯或有瘀斑，肢体麻木疼痛，瘀血甚，加桃仁、红花以加强活血化瘀作用。镜检尿中有红细胞，可合用小蓟饮子以清热凉血止血。糖尿病肾病常有瘀血征象，治疗时常常在益气养阴、健脾补肾的基础上加用活血化瘀药物（丹参、川芎、红花、桃仁、益母草、当归等），有利于减轻水肿、减少蛋白尿。

（于洋整理）

朱荣宽临证验案医方

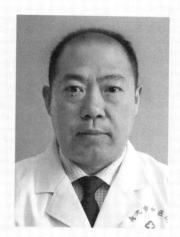

朱荣宽

　　朱荣宽，男，1963年生，山东寿光人，副主任医师，寿光市中医医院副院长，肾内科主任。从事中医临床工作37年，具有扎实的中医药理论功底和良好的技术素质，能正确应用中西医理论处理内科常见病、多发病，并取得了很好的临床疗效。1989年于山东省中医院进修1年，1999年于原南京军区总医院进修1年，2000年创建寿光市中医医院肾病科。擅长运用经方治疗慢性肾炎综合征、肾病综合征、慢性肾脏病、尿路感染、老年人尿道综合症及不孕症、不育症，且疗效显著。兼任山东中医药学会肾病专业委员会委员，山东省中西医结合学会肾脏病专业委员会委员，潍坊中医老年病专业委员会副主委。在国家及省级杂志发表数余篇，主编和参编学术著作3部。

易黄汤治疗肾病综合征肾虚湿热证

一、验案选录

初诊 患者，女，35 岁。因"双下肢水肿 1 月余"于 2017 年 12 月 23 日就诊。既往体健。患者 1 个月前无明显诱因出现双下肢水肿，水肿对称，呈凹陷性，无尿频、尿急、尿痛等排尿不适，无皮肤皮疹及皮肤紫癜，无反复口腔溃疡及光过敏，无明显脱发及关节疼痛，无腹痛及腹泻，无心慌、胸闷，居家未行有效干预，水肿症状未见明显缓解。为系统诊治，由门诊以"水肿待诊"收入院。患者自发病以来，一般情况尚可，体力欠佳，偶有腰部酸痛不适，饮食欠佳，恶食生冷，睡眠正常，小便尿量少，泡沫尿，大便黏腻不爽，月经色红，有少量血块，无明显经前期腹痛，白带量多，色黄。舌体瘦小，舌质红，苔黄稍腻，脉细数，尺脉稍弱。查体：血压 110/80mmHg，双眼睑浮肿，心肺（－），双下肢中度凹陷性水肿。辅助检查：血清白蛋白 17g/L；24 小时尿蛋白定量 7.71g/24h；肾穿刺活检病理：符合Ⅲ期膜性肾病。患者与家属因个人原因拒绝应用激素及其他免疫抑制剂，要求口服中药治疗。

中医诊断 水肿（肾虚湿热证）。

治　　则 健脾补肾，清热利湿。

方　　药 易黄汤加减。炒山药 30g，炒黄柏 10g，炒芡实 30g，白果 10g，车前子 30g（包煎），薏苡仁 30g，玉米须 15g，茯苓 15g，草薢 20g，党参 30g，莲子肉 30g，生白术 20g，炒白芍 10g，甘草 6g。10 剂，水煎服，每日 1 剂，早晚分服。嘱低盐、低脂、优质蛋白饮食。

二诊 2018 年 1 月 21 日。服上方 10 剂，双下肢水肿明显减轻，体力及饮食欠佳较前改善，腰部酸软不适症状缓解，小便泡沫减少，白带量较前减少，色不黄，大便仍偏黏。舌体瘦小，舌质淡，苔白稍腻，脉细数。24 小时尿蛋白定量 0.948g/24h。治疗原则不变，初诊方加白扁豆 30g 以加强健脾化湿之力。10 剂，水煎服，每日 1 剂，早晚分服。

三诊 2018 年 1 月 29 日。二诊后第 6 天，患者受凉后出现鼻塞、流涕、咽痛、咽干、咳嗽、咯痰等外感症状，自行停服中药，自服感冒灵颗粒及连花清瘟胶囊 3 天，鼻塞、咽痛、咳嗽等症状未见明显缓解，遂来诊。症见：咽痛明显、鼻塞、流清涕、咳嗽，咯痰色白，微恶风寒。查体：双眼睑浮肿；咽部充血；双肺呼吸音粗，未闻及干湿性啰音；双下肢轻度凹陷性水肿。辅助检查：血清白蛋白 36g/L，血常规（－），24 小时尿蛋白定量 1.973g/24h。考虑风寒之邪外束肌表，卫阳被郁，清阳不展，肺气不宣。治疗上以辛温解表为原则，拟方荆防败毒散加减：荆芥 10g，防风 12g，茯苓 15g，川芎 10g，羌活 10g，独活 10g，黄芩 10g，甘草 6g，柴胡 10g，前胡 10g。3 剂，水煎服，每日 1 剂，早晚 2 次温服。

电话随访，患者服用 2 剂后上述感冒症状消失，继续服完 3 剂，改服二诊方。

四诊 2018 年 2 月 12 日，眼睑浮肿及双下肢水肿症状缓解，体力可，饮食、睡眠正常，大便调，小便泡沫明显减少，仍白带色黄，但较前明显缓解。舌质淡红，苔白，脉细，尺稍弱。24 小时尿蛋白定量 0.568g/24h。尿常规示：尿蛋白（2＋），镜下血尿（＋）。考虑春节停诊，继续给予二诊方 15 剂，并嘱患者春节期间注意休息，预防感冒。

截至 2018 年 2 月 25 日，患者方药尚未服完，电话回访，患者无明显不适。

二、按语

易黄汤出自《傅青主女科》："妇人有带下而色黄者，宛如黄茶浓汁，其气腥秽，所谓黄带是也。""夫黄带乃任脉之湿热也……惟有热邪存于下焦之间，则津液不能化精，而反化湿也……法宜补任脉之虚，而清肾火之炎，则庶几矣……此不特治黄带方也，凡有带病者，均可治之，而治带黄者，功更奇也。"功可固肾止带，清热祛湿。

在原方基础上加薏苡仁、玉米须、茯苓、萆薢、党参、莲子肉、白术、甘草等以增强健脾利湿之功；适用于脾肾亏虚兼有湿热之水肿病，舌质淡红，苔黄腻，脉细数、尺弱或妇人带下色黄者。患者素体脾肾阳虚，脾阳不足，脾失健运，水液不能正常运化，化生水湿，湿性重浊，困厄气机，郁久化热，

朱荣宽临证验案医方

227

形成湿热，水湿邪气泛溢肌肤；兼之肾气不固，湿热邪气损伤带脉，带脉失约，则发为本病。方中重用炒山药、炒芡实补脾益肾，固涩止带，《本草求真》指出"山药之补，本有过于芡实，而芡实之涩，更有胜于山药"，故共为君药。白果收涩止带，兼除湿热，为臣药。用少量黄柏苦寒入肾，清热燥湿；车前子甘寒，清热利湿，均为佐药。湿甚者，加茯苓、薏苡仁、白术以健脾化湿；热甚者，可加苦参、败酱草、蒲公英以清热解毒；脾虚重者，可合四君子汤补气健脾。

王祥生临证验案医方

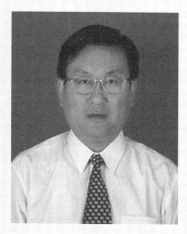

王祥生

王祥生，男，1966年生，山东济宁人。济宁市中医院院长，主任医师，山东中医药大学硕士研究生导师。1989年于山东中医药大学获学士学位，2005年于山东中医药大学获硕士学位。从事中西医肾病医教研工作20余年，擅长中西结合辨治各种急慢性肾功能衰竭，原发性、继发性肾小球疾病，顽固性蛋白尿、血尿。全国中医优秀临床人才，省级优秀学科带头人、山东省名中医药专家，中国中医药研究促进会副会长，山东省中西医结合学会第三届肾脏病专业委员会常务委员，山东中医药学会第三届中医肾病专业委员会委员。发表论文40余篇，出版著作7部。主持或参与国家级、省部级、厅局级课题2项。获厅局级科技进步奖2项、科学技术奖2项。

六味地黄汤合加味四君子汤治疗慢性肾衰脾肾亏虚兼湿浊血瘀证

一、验案选录

初诊 患者，男，44岁。因"发现血清肌酐升高10余年"于2017年1月2日就诊。患者诉10余年前因"急性阑尾炎"就诊于济宁医学院附属医院，住院期间出现肉眼血尿，伴有发热，无眼睑及双下肢水肿。查尿蛋白（3＋），血清肌酐150μmol/L（患者自诉），诊为"慢性肾小球肾炎，慢性肾功能衰竭"，予对症治疗后出院。出院后多次复查尿蛋白（＋～2＋），镜下血尿（－～2＋），血清肌酐80～170μmol/L之间。今日来诊，血压169/102mmHg，查尿常规示：尿蛋白（2＋），镜下血尿（－）；血常规示：血红蛋白163g/L；血生化示：血清肌酐192μmol/L，尿酸698.5μmol/L。现症见：腰酸痛，周身乏力，尿中有泡沫，夜尿2次，尿量正常，纳眠可，大便调。舌暗，苔黄腻，脉沉弦。患者自发病以来无头晕头痛，无恶心呕吐，无口腔溃疡、耳鸣，无颧状红斑，无光过敏，无皮肤紫癜，无关节疼痛，无发热，无眼干口干，无呼吸困难，无腹痛腹泻，无近期体重减轻。

中医诊断 慢性肾功能衰竭（脾肾亏虚、湿浊血瘀证）。

治 则 健脾补肾，疏泄三焦，活血泄浊。

方 药 六味地黄汤合加味四君子汤加减。黄芪30g，丹参10g，太子参15g，熟地黄9g，白术30g，山药20g，生大黄9g，法半夏9g，菟丝子10g，酒萸肉10g，陈皮15g，广藿香10g，佩兰10g，牡丹皮12g，茯苓20g，砂仁10g。7剂，水煎服，每日1剂，分早晚2次温服。

二诊 2017 年 1 月 9 日。患者服药后，诉腰酸痛及周身乏力症状减轻，自诉血压控制不良，时有头痛不适，测血压 170/114mmHg。嘱初诊方加钩藤 20g、天麻 12g 平肝潜阳。7 剂，水煎服，每日 1 剂，分早晚 2 次温服。

三诊 2017 年 1 月 16 日。患者服药后，诉腰酸痛及周身乏力症状较前进一步缓解，余无明显不适，纳眠可，二便调，舌暗，苔薄白，脉沉弦。体检测血压 145/95mmHg。复查血常规示：血红蛋白 151 g/L；血生化示：血清肌酐 146μmol/L，尿酸 521.9μmol/L。患者久病入络，故二诊方去藿香、佩兰、天麻、钩藤，增丹参至 30g，加川芎 20g 活血行气以克病邪胶结。7 剂，水煎服，每日 1 剂，分早晚 2 次温服。

四诊 2017 年 1 月 23 日。患者服药后无明显不适，效不更方，继服三诊方 14 剂。

后患者持续于门诊口服中药治疗，随症加减，血清肌酐水平维持在 80 ～ 110μmol/L。

二、按语

慢性肾衰归属中医古籍"虚劳""腰痛""关格"范畴。《医宗必读·虚劳》："夫人之虚，不属于气，即属于血，五脏六腑，莫能外焉。而独举脾肾者，水为万物之元，土为万物之母，二脏安和，一身皆治，百疾不生。"《景岳全书·虚损》："病之虚损，变态不同，因有五劳七伤，证有营卫脏腑。然总之则人赖以生者，惟此精气，而病为虚损者，亦惟此精气。气虚者，即阳虚也；精虚者，即阴虚也。"患者主因先天禀赋不足，肾中精气亏虚，因虚致病。患者肾虚日久，失于分清泌浊，水湿、瘀血、溺毒等病理实邪内生相互胶结，又反过来克伐脏腑，影响心、肺、脾、肾功能，毒邪络阻肾脉。如此虚虚实实往复循环，导致病情缠绵难愈，最终形成脏腑功能亏虚，气血阴阳虚衰，久虚不复的局面。脾气亏虚气血生化乏源，四肢肌肉失养，则乏力；腰为肾之府，肾虚则腰为之酸。本病属虚实夹杂之证，病位在脾、肾，四诊合参，辨证为脾肾气虚兼湿浊血瘀证。本病预后较差，迁延不愈，易致脾肾衰败，发展成关格，出现水凌心肺等危重证候。

方中黄芪补中气、益元气，补虚扶正，为君药。熟地黄补肾填精；菟丝子补肾助阳，肾气充足，开阖有度；萸肉补肝肾，涩精气，固虚脱，气机升降有度，上者俱为臣药。君臣相佐，有补肾固元益气之功效，气旺能生精，精足能化气。白术健脾燥湿，山药补脾益肾；病久产生内邪，邪气犯络，络中气机瘀滞，全血瘀滞，血行不畅，络脉失养，津痰凝结，络毒蕴结，故佐之丹参、牡丹皮活血化瘀，与黄芪合用，益气活血；大黄活血降浊。茯苓健脾渗湿；陈皮健脾行气；藿香、佩兰芳香行气化浊防补益药之滋腻，又可助血行通畅，四者同解湿浊入络，亦为全方佐使。全方健脾药、益肾药、活血药、泄浊药同用，使脾气健旺，肾气充盛，三焦疏泄有序，清升浊降，血脉通畅。

自拟二黄益肾汤治疗慢性肾功能衰竭（CKD2-4期）脾肾气虚、瘀浊内阻证

一、验案选录

初诊 患者，男，46岁。因"发现尿检异常10余年"于2017年10月14日就诊。患者10余年前于嘉祥县人民医院查体发现，尿蛋白（2＋），镜下血尿（＋），伴眼睑及双下肢水肿，诊为"慢性肾小球肾炎"，未给予系统诊治。后患者多次复查尿蛋白、镜下血尿均异常，患者未在意。7天前患者无明显诱因出现腰酸乏力，倦怠懒言，为求中西医诊治来我院门诊。查尿常规示：尿蛋白（3＋），镜下血尿（3＋）；肾功能示：尿素氮18.98mmol/L，血清肌酐258μmol/L，白蛋白39g/L，钙2.21mmol/L，磷1.89mmol/L；血常规示：红细胞3.31×10^9/L，血红蛋白97g/L。诊断为"慢性肾功能衰竭（失代偿期）"。现症见：腰酸乏力，倦怠懒言，尿中有泡沫，夜尿2次，尿量正常，纳眠可，大便调。舌暗，苔黄腻，脉弦涩。患者自发病以来无颧状红斑，无光过敏，无口腔溃疡、耳鸣，无眼干口干，无皮肤紫癜，无关节疼痛，无发热，无呼吸困难，无腹痛腹泻，无近期体重减轻，无滥用药物史。查体：血压125/75mmHg，眼睑及双下肢浮肿，扁桃体无肿大，心肺（－），腹软不痛。舌质暗红，苔薄黄微腻，脉细涩。

中医诊断　慢性肾衰（脾肾气虚、瘀浊内阻证）。

治　　则　健脾补肾，活血泄浊。

方　　药　自拟二黄益肾汤。黄芪15g，大黄10g，炒白术15g，丹参40g，莪术15g，炙淫羊藿15g，六月雪30g，石韦40g，砂仁12g，白花蛇舌草20g。7剂，水煎服，每日1剂，分早晚2次温服。嘱患者低盐、低脂、低嘌呤、优质低蛋白饮食。

二诊　2017年10月22日。服药后，患者泡沫尿减轻，腰酸乏力减轻。双下肢水肿仍较甚，以初诊方加猪苓、大腹皮各15g；脘痞、纳差，再加炒麦芽15g、神曲15g、陈皮12g理气健脾。7剂，水煎服，每日1剂，分早晚2次温服。

三诊　2017年10月28日。患者双下肢水肿及纳差明显好转。测血压145/95mmHg。复查血常规示：血红蛋白103g/L；血生化示：尿素氮9.8mmol/L，血清肌酐200μmol/L。仍诉劳累后泡沫尿明显，以二诊方加用穿山龙20g、蛇莓20g。7剂，水煎服，每日1剂，分早晚2次温服。

四诊　2017年11月4日。患者服药后无明显不适。后患者持续于门诊口服中药治疗，随症加减，血清肌酐水平维持在150～200μmol/L。

二、按语

慢性肾功能衰竭属于祖国医学"虚劳""肾劳""血劳""血证""血虚"等范畴。本病多表现为正虚邪实、虚实夹杂的证候特点。本虚以脾肾两虚为主要特征，脾失健运、肾失气化开阖贯穿疾病始末；标实以水湿、瘀毒为主要特征。以补脾益肾、利水化湿、化瘀排毒为治则。

二黄益肾汤中黄芪性甘、微温，可补气健脾、益卫固表、升阳举陷、托毒生肌、利水。黄芪配炒白术益气温阳、健脾生血；黄芪配淫羊藿温补肾阳。淫羊藿有类皮质激素作用，而无激素副作用，能保护肾上腺皮质功能。加用丹参、白花蛇舌草、石韦、六月雪，补中有泻，补而不滞。用丹参配伍黄芪补益兼通利血脉，从而达到用药的动静兼施、阴阳互参。白花蛇舌草、石韦、六月雪，功效均为清利湿热浊毒与利尿通淋，既可以清利肾中之湿毒浊邪，又制约黄芪燥烈之性使其补肾阳而不伤肾中阴精。方中生大黄性寒，味苦，归脾、胃、大肠、肝、心包经，泻下攻积、清热泻火、凉血解毒、逐瘀通经，大黄可抑制肠道对氨基氮（合成尿素氮的原料）的吸收，促进血中氨基酸合成蛋白，减少肝肾组织合成尿素氮，抑制机体蛋白（特别是肌蛋白）的分解并促进血清肌酐和尿素氮的排泄，大黄配黄芪泄中兼补，祛邪不伤正。莪术具有破积聚、行气之功效，具显著的抗血小板聚集、抗凝血及调节血液流变性作用，促进其降解等机制延缓肾间质纤维。患者配合二黄益肾汤治疗期间，血清肌酐、尿素氮水平总体情况保持稳定。

（董彬整理）

杜纪鸣临证验案医方

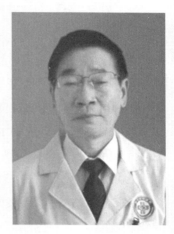

杜纪鸣

    杜纪鸣，男，1958年出生，山东济宁人。主任医师，山东省名中医专家，济宁市突出贡献专家，济宁市十大名中医，山东中医药大学兼职教授。兼任山东中医药学会理事，济宁市中医药学会、中西医结合学会副会长，山东省医学会肾病专业委员会委员、济宁市医学会肾病专业委员会副主任委员，济宁市保健专家委员会委员。在省级以上中医刊物公开发表论文26篇，参编由全国著名老中医、北京中医药大学终身教授刘渡舟主编的《白话中医四部经典》著作一部。主持完成市级科研项目4项，其中获二等奖一项，三等奖两项。擅长治疗心系病、脾胃病及肾病。

益气泄浊和络方治疗 CKD3-4 期
气虚湿瘀证

一、验案选录

初诊 患者，男，76 岁。因
"发现尿检异常 6 年余，血清肌
酐升高 5 年，周身乏力 20 天"
于 2018 年 3 月 1 日来我院门诊
就诊。患者 6 年前体检查尿蛋
白（2＋），给予口服黄葵胶囊治
疗，效果欠佳。5 年前行"冠状
动脉支架植入术"，发现血清肌

生黄芪 30g　党参 15g　白术 15g
茯苓 15g　泽泻 20g　车前草 30g
蛇舌 30g　当归 15g　赤芍 15g
川芎 12g　土茯苓 30g　生大黄 15g
六月雪 30g

取3剂，水煎 400mL分早晚两次温服

酐 140μmol/L，给予尿毒清颗粒、开同（复方 α 酮酸片）等药物（具体剂量
不详）治疗，后血清肌酐进行性升高（2017 年 4 月 266μmol/L，2017 年 10
月 328μmol/L），1 个月前患者因腰酸乏力就诊于济宁市第一人民医院，查血
清肌酐 512μmol/L，诊断为"慢性肾功能衰竭（肾衰竭期）"，给予百令胶囊、
海昆肾喜胶囊等药物治疗。今为求进一步诊治，来我院门诊就诊。现症见：
周身乏力、腰酸痛，偶有头晕，咳嗽、咳痰，无恶心呕吐，纳差，眠可，小
便正常，大便正常。舌质暗红，苔白腻，脉细涩。查体：血压 158/100mmHg；
双眼睑无浮肿，扁桃体无肿大；心肺（一）；腹软不痛；双下肢轻度水肿。

中医诊断 慢性肾衰竭（气虚湿瘀证）。

治　　则 益气清利，活血化瘀。

方　　药 益气泄浊和络方加减。生黄芪 30g，党参 15g，生白术 15g，
茯苓 15g，泽泻 20g，车前草 30g，当归 15g，白花蛇舌草 30g，赤芍 15g，川
芎 12g，土茯苓 30g，生大黄 15g，六月雪 30g。3 剂，水煎服，每日 1 剂，分
早晚 2 次温服。

二诊 2018 年 3 月 4 日。患者服药后，诉腰酸痛及乏力症状减轻，双
下肢水肿较前加重。以初诊方加猪苓、大腹皮各 15g。7 剂，水煎服，每日
1 剂，分早晚 2 次温服。

三诊 2018年3月12日。患者诉腰酸乏力症状较前缓解，余无明显不适，纳眠可，二便调，舌淡红，苔白，脉细。体检测血压146/75mmHg。复查尿蛋白（＋），血清肌酐480μmol/L。患者服药后无明显不适，效不更方，继服二诊方7剂。

二、按语

中医古代文献将慢性肾病归于"虚劳""关格""水肿""腰痛""肾风""溺毒"等范畴。"正气存内，邪不可干；邪之所凑，其气必虚"，本病多表现为正虚邪实、虚实夹杂的证候特点。结合实际情况，本病在疾病的发生发展过程中，早、中期患者多表现为气虚证、阴虚证；随着病情进展，多表现为气阴两虚证，且有水、湿、瘀、毒相兼为害的复杂病理改变，故治法以益气养阴、活血化瘀、利湿降浊。

益气泄浊和络方由生黄芪、党参、生白术、茯苓、泽泻、车前草、白花蛇舌草、当归、赤芍、川芎、土茯苓、生大黄、六月雪组成。方中黄芪补气健脾、益气固表、利尿消肿。《本草汇言》云："补肺健脾，实卫敛汗，驱风运毒之药也。"现代药理研究示黄芪具有促进机体代谢、降血压、降血脂、抗氧化等作用。白术甘、苦，温，与黄芪合用加强其益气健脾利水之功。茯苓、泽泻、车前草利水通淋。白花蛇舌草性味苦、甘，寒，功用清热解毒、利湿通淋，现代药理研究显示其能够刺激网状内皮系统增生，促进抗体形成，使网状细胞、白细胞的吞噬能力增强，从而达到抗菌、消炎的目的；土茯苓、六月雪解毒、利湿，三者共用加强了清热解毒利湿之功。当归、赤芍、川芎活血化瘀通络，能够降低血小板表面活性，抑制血小板凝集，预防血栓的形成；同时能够扩张血管，降低血管阻力，改善肾脏微循环。

刘志华临证验案医方

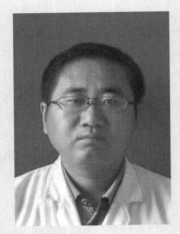

刘志华

　　刘志华，男，1980 年生，山东济宁人，副主任医师。2003 年毕业于山东中医药大学获学士学位。从事中西医肾病医教研工作 15 年，擅长运用"祛湿、活血、解毒"法辨治各种急慢性肾功能衰竭，原发、继发性肾小球疾病，顽固性蛋白尿、血尿病人。中国中西医结合学会活血化瘀专业委员会肾病分会委员，中国民族医药学会肾病专业委员会理事，山东省中医药学会肾病专业委员会委员，济宁市中医药学会肾病专业委员会副主任委员，济宁市医学会血液净化专业委员会副主任委员。发表论文 10 余篇，主持厅局级课题 2 项，参与厅局级课题 7 项，获奖 1 项。

自拟益气清利和络方加减治疗
慢性肾小球肾炎气阴亏虚兼湿热血瘀证

一、验案选录

初诊 患者，男，23岁。因"发现泡沫尿3个月"于2017年3月8日就诊。患者诉3个月前因上呼吸道感染就诊于济宁市第一人民医院，查尿蛋白（2＋），镜下血尿（2＋）（未见化验单），住院行"肾活检"病理诊为"IgA肾病（Lee分级Ⅱ级）"，予雷公藤多甙口服等治疗后出院。出院后多次复查尿蛋白（＋～2＋），镜下血尿（－～2＋）。今日来诊，现诉腰酸痛，咽干不适，周身乏力，尿中有泡沫，纳呆，眠可，大便稀溏。患者自发病以来无口腔溃疡、耳鸣，无颧状红斑，无光过敏，无皮肤紫癜，无关节疼痛，无发热，无眼干口干，无腹痛腹泻，无近期体重减轻。舌暗红，苔黄腻，脉弦细。血压128/72mmHg；查尿常规示：尿蛋白（2＋），镜下血尿（＋），24小时尿蛋白定量1.82g/24h。

中医诊断 慢肾风（气阴亏虚、湿热血瘀证）。

治　　则 益气养阴，清热利湿，活血通络。

方　　药 自拟益气清利和络方加减。黄芪20g，白术12g，防风9g，金银花10g，连翘10g，白花蛇舌草30g，蛇莓20g，穿山龙20g，赤芍15g，当归10g，川芎15g，茯苓15g，泽泻12g，车前草30g，薄荷9g（后下），大青叶20g，炒白僵蚕12g。7剂，水煎服，每日1剂，分早晚2次温服。

二诊 2017年3月15日。患者诉腰酸痛及乏力症状减轻，咽干消失，时有口苦。嘱初诊方减大青叶、白僵蚕，加地黄12g、黄柏12g。7剂，水煎服，每日1剂，分早晚2次温服。

三诊 2017年3月22日。患者诉腰酸痛及乏力症状较前缓解，余无明显不适，纳眠可，二便调，舌暗，苔薄腻，脉弦细。体检测血压 125/75mmHg。复查尿蛋白（＋），镜下血尿（＋），24 小时尿蛋白定量 0.62g/24h。患者服药后无明显不适，效不更方，继服二诊方 14 剂。

后患者持续于门诊口服中药治疗，随症加减，复查尿蛋白（－～＋），镜下血尿（－～2＋），24 小时尿蛋白定量（0.36g～0.87g）/24h。

二、按语

慢性肾小球肾炎属中医"水肿""尿血"等疾病的范畴，本病发生往往以正气亏虚为本，伴随气、血、津液的失衡。气虚则血行缓慢，瘀滞脉内，气虚则水液失于气化，停积体内，郁久化热；且湿热郁阻，络脉不通，水湿瘀热互结，缠绵难去，则正气耗伤。

益气清利和络方中，玉屏风散益气固表，当归芍药散活血利水，加用白花蛇舌草、半枝莲、蛇莓、金银花、连翘、穿山龙清利湿热解毒，太子参益气养阴固表。全方起到气阴双补以固本，清利湿热、活血化瘀通络以祛邪，使邪去而不伤正，对慢性肾小球肾炎起到标本同治的作用。目前药理学研究显示，在益气清利和络方组成中，主方玉屏风散具有改善机体免疫功能，提高免疫力的效果；而包括当归、金银花、连翘、白花蛇舌草、穿山龙、半枝莲及蛇莓等多种中药则具有较为理想的抗炎及抑制免疫的作用。

任鲁颖临证验案医方

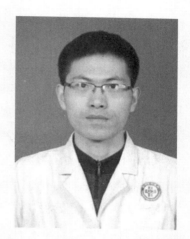

任鲁颖

　　任鲁颖，男，1981 年生，济宁市鱼台县人。济宁市中医院肾病科副主任，主治医师，医学学士。2005 年毕业于山东中医药大学获学士学位，同年进入济宁市中医院肾病科，师从山东省名中医王祥生、杜纪鸣主任医师，向南京中医药大学硕士研究生导师姚源璋教授学习肾脏病的诊疗。擅长运用中医、中西医结合疗法治疗慢性肾小球肾炎、肾病综合征、IgA 肾病、慢性肾衰竭、紫癜性肾炎、尿路感染等疾病。山东中医药学会中医肾病专业委员会委员，济宁市中医药学会肾病专业委员会委员兼秘书。发表论文 10 余篇。主持或参与厅局级课题 8 项，获厅局级奖励 1 项。

犀角地黄汤治疗过敏性紫癜热毒迫血证

一、验案选录

初诊 患儿，女，12 岁。因"全身皮肤密集紫斑半月"于 2018 年 1 月 16 日就诊。患者半月前无具体诱因（其父述常食辣条等小零食）出现全身皮肤紫斑，至当地人民医院诊断为"过敏性紫癜"，口服醋酸泼尼松 30mg、氯雷他定片、双嘧达莫片、葡萄糖酸钙治疗，

水牛角₁₅g 生地₁₀g 丹皮₉g 玄参₉g

赤芍₉g 金银花₉g 仙鹤草₉g 紫草₉g

女贞子₉g 墨旱莲₉g

6 剂. 水煎 400ml 分早晚各 200ml
餐后温服, 每日一剂

住院 10 余天，紫癜未消。因其父本人是肾炎患者，转求至我科门诊。过往就诊资料显示血小板、凝血功能、尿常规、血生化无异常。症见：全身皮肤紫癜，以四肢及臀部密集存在，色紫红，对称分布，局部融合成片，无腹痛，无便血、鼻衄及关节痛，小便色黄，大便正常。舌质红绛，无苔，脉细数。查体：血压 100/70mmHg，双眼睑无浮肿，扁桃体 I° 肿大，心肺（一），腹软不痛。

中医诊断 紫斑（热毒迫血证）。

治　　则 清热解毒，凉血止血。

方　　药 犀角地黄汤加减。水牛角 15g，生地黄 10g，牡丹皮 9g，玄参 9g，赤芍 9g，金银花 9g，仙鹤草 9g，紫草 9g，女贞子 9g，墨旱莲 9g。6 剂，水煎服，每日 1 剂，早晚分服。嘱激素隔日减量 1 片，清淡饮食，禁食动物蛋白。

二诊 2018 年 1 月 23 日。紫癜全部消退，下肢足踝及足背外缘见黄褐色色素沉着残留，纳食正常，舌仍红绛，未见新苔，脉细数。治疗原则不变，初诊方 6 剂，水煎服，每日 1 剂，早晚分服。激素已减至 2 片，告之激素减量不要过快，饮食禁忌如前。

三诊 2018 年 1 月 30 日。紫癜在服至第 4 剂时略反复，以下肢散在少

量浅红色斑点为主，纳眠俱正常，二便如常，舌红，见薄薄一层白苔，脉沉细。激素已停用 2 日。考虑热毒基本已祛，服用初诊方及激素后，气阴有亏，以归脾汤合二至丸加减健脾摄血，整方如下：当归 9g，炒山药 12g，茯苓 9g，黄芪 9g，党参 9g，陈皮 9g，生地黄 10g，玄参 9g，仙鹤草 9g，紫草 9g，女贞子 9g，墨旱莲 9g。6 剂，水煎服，每日 1 剂，早晚 2 次温服。

四诊 2018 年 2 月 6 日。服药后，紫癜未再反复。查尿常规及血生化无异常。患儿无明显不适，遂停药。嘱控制饮食，禁食异体蛋白，禁食不洁零食。

随诊至 2019 年 1 月余，年后开学初有轻微反复，续用三诊方后缓解，后未再出现。

二、按语

犀角地黄汤来源于《外台秘要》卷 2 引《小品方》，擅长清热解毒、凉血散瘀。适用于伤寒及温病应发汗而不发，内有蓄血，其人脉大来迟，腹不满，自言腹满以及鼻出血，吐血不尽，内有瘀血，面黄，大便黑者。方中犀牛角用苦咸寒之水牛角代替为君，清热解毒，直入血分而凉血；生地黄清热凉血、养阴生津；牡丹皮、赤芍清热凉血、散瘀化斑；银花、玄参、仙鹤草、紫草清热解毒止血；女贞子、墨旱莲滋肝肾阴、凉血止血。

初诊时患儿已服用激素 10 余日，并且服用抗组胺药，紫癜不见消退。最初也有担心，不知道如何着手才有克胜把握，经问诊，并结合舌象，典型红绛舌，无苔，脉细数，笔者遂考虑到此证属热毒内盛而有阴亏，故给予犀角地黄汤合二至丸治疗。当初西医治疗近半月无效，服用中药 6 天，效果甚好，皆谨遵辨证论治。二诊前一天，患儿父亲特意发微信告知笔者，患儿皮肤紫癜基本全消，其家人满心感激。

杨昭凤临证验案医方

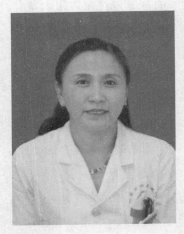

杨昭凤

　　杨昭凤，女，1964 年生，山东曲阜人。曲阜市中医院副主任医师，曲阜市名医，原内分泌肾病科主任。1989 年毕业于山东中医药大学获学士学位。现任济宁市中医药第二届内分泌学会副主任委员，济宁市中医药学会第三届肾病专业委员会副主任委员，山东省中医药学会第三届肾病研究专业委员会委员，山东省中西医结合肾病专业委员会委员，山东省老年医学研究会内分泌及第四届糖尿病专业委员会委员。从事内科及内分泌肾病科工作近 30 年，擅长中西医结合治疗内分泌疾病及慢性肾病。在省级以上医学刊物发表论文 10 余篇，主编参编医学论著 2 部。主持参与济宁市中医药科研项目 2 项，主持山东省中医药科技发展项目 1 项。

中药保留灌肠治疗慢性肾衰竭

一、验案选录

患者，男，72岁。因"发现血清肌酐升高1年余，既往有糖尿病史10年余"于2015年1月19日来诊，门诊诊断为"慢性肾功能衰竭，糖尿病肾病，高血压病"。查肾功能示：血清肌酐

279μmol/L，尿素氮12.7mmol/L，给予中药灌肠治疗，日1次，并配合口服中药。治疗1周后，复查肾功能示：血清肌酐203μmol/L，尿素氮8.5mmol/L，继续灌肠及口服中药治疗，以巩固疗效。

二、验案选录

患者，女，54岁。因"发现尿检异常4年余，血清肌酐升高1年"于2017年5月20日来诊，查肾功能示：血清肌酐396μmol/L，尿素氮18.7mmol/L，给予中药灌肠治疗，日1次，并口服尿毒清颗粒、百灵胶囊治疗1周，复查肾功能示：血清肌酐285μmol/L，尿素氮15.5mmol/L。继续口服中药及灌肠治疗。

中医诊断　肾衰病（脾肾亏虚、浊毒瘀血上逆证）。

治　　则　通腑泄浊，化湿解毒。

方　　药　大黄12g（若水煎，后下），牡蛎60g，白花蛇舌草30g，丹参30g，蒲公英30g，黑附子6g（若水煎，后下）。水煎或热水冲泡，取汁150～200mL保留灌肠（保留40～60分钟），温度37℃～38℃，每日1次，半个月为1个疗程。痔疮患者不能用。

三、按语

中药灌肠疗法可延缓早中期慢性肾衰竭进展，推迟尿毒症的发生。其疗效为通腑泄浊、化湿解毒、活血化瘀，祛邪以安正，恢复机体正常的新陈代谢功能。现代药理研究显示，大黄能有效地抑制肾小球系膜细胞和其他炎症细胞增殖，减轻肾小球代谢、促使氮质毒素的排出；增加肾血流量和肾小球率过滤。牡蛎收敛，吸附脂类毒物，与大黄合用增强通腑泄浊的作用及减少大黄的不良反应，且牡蛎富含多种钙盐，可使灌肠液成为高渗液而达到结肠透析的目的。蒲公英有抗菌消炎作用，可抑制细菌繁殖减少肠毒素的吸收及生成。附子能温脾肾之阳气，增加血流量，和大黄相互协调。诸药合用具有清热解毒、通腑泄浊、抗菌消炎、加快肠蠕动、加速毒物排泄的作用。

朱鸿铭临证验案医方

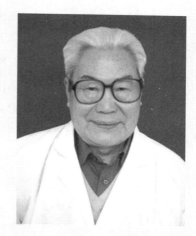

朱鸿铭

　　朱鸿铭，男，82岁。山东省首批名中医药专家，济宁曲阜朱氏中医世家第四代传人，曲阜市中医院名誉院长，山东省五级师承指导老师，山东省名老中医药专家朱鸿铭传承工作室指导老师。发表和出版《乡村医生中医临床顾问》《农村中医临床顾问》等论文论著近200篇。

五苓散合五皮饮治疗肾病综合征

一、验案选录

初诊 患者，女，24 岁。因"腰痛，下肢浮肿 2 个月"于 2017 年 4 月 2 日来朱老传承工作室求诊。患者 2 个月前无明显诱因出现面部及下肢水肿，伴腰痛、尿频、尿少。于 2017 年 1 月 28 日到外院就诊，诊为"肾病综合征"，予糖皮质激素及免疫抑制剂等药物治疗 2 个月不见好转。除上述症状外，患者还有体重较前明显增加、急躁失眠等激素副作用表现，并请求：①不接受激素治疗；②要求门诊中药治疗。查体：血压 114/70mmHg，水肿已漫及全身，以面部、眼睑、腰腿部明显，按之凹陷。舌质淡，苔白稍厚，脉象弦滑无力。尿常规示：尿蛋白（4＋），镜下血尿（＋）；24 小时尿蛋白定量 5g/24h；血浆白蛋白 28g/L，胆固醇 11mmol/L；肾功能正常。超声检查无异常。西医诊断：原发性肾病综合征。

中医诊断 水肿（三焦决渎失调）。

治 则 健脾补肾，利尿祛湿。

方 药 五苓散合五皮饮加味。茯苓 15g，麸炒白术 12g，猪苓 10g，泽泻 10g，桂枝 9g，茯苓皮 20g，桑白皮 12g，大腹皮 12g，陈皮 12g，生姜皮 10g，黄芪 20g，白茅根 30g，益母草 15g。15 剂，水煎服，每日 1 剂，3 天一休，早晚温服。嘱忌食辛辣、油腻、咸辣之品。

二诊 2017 年 4 月 28 日。服药半月余，浮肿基本消失，尿频、尿急明显减轻，但仍烦躁失眠，口渴，舌苔薄黄，脉弦数。尿常规示：尿蛋白（2＋），镜下血尿（－）。镜检白细胞 0～2 个 /Hp。调整处方：生地黄 12g，金银花 20g，茯苓 12g，黄芪 20g，苍术 10g，葛根 10g，薏苡仁 20g，蝉蜕 6g，金银花 15g，荆芥 5g，焦山楂 9g，甘草 5g。10 剂，水煎服，每日 1 剂。禁忌同前。

三诊 2017 年 5 月 20 日。服药后，自觉症状基本消失，但觉乏力少神，舌苔薄白，脉细数无力。尿常规示：尿蛋白（＋），24 小时尿蛋白定量 2g/24h，血浆白蛋白 25g/L，胆固醇 9mmol/L。调整治则为健脾固肾。处方：炙黄芪 20g，党参 20g，茯苓 15g，黑豆 50g，麸炒苍术 10g，益母草 15g，白茅根 20g，蝉蜕 6g，焦山楂 9g，薏苡仁 20g，防风 8g，炒鸡内金 8g，炙甘草 8g，红枣 4 枚。20 剂，水煎服，每日 1 剂。禁忌同前。同方做成膏方，坚持服用 1 个月。

四诊 经服三诊方 2 个月余，诸症消失，患者感觉良好，无不适。尿常规及血液相关检查无异常。停汤剂。给予肾炎舒颗粒、金水宝胶囊善后，以资巩固。

二、按语

肾病综合征属祖国医学"水肿"范畴。朱师在治疗水肿初期主要用"洁净府"法，善用五苓散合五皮饮等利尿消肿。病程中期因阴虚风热，短暂应用"开鬼门"法，用风药辛凉解表。水肿消失后，往往出现神疲乏力、低蛋白血症，朱师认为属病后虚损，此刻补虚扶正有着承上启下的重要作用。《黄帝内经》云"因其衰而彰之"，当健脾固肾。历时 4 个月临床治愈，经 1 年随诊，尿常规、肝功能、肾功能均正常。

朱老认为肾病综合征分为两型，即水肿、虚损。水肿期治疗以祛邪利水为要，虚损期以扶正补虚为务。对水肿未去、正已虚者应分清主次，灵活权衡。病程中常携湿热、血瘀、外感等证，导致出现虚实寒热夹杂等复杂情况，因此在治则上要标本同治，攻补兼施，寒热并用。用药做到滋而不腻，利湿而不伤阴，清热而不伤阳，补气而不壅滞。

（朱正阳整理）

朱传伟临证验案医方

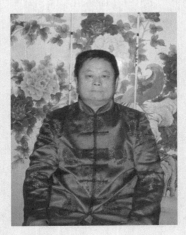

朱传伟

　　朱传伟，1958 年生，副主任医师，济宁曲阜朱氏中医世家第五代传人。1981 年 7 月～1982 年 12 月在济宁地区首届中医进修班学习，1988 年毕业于山东中医药大学夜大专科，2013 年山东中医药大学成人教育本科毕业。济宁市第一、二批名中医药专家，山东省五级师承指导老师。山东省中医学会肝胆病、肾病专业委员会委员，曲阜市医学会中医专业委员会副主任委员，全国基层名老中医药专家传承工作室指导老师。从事中医临床 42 年。擅长中医内、妇、儿科常见病及多发病的治疗。发表论文 30 余篇，取得地市级科研成果 2 项，出版著作 6 部。

八正散加减治疗泌尿系感染

一、验案选录

初诊 患者，男，24 岁。因"尿频、尿急、尿痛、尿血 1 周"于 2017 年 6 月 4 日到本院泌尿外科就诊，诊为"泌尿系感染"，予抗菌消炎药物治疗，不见好转，于 2017 年 6 月 10 日来名中医工作室就诊。症见：尿频、尿急、尿痛、尿血，口渴，小腹不适，腰酸。舌苔薄黄，脉滑数。追问病史，患者近日因工作较忙，天气较热，饮水偏少。尿常规示：尿蛋白（2＋），镜下血尿（3＋）。超声检查无异常。

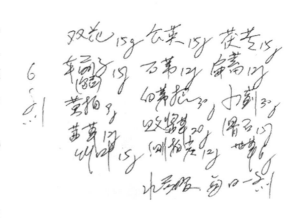

中医诊断 热淋（下焦湿热、热伤血络证）。

治   则 清热解毒，利尿通淋，凉血止血。

方   药 八正散加减。金银花 15g，蒲公英 15g，茯苓 15g，车前子 15g（包煎），滑石 15g，淡竹叶 15g，石韦 12g，萹蓄 12g，黄柏 9g，茜草 12g，栀子 12g，瞿麦 12g，侧柏炭 12g，白茅根 30g，小蓟 30g，败酱草 20g，甘草 6g。6 剂，水煎服，每日 1 剂。嘱禁忌辛辣油腻之品，多喝水。

二诊 2017 年 6 月 17 日。患者尿频、尿急、尿痛、尿血症状明显减轻，口渴大减，腰酸止，舌苔薄黄，脉滑数。尿常规示：尿蛋白（＋），镜下血尿（2＋）。辨证治疗同前，考虑患者偏胖，药量稍弱，给予初诊方加量。处方：金银花 20g，蒲公英 20g，茯苓 15g，车前子 15g（包煎），石韦 15g，滑石 15g（包煎），淡竹叶 15g，萹蓄 12g，瞿麦 12g，栀子 12g，茜草 12g，侧柏炭 12g，白茅根 30g，小蓟 30，败酱草 20g，甘草 6 克。6 剂，水煎服，每日 1 剂。禁忌同前，多喝水。

三诊 2017 年 6 月 25 日。服药后，尿频、尿急、尿痛、尿血现象消失，已不口渴，偶有腰酸乏力，舌苔薄黄，脉滑数。尿常规示：尿蛋白（＋），镜下血尿（－）。辨证：热势已退，肾阴不足。治宜滋肾养阴，兼清余热，佐以固摄蛋白。拟方如下：金银花 15g，蒲公英 15g，茯苓 15g，车前子 15g（包煎），石韦 15g，淡竹叶 15g，萹蓄 12g，茜草 12g，女贞子 12g，旱莲草 12g，生地黄 12g，白茅根 15g，小蓟 15g，芡实 15g，甘草 6g。水煎服，每日 1 剂，禁忌同前，多喝水。

四诊　三诊方加减调理半个月，诸症消失。尿常规检查无异常。随即停药。

二、按语

八正散出自《太平惠民和剂局方》，具有清热泻火、利尿通淋之功，为热淋之常用方。主治湿热淋证。症见尿频、尿急、尿痛，淋漓不畅，小腹拘急不适，口渴，舌苔黄，脉滑数。本病因湿热下注膀胱，热伤血络，肾气受损所致。膀胱乃津液之府，湿热阻滞，则小便不利，淋漓不畅，尿频、尿急、尿痛，小腹不适；邪热内蕴，则口渴，舌苔黄，脉滑数；热伤血络，则血尿。治宜清热利湿，利尿通淋，凉血止血。方以八正散清热利水通淋；加金银花、蒲公英、败酱草、栀子增强清热解毒泻火之力；加白茅根、小蓟、茜草、侧柏炭凉血止血。方药对症，故能及时控制病情。

张丽临证验案医方

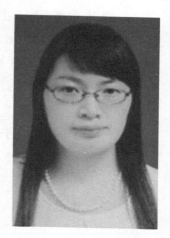

张丽

张丽，女，1978 年生，江苏铜山人。副教授，济宁医学院附属医院中医科副主任医师，医学博士。2002 年毕业于山东中医药大学获学士学位，2005 年毕业于福建中医学院获硕士学位，2014 年毕业于山东中医药大学获博士学位。从事中医医、教、研工作 10 余年。山东中医药学会内经专业委员会、肾病专业委员会委员。擅长中医内科、妇科等常见病的诊疗及慢性病、亚健康状态的调理。主持科研项目 7 项，编写教材等著作 4 部，发表核心期刊论文 10 余篇。

黄芪赤风汤合五皮五藤饮治疗过敏性紫癜肾炎

一、验案选录

初诊 患者，男，10岁。因"双下肢反复起红色瘀点、瘀斑3个月"于2015年2月5日就诊。既往无特殊病史，发病前有"上呼吸道感染"病史，初期手足关节疼痛，不伴发热、腹痛。曾多次于外院治疗，可缓解，但仍反复发作。2015年1月

【水煎服】草药方剂6剂 <bid（1日2次）>

茯苓 12g　丹皮 12g　泽泻 12g

黄芪 30g　白及 15g　山药 20g

小蓟 15g　茜草 12g　仙鹤草 30

忍冬藤 12g　赤芍 10g　海风藤 12g

生地 10g

19日查尿常规示：镜下血尿（2＋），尿蛋白（－）。查体：体重45kg，双下肢少量出血点，色暗淡，不融合，压之不褪色，以小腿伸侧多见。现饮食、睡眠可，大便干，无肉眼血尿。舌质红，苔薄腻，中部剥脱，脉滑。

中医诊断 紫癜（脾虚湿浊挟瘀热证）。

治　则 健脾化湿，清热凉血。

方　药 黄芪赤风汤合五皮五藤饮加减。黄芪30g，赤芍10g，茯苓12g，牡丹皮12g，泽泻12g，白及15g，山药20g，小蓟15g，茜草12g，仙鹤草30g，忍冬藤12g，海风藤12g，生地黄10g。6剂，水煎服，每日1剂，早晚分服。嘱清淡饮食。

二诊 2015年2月14日。下肢出血点消退，大便正常，舌质红，苔薄白腻，中部剥脱，脉细滑数。查尿常规示：镜下血尿（2＋），尿蛋白（－），尿红细胞（高倍视野）9.6个/HPF。治疗原则不变，初诊方加白术15g、防风10g健脾祛湿，14剂，水煎服，每日1剂，早晚分服。

紫癜未再反复，后以二诊方随证加减调理5个月，镜下血尿稳定在（2＋），尿红细胞（高倍视野）逐渐减少。

三诊 2015年7月4日。胃脘稍痛。查体：舌质红，苔腻，根部剥脱，脉细弱，左滑。查尿常规示：镜下血尿（±），尿蛋白（－），尿红细胞（高倍视野）1.7个/HPF。考虑脾虚湿滞，治以健脾化湿、缓急止痛、祛风止血。予二诊方加厚朴10g、皂针10g、薏苡仁30g、棕边炭6g、白芍12g，水煎服，

每日1剂，早晚2次温服。

四诊 服三诊上方7剂，2015年7月30日查尿常规示：镜下血尿（－），尿蛋白（－），尿红细胞（高倍视野）2个/HPF。患者无明显不适，遂停药。

后定期随访。2015年9月19日复查尿常规示：镜下血尿（－），尿蛋白（－）。

二、按语

黄芪赤风汤出自《医林改错》，生黄芪二两、赤芍一钱、防风一钱，功能益气助阳、活血行滞、祛风通络。王清任在《医林改错》下卷论黄芪赤风汤云："治瘫腿，多用一分，服后以腿动为准，不可再多……无病服之，不生疾病。总出数篇，不能言尽其妙。此方治诸病，皆效者，能使周身之气通而不滞，血活而不瘀，气通血活，何患疾病不除。"薛伯寿认为，此方药味虽少，但配伍奇特，耐人寻味，具有调气活血之功效。笔者跟随孙冰教授学习时，尝谓此方调节免疫，治疗过敏性疾病疗效颇佳。故笔者亦多用此方治疗荨麻疹属于气虚瘀热者，疗效满意。本案患者过敏性紫癜证属脾气虚挟湿瘀热，故适用本方。黄芪健脾益气，增强免疫功能；赤芍凉血活血；防风祛风止痒，再配伍白术、山药、仙鹤草、白及等药加强健脾止血之效。

五皮五藤饮为皮肤科专家赵炳南的经验方，其组成为青风藤、海风藤、夜交藤、双钩藤、天仙藤、粉丹皮、白鲜皮、海桐皮、桑白皮、地骨皮。功效祛风胜湿、清热解毒、通络和血。主治血热挟风挟湿之皮疹，包括过敏性皮炎、湿疹、荨麻疹、带状疱疹、银屑病、痤疮、过敏性紫癜、皮肤瘙痒等。孙冰教授常用此方治疗风湿、过敏性疾病。考虑过敏性紫癜性肾炎不适宜用青风藤、天仙藤，故仅用牡丹皮凉血散瘀。两方合用治疗过敏性紫癜，皮肤紫癜得以迅速有效缓解。而过敏性紫癜性肾炎隐血较难消退，基于患者体质脾虚挟湿浊瘀，坚持守方治疗，方能获得痊愈。

卢立新临证验案医方

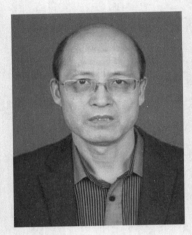

卢立新

卢立新，男，1961年生，山东莒县人，硕士学位，主任医师，中共党员。山东省首批高层次优秀中医临床人才，泰安市首批泰山医学家，泰安市十大名中医。现任泰安市中医医院肾病科主任，山东中医药大学、泰山医学院、山东中医药高等专科学校兼职教授，山东省中医药学会肾病专业委员会委员，山东省亚健康专业委员会委员，"健康山东"首届健康大使。2015年遴选为山东省中医药五级师承第三批学术指导老师。从事中医肾病医教研30余年，擅长中医辨证治疗慢性肾衰竭、急慢性肾小球肾炎、过敏性紫癜肾炎、泌尿系感染、肾结石、前列腺炎、男性性功能障碍、更年期综合征等疾病，临床取得良好治疗效果。

清热利咽汤治疗慢性肾小球肾炎热毒客咽证

一、验案选录

初诊 患者，女，35岁。因"小便浑浊色红半年余，加重伴咽痛2天"于2017年9月12日就诊。既往体健，否认重大病史。2天前感邪后出现鼻塞，咽干痛不适，自服感冒清热颗粒，效果欠佳，来诊。症见：小便浑浊色红，伴较多泡沫，无尿频、尿急、尿痛，无排尿中断，咽部干痛不

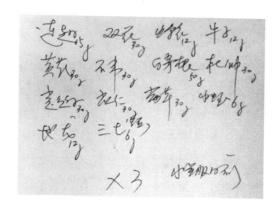

适，无恶心呕吐及腹痛腹泻，纳眠可，大便调，无皮肤紫癜，无关节痛，无光过敏，肢体无浮肿。查体：血压120/60mmHg，神志清，精神可，咽部充血，双侧扁桃体Ⅲ度肿大，双肺呼吸音清，未闻及干湿性啰音，心律齐，心音可，各瓣膜听诊区未闻及病理性杂音。腹软，肝区无叩痛，墨菲征（－），麦氏点无压痛及反跳痛。双肾区无叩痛，双下肢无水肿。查尿常规示：镜下血尿（2＋），尿蛋白（3＋），尿白细胞（－）。

中医诊断 尿浊病（热毒客咽、损及肾脏证）。

治　　则 清热解毒，活血益肾。

方　　药 清热利咽汤加减。连翘15g，蝉蜕12g，金银花30g，牛蒡子12g，茜草30g，水蛭6g，地龙12g，三七6g（先煎），黄芪30g，石韦30g，白茅根50g，薏苡仁30g，杜仲30g，菟丝子30g。3剂，水煎服，每日1剂，早晚分服。嘱低盐、低脂、优质蛋白饮食。

二诊 2017年9月18日。服药后，患者小便浑浊色红，泡沫较前减少，咽痛减轻，仍觉咽干，舌质红，苔薄黄，脉滑数。查尿常规示：尿蛋白（2＋），镜下血尿（＋）。治疗原则不变，初诊方加玄参15g、桔梗12g以滋阴降火利咽。4剂，水煎服，每日1剂，早晚分服。

三诊 2017年9月22日。患者小便颜色正常，尿中泡沫明显减少，咽痛

轻微，不思饮食，大便黏腻，舌质红，苔薄黄，脉滑数。查尿常规示：尿蛋白（＋）。二诊方加炒苍术、麸炒白术各 15g 以健脾祛湿。3 剂，水煎服，每日 1 剂，早晚 2 次温服。

四诊 2017 年 9 月 28 日，服药后，诸症消失，患者无明显不适。查尿常规示：尿蛋白（－）。患者无明显不适，遂停药。

二、按语

清热利咽汤为银翘散化裁而来。吴鞠通在《温病条辨》中论银翘散道："太阴风温、温热、温疫、冬温，但热不恶寒而渴者，辛凉平剂银翘散主之。""本方谨遵《内经》'风淫于内，治以辛凉，佐以苦甘；热淫于内，治以咸寒，佐以甘苦'之训；又宗喻嘉言芳香逐秽之说，用东垣清心凉膈散，辛凉苦甘，病初起，且去入里之黄芩，勿犯中焦；加银花辛凉，芥穗芳香，散热解毒，牛蒡子辛平润肺，解热散结，除风利咽，皆手太阴药也……此方之妙，预护其虚，纯然清肃上焦，不犯中下，无开门揖盗之弊，有清以去实之能，用之得法，自然奏效。"银翘散能清热利咽，疏散风热，活血益肾。适用于热毒客咽，损及肾脏，症见咽部红肿疼痛或吞咽疼痛，悬雍垂红肿，咽后壁淋巴滤泡和咽侧索红肿或咽黏膜脓点散在分布。中医理论中，咽喉上连口腔，下通肺、胃，是经脉循行之要冲。外邪既是诱发慢性肾炎的因素，也是促使疾病复发和加重的重要因素。外邪郁于咽喉，肺失宣降，邪气又循经损及肾脏，从而出现蛋白尿、血尿、水肿等临床症状。喉为肺之系，为肺之门户，属肾所主。正如《灵枢·经脉别论》云："肾足少阴之脉……其直者从肾上贯肝膈，入肺中，循喉咙，挟舌本……是主肾所生病者，口热舌干，咽肿上气，嗌干及痛。"因此，咽喉得肾之精气濡养，则生理功能正常，不为邪气所犯。肾脏气血阴阳失调可致咽喉疾病，咽喉疾病亦可循经下扰及肾。

清热利咽汤基本药物组成：金银花 30g，连翘 20g，黄芩 15g，栀子 10g，薏苡仁 30g，桔梗 12g，牛蒡子 10g，蝉蜕 20g，丹参 30g，水蛭 12g，地龙 12g，石韦 25g，紫河车 10g（研末冲服，或装胶囊服），黄芪 30g。方中金银花、连翘、蝉蜕清热解毒，疏散风热；牛蒡子、桔梗宣肺利咽，散结消肿；黄芩、栀子、石韦清热利湿；丹参、水蛭、地龙活血通络；紫河车温补肾精，益气养血；黄芪、薏苡仁健脾益气。

热毒症状较重，见咽部红肿疼痛，吞咽不利，或有声音嘶哑，扁桃体肿大，舌质红，苔薄黄，脉浮数者，重用金银花、连翘、黄芩，加紫花地丁、菊花、山豆根、蒲公英；手足心热，口干欲饮，舌红绛少苔者，加知母、黄柏、山茱萸、麦冬、北沙参；若伴水肿者，合用车前子、五皮饮；血尿重者，加三七、白茅根、茜草。

康复肾加减治疗慢性肾衰竭脾肾虚衰证

一、验案选录

初诊 患者，男，30 岁。因"体倦乏力半年余，加重 1 周"于 2017 年 11 月 1 日就诊。既往"慢性肾炎"病史 20 年，血压偏高 2 个月余。1 周前劳累后症状加重，经休息不能缓解，来诊。症见：体倦乏力，腰膝酸软，头晕，小便伴泡沫增多，尿量可，无尿频、尿急、尿痛，

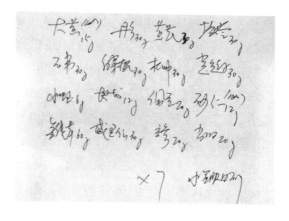

恶心欲吐，无胸闷心慌及腹痛腹泻，纳可眠安，双下肢水肿，大便调，日 1 行。查体：体温 36.4℃，脉搏 68 次 / 分，呼吸 18 次 / 分，血压 160/90mmHg，神志清，精神可，睑结膜色淡，咽部无充血，扁桃体无肿大。双肺呼吸音清，未闻及干湿啰音，心音可，律齐，各瓣膜听诊区未闻及病理性杂音。腹部查体未见明显异常，双肾区无叩痛，双下肢轻度水肿。

尿常规示：镜下血尿（2 ＋），尿蛋白（2 ＋），尿白细胞（－）；肾功能示：血清肌酐 636μmol/L，尿素氮 22.2mmol/L，尿酸 757μmol/L；血常规示：红细胞 3.31×10^{12}/L，血红蛋白 94g/L；彩超示：弥漫性双肾实质损害，右肾囊肿。

中医诊断 慢性肾衰竭（脾肾虚衰、浊毒内潴证）。

治 则 健脾益肾，通腑泄浊。

方　药　康复肾加减。大黄15g（后下），丹参30g，玄参20g，土茯苓30g，黄芪30g，石韦30g，水蛭6g，菟丝子30g，杜仲30g，地龙12g，金钱草60g，白茅根30g，威灵仙30g，佩兰20g，当归20g，砂仁12g（后下）。7剂，水煎服，每日1剂，早晚分服。嘱低盐、低脂、优质蛋白饮食。

二诊　2017年11月8日。服药后，患者恶心欲吐、头晕减轻，体力增加，小便泡沫较前减少，双下肢浮肿减轻。舌质淡红，苔薄白，脉沉细。查尿常规示：尿蛋白（2＋），镜下血尿（＋）；查血常规示：血红蛋白95 g/L，红细胞3.36×10^{12}/L；肾功能：血清肌酐550μmol/L，尿素氮21.1mmol/L，尿酸708μmol/L。血压维持在130/80mmHg。治疗原则不变，初诊方去玄参、金钱草、威灵仙，加太子参30g健脾补气，三七6g（先煎）活血不伤新血。7剂，水煎服，每日1剂，早晚分服。

三诊　2017年11月15日。服二诊方7剂，恶心欲吐、头晕减轻，体力增加，小便泡沫明显减少，夜尿增多，双下肢无浮肿。舌质淡红，苔薄白，脉沉细。查血常规示：血红蛋白102g/L，红细胞3.55×10^{12}/L；肾功能示：血清肌酐539μmol/L，尿素氮20.4mmol/L，尿酸688μmol/L。查尿常规示：尿蛋白（2＋），镜下血尿（－）。二诊方加附子15g温阳化气，紫苏梗20g理气宽中。7剂，水煎服，每日1剂，早晚2次温服。

四诊　2017年11月22日。服药后，诸症减轻，复查肾功能：血清肌酐534μmol/L，尿素氮18.9mmol/L，尿酸674μmol/L。查尿常规示：尿蛋白（＋），镜下血尿（－）。患者无明显不适，守方继用。

二、按语

康复肾方剂乃我的导师胡遵达主任医师的经验方，功可健脾益肾、通腑泻浊。适用于脾肾虚衰证，症见体倦乏力，腹胀，晨起眼睑浮肿，下午足部水肿明显，纳差、恶心、呕吐频作，腰酸乏力，四肢不温，足跟疼痛，尿少或小便清长，小便泡沫增多，舌质淡，苔薄白或薄黄，脉沉细。

康复肾组方：大黄15～30g（后下），丹参30g，黄芪30g，土茯苓30g，水蛭12g，地龙15g，杜仲15g，巴戟天12g，泽兰20g，砂仁12g（后下），姜厚朴30g。水煎服，日1剂。方中大黄、土茯苓、泽兰通腑泄浊，丹参、水蛭、地龙活血通络，黄芪补气，杜仲、巴戟天补肾健骨，厚朴下气宽中。

肾阳衰微是本病发病之源。肾为先天之本，肾阳虚，肢体失于温煦，故体倦乏力、腰膝酸软；肾主藏精，肾虚失于固摄，精微物质下注，故见尿中泡沫增多；脾为后天之本，主运化，肾阳虚，脾失温养，脾肾衰败，水液失于运化，日久化为浊毒，浊毒潴留体内，上犯中焦，胃失和降则见恶心欲吐；浊毒上扰清窍则见头晕不适。正如何廉臣在《重订广温热论》中所论述，溺毒入血，血毒上脑之后，头痛而晕，视力朦胧，耳鸣、耳聋、呕吐、呼吸带有溺臭……其犯脾胃，引起口黏纳呆，恶心呕吐，腹泻或便秘，水气凌心犯肺产生水肿或全身衰竭等症状，或入营血而发生衄血、呕血，或惹动肝风而发抽搐，或蒙蔽清窍见神识昏蒙。

脾虚湿困症状明显者，加炒苍术、佩兰、藿香以化湿健脾；畏寒肢冷、夜尿清长者，加黑顺片，取其阴中求阳，补阴助阳，使肾阳振奋，气化复常；中阳不振，脾胃虚寒，脘腹冷痛或便溏者，加干姜、补骨脂以温运中阳；虚不受补而见恶心、呕吐、纳少腹胀者，先予调补脾胃，健脾助运，可加炒山药、白茯苓、炒麦芽、陈皮、炒神曲；头晕、头痛明显，耳鸣、眩晕、血压升高者，可加钩藤、石决明、夏枯草；小便量少或水肿者，加泽泻、车前子利水泄浊消肿。

赵平临证验案医方

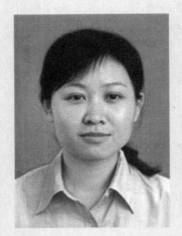

赵平

赵平，女，1981年生，山东东平人，泰安市中医医院肾病科主治医师，医学博士。2004年于山东中医药大学获学士学位，2007年于山东中医药大学获硕士学位，2017年于山东中医药大学获博士学位。从事中医肾病临床、科研、教学11年，擅长中西医结合治疗急、慢性肾小球肾炎，肾病综合征，急、慢性肾衰竭，尿路感染，尿路结石，前列腺炎，前列腺增生症，等等。山东省中医药学会肾脏病分会委员，泰山医学院、济宁医学院、山东省高等医学专科学校兼职外聘讲师。发表论文20余篇，参编著作2部。以主要负责人在研国家自然基金项目1项，参与省级科研课题2项，主持市级科研课题1项并获山东中医药科学技术奖三等奖。

分阶段应用自拟排石汤二则治疗尿路结石

一、验案选录

初诊　患者，男，19岁。因“尿痛伴排尿不畅3天”于2017年5月20日就诊。既往体健，否认重大病史。3天前无明显诱因出现排尿时疼痛、腰痛，并逐渐出现排尿不畅，来本院门诊就诊。查泌尿系彩超示：双肾结石（泥沙样，最大1.7mm×2.1mm），左侧输尿管结石（上段，5mm×6.5mm），左肾少量积水（最宽处9mm）；尿常规示：红细胞（＋），白细胞（＋）。症见：尿痛、尿急，排尿不畅，尿量正常，双侧腰痛，呈阵发性腰痛，左侧为甚，剧痛时难以忍受，伴有恶心欲吐，小腹坠胀，无发热，无肉眼血尿，纳少，大便调。舌质红，苔黄腻，脉滑数。查体：血压120/75mmHg，痛苦貌，被动屈曲体位。心肺（－）。双肾区叩痛（＋），双下肢无水肿。

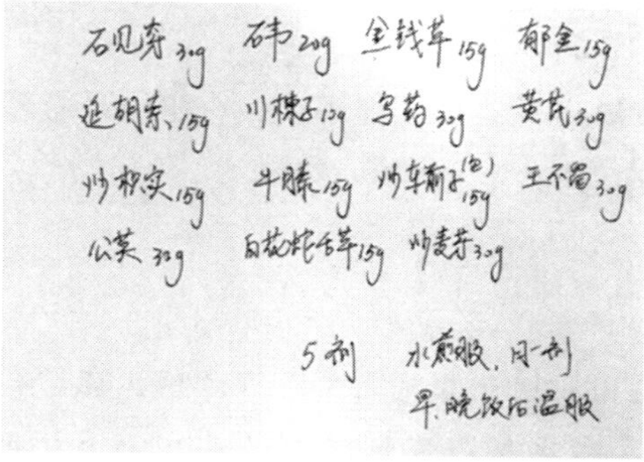
石见穿30g　石韦20g　金钱草15g　郁金15g
延胡索15g　川楝子10g　乌药30g　黄芪30g
炒枳实15g　牛膝15g　炒车前子(包)15g　王不留30g
公英30g　白花蛇舌草15g　炒麦芽30g
5剂　水煎服，日一剂
早晚饭后温服

图一

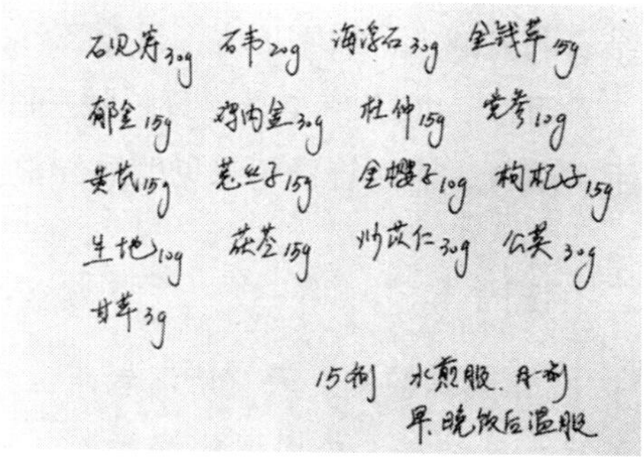
石见穿30g　石韦20g　海浮石30g　金钱草15g
郁金15g　鸡内金30g　杜仲15g　党参10g
黄芪15g　菟丝子15g　金樱子10g　枸杞子15g
生地10g　茯苓15g　炒苡仁30g　公英30g
甘草3g
15剂　水煎服，日一剂
早晚饭后温服

图二

中医诊断　石淋（湿热下注、砂石阻滞证）。

治　　则　清热利湿，通淋化石。

方　　药　清淋排石汤（图一）。石见穿30g，石韦20g，金钱草15g，郁金15g，延胡索15g，川楝子10g，乌药30g，黄芪30g，炒枳实15g，牛膝15g，炒车前子15g（包煎），王不留行30g，蒲公英30g，白花蛇舌草15g，炒麦芽30g。5剂，水煎服，每日1剂，早晚分服。嘱清淡饮食。

二诊　2017年5月25日。患者尿痛、尿急明显减轻，排尿较前通畅，腰痛减轻，阵发性隐痛，无恶心呕吐，小腹坠胀消失，纳眠改善，大便调。复查泌尿系彩超示：双肾结石（泥沙样，最大 1.7mm×2.1mm），左侧输尿管结石（末段，5mm×6.3mm），左肾少量积水（最宽处 3mm）。治疗原则不变，因进食较前增多，初诊方去炒麦芽。7 剂，水煎服，每日 1 剂，早晚分服。

三诊 2017 年 6 月 2 日。服二诊方 7 剂，尿痛、尿急消失，排尿通畅，服第 4 剂时患者排出黑褐色结石 1 粒，腰部隐痛，无恶心呕吐及小腹坠胀，纳眠可，大便调。复查泌尿系彩超示：双肾结石（泥沙样，最大 1.7mm×2.1mm）。尿常规示：镜下血尿（＋）。

患者输尿管结石成功排出，诸症减轻，肾实质内仍有大量泥沙样结石，需缓缓攻之，重在化湿排石、补益肾气，辅以清热通淋，改用化石排石汤（图二）继续治疗：石见穿 30g，石韦 20g，海浮石 30g，金钱草 15g，郁金 15g，鸡内金 30g，杜仲 15g，党参 10g，黄芪 15g，菟丝子 15g，金樱子 10g，枸杞子 15g，生地黄 10g，茯苓 15g，炒薏苡仁 30g，蒲公英 30g。15 剂，水煎服，每日 1 剂，早晚分服。

四诊 2017 年 6 月 16 日。患者排尿通畅，无尿频、尿急、尿痛，无腰痛，纳眠可，大便调。查泌尿系彩超示：左肾内强光点。尿常规（－）。患者结石明显减少，效不更方，继服三诊方 15 剂。

五诊 2017 年 7 月 1 日。服三诊方 15 剂后，无明显不适，查泌尿系彩超示：双肾、输尿管彩超未见明显异常。遂停药。

二、按语

《诸病源候论》云"诸淋者，由肾虚而膀胱热故也"，《医宗金鉴》言"石淋犹如碱结裆，是因湿热炼膀胱"，认为石淋是由湿热煎炼而成，犹如水煮盐，火大水少，盐渐成石。根据结石的发病部位，分为肾结石、输尿管结石、膀胱结石等。

根据临床观察，输尿管结石伴有肾积水、剧烈疼痛者多属于湿热下注，砂石阻滞，气机不畅。不通则痛，急则治其标，方选"清淋排石汤"。该方重在清热利湿，通淋化石，行气止痛，乌药、黄芪、炒枳实、牛膝、炒车前子等五味药能振奋肾气，引结石和尿液下行，达到增流冲石的目的。当输尿管结石排出，梗阻解除，改用化石排石汤，该方在经典的三金三石汤基础上加用杜仲、菟丝子、金樱子、枸杞子、生地黄补益肾气，有助于津充阴复，水增则结石不易凝结；茯苓、炒薏苡仁、党参、黄芪健脾化湿，脾健则湿热不生，结石不易复发。该方适用于无明显症状的肾结石、泥沙样结石和结石的预防。

肾绞痛明显者，增加延胡索用量，也可加用木香、制乳香、制没药；尿血者，加小蓟、蒲黄炭、茜草凉血止血；尿灼热重者，加萹蓄清化膀胱湿热；尿后余沥不尽者，加菟丝子、金樱子、枸杞子补益肾气；体质虚弱者，加党参、茯苓益气健脾。

王柱林临证验案医方

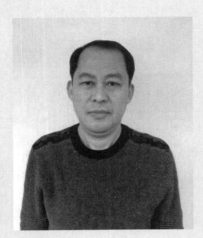

王柱林

  王柱林，男，1963年4月生，山东莱阳人。山东省乳山市中医院国医堂主任，副主任中医师。1984年毕业于山东省中医药学校中医专业，2009年毕业于山东中医药大学中医专业。从事中医临床、科研、教学工作35年，擅长运用中医药治疗妇科、男科及内外科疑难杂病。山东中医药学会妇科专业委员会委员，山东中医药学会肾病专业委员会委员，山东省五级中医药师承教育项目第四批指导老师，威海市名中医药专家，威海市高层次优秀中医人才，威海市中医药学会理事，威海市中医药学会妇科专业委员会主任委员。发表学术论文50多篇，获优秀论文奖10多篇，主持科研课题3项，获省市科技进步奖3项。主编著作3部。

前列通汤治疗慢性前列腺炎

一、验案选录

初诊 患者，男，37岁。因"小腹及会阴部胀痛不适7天"于2017年10月25日就诊。既往有"慢性前列腺炎"病史，应用中西药物治疗，症状消失。7天前因情志刺激致小腹及会阴部胀痛不适，伴尿频，腰膝酸痛，头晕乏力，心烦。舌质淡红，苔腻微黄，脉沉弦。直肠指诊：前列腺肿大，压痛明显。

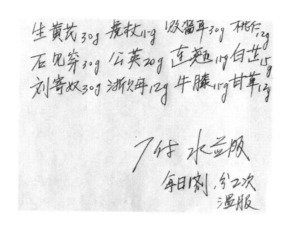

中医诊断 精浊（湿热下注证）。

治　　则 清热利湿，化瘀散结。

方　　药 前列通汤加减。生黄芪30g，虎杖15g，败酱草30g，白芷15g，桃仁12g，蒲公英20g，石见穿30g，丹参30g，连翘15g，浙贝母12g，牛膝15g，刘寄奴30g，皂角刺6g，甘草12g。7剂，以水煎成600mL，每日1剂，分3次温服。忌辛辣厚味。

二诊 2017年11月3日。小腹及会阴部胀痛减轻，尿频改善，舌淡红，苔微黄，脉沉弦。效不更方，继进7剂。

三诊 2017年11月10日。小腹及会阴部胀痛消失，小便通畅，腰痛减轻，舌淡红，苔薄白，脉细弦。拟初诊方去蒲公英、连翘、败酱草，加杜仲30g、菟丝子15g、莪术15g。7剂，水煎服。

嗣后问及，未再复发。

二、按语

慢性前列腺炎是青壮年男性的一种常见病、多发病，以会阴、小腹等部位胀痛、尿道灼热、尿道滴白为主要症状，具有病程冗长，病情顽固，反复发作，缠绵难愈等特点。属于中医学的"精浊""淋证"范畴，其临床症状及发病机理均比较复杂，近年来发病率有明显增高趋势。历代医家多以肾虚、肝郁、瘀血、湿热下注厥阴为其主要的病理因素。笔者认为本病发病关键是多种致病因素导致湿热瘀浊，阻滞下焦，精道受损，气血运行不畅。病理关键在于湿热瘀滞。

前列通汤为笔者 30 多年临床应用经验方。方中重用黄芪益气行血，现代医学认为其具有增强免疫功能、改善血液循环、抗炎镇静止痛等作用；虎杖、败酱草、蒲公英、石见穿、连翘清利湿热，解毒散结，且虎杖、石见穿兼有活血消肿之功；桃仁、丹参、刘寄奴活血祛瘀，消痈安神；浙贝母化痰，清热散结；白芷辛温，燥湿，消肿排脓；皂角刺辛散温通，活血消痈，托毒排脓，其性锐利，能直达病所，效与穿山甲相似；甘草缓急止痛，清热解毒，调和诸药。现代医学研究证明，活血化瘀药能改善前列腺体微循环，消除病灶炎性水肿，畅通前列腺管，使纤维组织软化，药物易于渗透前列腺组织内而发挥作用。诸药合用，共奏清热利湿、祛瘀化浊之功。

于淑军临证验案医方

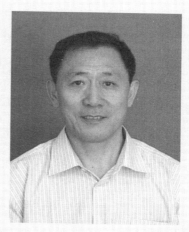

于淑军

　　于淑军，男，1959 年生，山东省威海人。威海市中医院肾病科主任、主任医师，教授。1983 年毕业于山东中医学院。中华中医药学会肾病专业副主任委员，中国民族医药学会肾病分会副会长，中国中医药研究促进会张大宁医学工作委员会副主任委员；山东省中西医结合学会肾病专业委员会副主任委员，山东省中医药学会肾病专业委员会副主任委员，威海市中医药学会肾病专业主任委员等，威海市名中医药专家，威海市十佳医生，威海市医疗卫生首席专家，威海市非物质文化遗产项目"于氏慢肾衰治疗方法"代表性传承人，山东省名中医药专家，山东省"我最喜爱的健康卫士"，全国"首席中青年知名专家"，国家中医药管理局重点专科学科带头人。荣立三等功一次，二等功一次。

自拟保肾系列方治疗水肿病

一、验案选录

初诊 患者，男，57岁。因"眼睑及双下肢浮肿1个月"于2017年12月10日就诊。既往体健。1个月前劳累后出现眼睑及双下肢浮肿，周身乏力，纳差，于区县医院就诊，门诊查尿常规：镜下血尿（±），尿蛋白（3＋）。尿微量白蛋白1215mg/L，血白蛋白21g/L。肾功能正常。术前八项均阴性。诊断为"肾病综合征"，予口服"百令胶囊2.0g，每日3次""缬沙坦胶囊80mg，每日1次"治疗。今日来我院门诊，复查尿常规：镜下血尿（－），尿蛋白（3＋）。血白蛋白20g/L。肾功正常。症见：周身乏力，无恶寒发热，无咳嗽咯痰，纳差，无食欲，无恶心呕吐，睡眠一般，小便多泡沫，时感腰部酸痛，劳累后明显，汗出较前增多，活动后加重，大便黏腻不成形，日行2～3次。舌质淡胖，边有齿痕，苔白腻，脉沉细。查体：血压120/70mmHg，双眼睑及双下肢浮肿，心肺听诊无明显异常，腹软，无压痛、反跳痛及肌紧张。

中医诊断 水肿（脾肾气虚、痰湿内阻证）。

治 则 健脾补肾，祛湿化痰。

方 药 自拟保肾2号方加减。党参18g，炙黄芪60g，土茯苓39g，砂仁6g，薏苡仁30g，山茱萸18g，枸杞子15g，覆盆子15g，菟丝子15g，车前子15g（包煎）。7剂，水煎服，每日1剂，早晚分服。嘱患者低盐、低蛋白饮食。

二诊 2017年12月17日。患者尿量明显增加，眼睑及双下肢浮肿基本消退，乏力明显减轻，进食改善，微恶寒，小便仍多泡沫，腰酸缓解，汗出较前减少，大便成形，日行2次，舌质淡胖，舌边稍有齿痕，苔白微腻，脉沉滑。查尿常规：尿蛋白（2＋）。血清白蛋白26g/L。肾功能正常。治疗原则不变，患者浮肿消退，初诊方减车前子为6g，加用姜半夏12g、陈皮6g理气化痰除湿。7剂，水煎服，每日1剂，早晚分服。

三诊 2017年12月24日。患者浮肿基本消退，稍感口干，无周身乏力，纳可，小便泡沫明显减少，无明显腰酸腰痛，汗出正常，大便稍干燥，日行2次，舌质淡红微胖，舌边有齿痕，苔薄白，脉沉滑。复查尿蛋白（±）；血清白蛋白32g/L；肾功正常。考虑患者脾气得健，肾气得充，痰湿已祛，口干、大便尚稍干燥，考虑温阳之品耗气伤阴，二诊方去车前子、姜半夏、陈皮，易党参为太子参，酌加生地黄、玄参滋阴养血。处方：太子参18g，炙黄芪60g，土茯苓39g，薏苡仁30g，砂仁6g，山茱萸18g，枸杞子15g，覆盆子15g，菟丝子15g，生地黄15g，玄参15g。7剂，水煎服，日1剂，早晚分服。

四诊 2017年12月31日。患者无明显口干，活动较前有力，大便正常，日行1次，无腰酸腰痛，舌质淡红，边微有齿痕，苔薄白，脉缓滑。复查：尿蛋白（±）；血清白蛋白36g/L；肾功能正常。守方继进14剂。

五诊 2018年1月15日。服药后，诸症消失。患者无明显不适。尿蛋白（±），血清白蛋白39g/L，肾功正常。停服汤药。以自拟于氏保肾丸一次6g，每日3次善后。嘱患者每月定时复查。

二、按语

"水肿"是症状名，历代医家治疗水肿均有疗效并做详细描述。《黄帝内经》说："平治于权衡，去菀陈莝，则气血和而水津散矣"，有"开鬼门、洁净府"的治法而无方。《金匮要略·水气病脉证并治第十四》言"诸有水者，腰以下肿，当利小便；腰以上肿，当发汗乃愈"，提出越婢加术汤、防己黄芪汤、五苓散、己椒苈黄丸、十枣丸、葶苈大枣泻肺汤，并指出"水分病"和"血分病"的关系，成为活血化瘀法用于治疗肾病的理论依据。《伤寒论》治小便不利，利水的方法有温阳利水、育阴利水、化气利水、散结利水、化饮利水。治疗水肿须辨阴阳、表里、虚实，以及肺、脾、肾、三焦气血生化等功能的变化，根据它们的生理特点，恢复水液调节功能，采用宣通水液、温阳、健脾、补肾、降浊等攻补兼施的方法，以求得气化水行。不论是补虚或泻实，其目的是"宣布五阳"，气化水行。

自拟保肾2号方，以党参、炙黄芪健脾益气，茯苓、薏苡仁、车前子利水渗湿，枸杞子、覆盆子、菟丝子温肾益精，砂仁调气，山茱萸敛阴敛精。痰湿重，可酌加姜半夏、陈皮理气化痰；寒湿重，可加制附子（先煎）、干姜温阳化气。

自拟康肾系列方治疗慢性肾衰竭

一、验案选录

初诊 患者，男，41 岁。因"乏力1年余，纳差、恶心1个月"于2017年9月11日就诊。既往有"高血压病"病史5年余，血压最高180/100mmHg，目前服用"缬沙坦胶囊80mg，每日2次""硝苯地平控释片30mg，每日2次"控制血压，

[手写处方]
山茱萸18g，枸杞子15g，覆盆子18g，菟丝子18g
党参15g，当归12g，熟大黄12g，丹参30g
水蛭9g

7剂 日1剂 水煎早晚分服

血压控制于130/80mmHg左右。1年余前感周身乏力明显，于某三甲医院检查：尿蛋白（2＋），血清肌酐163μmol/L，予口服"尿毒清颗粒""百令胶囊"治疗，多次复查血清肌酐波动于160～220μmol/L。1个月前患者加班工作后出现乏力加重，纳差，恶心，时有呕吐，来我院门诊就诊。复查：尿蛋白（3＋），血清肌酐242μmol/L，症见：周身乏力明显，纳差，恶心，呕吐，呕吐物为未消化食糜、畏寒、畏风，无发热，无咳嗽咯痰，无胸闷憋气，小便多泡沫，夜尿2～3次，大便质稀，日行2～3次。舌质暗，舌体淡胖，边有齿痕，苔白腻，脉沉细无力。查体：血压140/80mmHg，心肺听诊无明显异常，腹软，无压痛、反跳痛及肌紧张，双下肢无浮肿。

诊　断　慢性肾衰竭（脾肾气虚兼湿浊证）。

治　则　健脾补肾，祛湿化浊。

方　药　自拟康肾1号方加减。党参15g，山茱萸18g，枸杞子15g，覆盆子18g，菟丝子18g，当归12g，熟大黄12g，丹参30g，水蛭9g。7剂，水煎服，每日1剂，早晚分服。嘱患者低盐、优质低蛋白饮食。

二诊　2017年9月18日。患者乏力明显缓解，进食稍改善，未再恶心呕吐，仍畏寒畏风，小便仍多泡沫，大便稀软，日行2～3次，舌质淡红，舌体微胖，边有齿痕，苔白微腻，脉沉细。复查结果提示：尿蛋白（2＋），血清肌酐180μmol/L。治疗原则不变，患者畏寒，初诊方加用制附子12g（先煎）温阳益气。7剂，水煎服，每日1剂，早晚分服。

三诊　2017年9月25日。患者乏力减轻，进食好，无恶心呕吐，畏寒、畏风明显好转，小便泡沫明显减少，大便仍稀，日行2～3次，舌质淡红，苔薄白，脉沉缓。复查：尿蛋白（2＋），血清肌酐151μmol/L。考虑其大便稀软，将熟大黄减量为9g，守方续服7剂。

四诊　2017年10月2日。患者乏力进一步减轻，活动耐力增加，纳可，无恶心呕吐，无畏寒，小便泡沫明显减少，大便稀软，日行2次，舌质淡红，苔薄白，脉沉缓滑。复查显示：尿蛋白（2＋），血清肌酐降至131μmol/L，患者症状明显减轻。停服中药汤剂。以自拟康肾丸6g，每日3次善后。嘱患者每月定时复查尿常规、肾功能等指标。

二、按语

国医大师张大宁老师在二十世纪八十年代初率先提出"补肾活血法"在治疗肾脏病中的应用，经过三十年来中西医多学科的共同研究，现已在二百多种病症中得到广泛应用，并取得很好的疗效。张大宁老师是一位中医肾病学专家，他对于中医学的"肾"这样说："不是因为我搞肾的研究，才说肾重要，而确实是肾在人体生命活动中有着极其重要的作用，肾不仅是先天之本，而且是人体生命之本。这就如同一棵大树，肾是树根，只有根深、根充，才可枝盛叶茂，才可开花结果，所以肾的重要性可见一斑。"

慢性肾衰竭患者的一般治疗只是解决了水湿内停（水肿）、浊毒内瘀（血清肌酐增高）等标实症状，部分缓解了因毒素引起的恶心、纳差、乏力等表现。但是，肾虚血瘀本质没有得到有效解决，故其引起的症状没有得到根本的改变！因此，中医治疗的关键是补肾活血、扶助正气，并贯穿始终。我们经过多年的临床观察，发现腹膜透析患者配合"补肾活血法—康肾丸"治疗，可以提高患者生活质量，降低腹腔感染率，改善食欲，通畅大便。常用药物包括如山茱萸、枸杞子、覆盆子、菟丝子、党参、当归、酒大黄、丹参、水蛭等，再配合使用"康肾丸"。

丁志勇临证验案医方

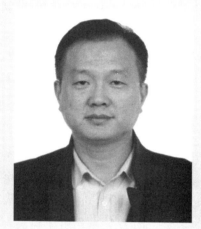

丁志勇

　　丁志勇，男，1968年生，山东日照人。日照市中心医院肾内科主任，血液净化科主任，主任医师，医学硕士。1991年毕业于山东中医学院中医专业，获学士学位；2017年获潍坊医学院硕士学位。潍坊医学院、济宁医学院兼职教授。从事肾脏病临床工作26年，擅长中西医结合治疗各种慢性肾炎、肾病综合征、慢性肾衰竭等肾脏疾病。日照市中西医结合肾病委员会副主任委员，日照市医学会肾病委员会、血液净化委员会副主任委员，山东省医师协会肾脏病委员会委员，器官移植分会委员。开展血液净化、深静脉置管、动静脉内瘘等多项技术。发表论文10余篇，参编专著1本。主持参加科研4项，分别获得日照市科技进步二等奖及三等奖，获国家专利1项。

藿朴夏苓汤合四妙散治疗肾病湿热证

一、验案选录

初诊 患者，男，53 岁，工人。因"腰痛、小便浑浊，伴泡沫多 3 年，加重 5 天"于 2015 年 11 月 26 日就诊。平素嗜烟，既往有"慢性咳嗽"病史，经常服止咳平喘药物。述近 5 天腰酸痛，尿浊，泡沫增多，查尿常规发现尿蛋白（2＋），遂来诊。症见：酒糟鼻，面色少华，头重不适，时有咳嗽，口干口臭，下肢微肿，纳可，眠安，小便浑浊，大便溏薄。舌质红，苔白干，脉细弦数。查体：血压 140/90mmHg。眼睑无浮肿，咽充血，扁桃体无肿大，双肺听诊呼吸音粗，无干湿啰音。心率 90 次 / 分，律齐，心音正常。腹软，肝脾未及，双肾区轻叩痛。下肢轻度凹陷性水肿。

中医诊断 腰痛（湿热久羁、肺肾阴伤证）。

治　　则 益肾养阴，清热利湿。

方　　药 百合沙参汤加减。南沙参 15g，川百合 15g，茯苓 12g，车前子 15g（包煎），牡丹皮 10g，赤芍 10g，泽兰 12g，泽泻 12g，生薏苡仁 12g，白花蛇舌草 15g，怀牛膝 12g，甘草 6g。6 剂，水煎服，每日 1 剂，早晚分服。

二诊 2015 年 12 月 3 日。患者症状无明显好转，头重昏沉，腰酸腰痛，细观其舌，舌质红，苔厚腻焦黄，并述舌尖痛，脉细滑数，为湿热之证，遂改清利湿热为主，拟藿朴夏苓汤合四妙丸加减。处方：藿香 15g，佩兰 15g，苍术 15g，黄柏 15g，川朴 10g，茯苓 10g，薏苡仁 12g，牛膝 10g，半夏 10g，白花蛇舌草 30g，白茅根 30g，蒲公英 30g。6 剂，水煎服，每日 1 剂，早晚分服。

三诊 2015 年 12 月 9 日。药进 6 剂，腰痛减轻，水肿未退，小便清长，大便成形，舌质微红，舌苔淡黄，脉弦细滑。二诊方去白茅根、蒲公英，加生黄芪 30g、黄蜀葵花 5g 以清热利湿、利尿消肿，15 剂。

四诊 2015 年 12 月 25 日。患者诸症消退，复查尿常规，24 小时尿蛋白定量 0.3g/24h。遂停三诊方，单服黄蜀葵花 5g、黄芪 20g，每日 1 剂，巩固疗效。

二、按语

本例患者以腰痛为主，兼有水肿、小便浑浊，属于祖国医学"腰痛""水肿"范畴。《丹溪心法·腰痛七十三》云"腰痛主湿热、肾虚"，治疗先以养阴益肾，而其证平平，乃湿热之邪重，而清利之功轻。故改拟清利湿热为主，加大清利药物剂量，俾湿热去而正自复。

肾病湿热证之病因病机，当责之于正虚和邪实两个方面。久病迁延，损伤正气，湿热之邪乘虚而入；或感受水湿，与内热搏结；或久服激素，久用温补。湿性重浊黏滞，热性熏蒸炼灼，湿热相结，如油裹面，难解难分。总之，肾病湿热证，因虚致实，虚实夹杂，因实更虚，病位在肾，湿热为因，贯穿始终。

藿朴夏苓汤出自《医原》，本为解表化湿之剂，主治湿温初起。四妙丸录自《成方便读》，源自《丹溪心法》二妙丸，加牛膝、薏苡仁。两方并用，取其清利湿热之功。藿朴夏苓汤以藿香、厚朴、半夏、茯苓为主要药物，芳香化湿，清中焦湿热。四妙丸由苍术、黄柏、牛膝、薏苡仁四味组成，苍术为祛湿要药；黄柏入膀胱经、肾经，泻肾火，清湿热；薏苡仁甘淡，可清热利湿；牛膝下行，引诸药达下焦；生黄芪补气升阳，利尿消肿；黄蜀葵花清热利湿。诸药合用，清热而不过于苦寒，利水而不过于伤阴，共治湿热，药证相合，效如桴鼓。

林庆娟临证验案医方

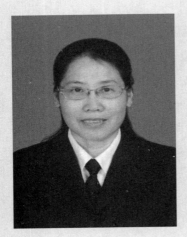

林庆娟

　　林庆娟，女，1965年生，山东省日照市中医医院主任医师。现任日照市肾脏病学会副主任委员，山东省中医肾脏病学会和山东省中西医结合肾脏病学会专业委员会委员，从事肾内科疾病的诊治、科研及教育工作30余年，先后在上海中山医院肾内科及山东大学附属第二医院血液透析中心进修。发表论文10余篇，论著2部，获市级科技进步奖2项。擅长治疗急、慢性肾炎，肾病综合征，尿酸性肾病，狼疮性肾炎，糖尿病肾病，高血压性肾病，急、慢性肾衰竭，各种泌尿系疑难性疾病及各种透析治疗。

肾浊康合剂联合结肠透析治疗
慢性肾功能衰竭案

一、验案选录

初诊 患者孙某，男，51 岁。因"乏力、腹胀 2 个月余"于 2014 年 1 月 24 日就诊。患者 2 个月前出现乏力、腹胀，于日照市中医医院就诊，查血清肌酐 980μmol/L，尿蛋白（＋），血红蛋白 60g/L。症见：周身困倦乏力，腹胀，伴有腰酸、头晕，轮椅推入病区，纳差，眠浅易醒，大便有不尽感，小便量少。舌红，苔白腻，脉细数。查体：血压 164/95mmHg，心肺（－），双下肢轻度浮肿。

诊　　断 慢性肾衰竭（脾肾气虚兼湿浊证）。

治　　则 健脾益肾，祛湿化浊。

治疗方案 肾浊康合剂联合结肠透析（在结肠透析结束前结肠透析机导入肾浊康合剂）。

方　　药 肾浊康合剂。肉苁蓉 20g，大黄 10g（后下），桑椹子 12g，淫羊藿 18g，赤芍 12g，薏苡仁 15g，败酱草 10g，木香 5g。1 剂，加水 1500mL，煎至 500 ～ 800mL。

操　　作 透析结束前，尽量排空肠腔内透析液，结肠透析机加温至 36℃～ 38℃，通过透析机导管导入肾浊康合剂，隔日 1 次，1 个疗程为 10 天，共 4 个疗程，观察疗效。

二诊 2014 年 2 月 15 日。复查血清肌酐 320μmol/L，患者症状明显改善，自行步入诊室，目前无腹胀、头晕，乏力、腰酸均较前明显好转，纳眠可，大便调。继续予肾浊康合剂联合结肠透析治疗 3 个疗程。

三诊 2014 年 3 月 6 日。复查血清肌酐 298μmol/L，患者目前无明显不适，生活及精神状态较初诊时发生明显好转。

患者至今规律复诊，血清肌酐维持在 250～350μmol/L。

二、按语

慢性肾衰竭多属中医学"关格""水肿""溺毒""虚劳"等范畴。病机以脾肾亏虚为本，湿热瘀毒为标，寒热错杂、虚实并见为其特征。患者大都久病致虚，因虚致实，实邪伤正，最终标本虚实互为因果，致使病情迁延难治。治疗应以健脾补肾、祛湿化浊、活血化瘀为法。中医学理论中，大肠（结肠与直肠）与肺相表里，"肺朝百脉"，药物经直肠吸收后可通过经脉上输于肺，再由肺洒陈于五脏六腑，同时大肠、小肠、膀胱同居下焦，肾主水液，开窍于前后二阴，从而为直肠给药治疗肾衰竭提供了理论基础。

本方中肉苁蓉入肾、大肠经，有暖水脏、泻邪湿、敛精气之功；淫羊藿补肾壮阳、祛风除湿。二者合用，温补肾阳、化湿泻浊，共为君药。大黄清热活血、泻下化浊，《神农本草经》言其能"推陈致新"，用以为臣。赤芍清热凉血、活血散瘀，薏苡仁利水消肿、渗湿排脓，败酱草清热解毒、消瘀排脓，共为佐药。桑椹子能滋阴补血、养阴润燥，能益肾脏而固精，生津润燥；木香理气行气。全方共奏益肾降浊之效，能有效延缓肾衰的进展。该方法不仅对早中期肾衰竭患者有效，对尿毒症患者也有肯定疗效，尤其对高龄或伴有多系统疾病不能接受血液透析和腹膜透析的患者提供了一种安全、简便、经济的治疗手段。因此，此疗法更适合广大肾病患者，特别是经济基础薄弱者。

贾在金临证验案医方

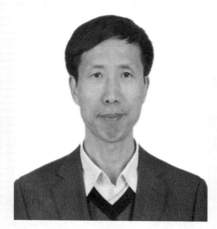

贾在金

　　贾在金，男，1964年生，山东滨州邹平县人。滨州市中医医院主任医师，大内科主任。山东中医药学会肾病专业委员会委员，滨州市中医药学会肾病专业委员会主任委员，滨州市首届名中医，山东省中医药五级师承教育指导老师。1986年毕业于山东中医药大学中医系，获学士学位。30多年来潜心于中医、中西医结合诊断与治疗大内科疾病的临床实践与研究，积累了丰富的临床经验，尤其对肾病及内科危重急难病症的诊治有独到之处。擅长运用中医药治疗难治性肾病综合征、慢性肾衰竭、糖尿病肾病、泌尿道感染等肾内科疾病。完成滨州市科研成果10余项，其中获滨州市科技成果一等奖3项，获国家发明专利1项，参编著作3部，发表论文20余篇。

自拟肾和汤治疗顽固性肾病综合征

一、验案选录

初诊 患者，男，46 岁。因"肾病综合征 7 年，复发 3 个月"于 2008 年 7 月 14 日就诊。患者 7 年前诊断为"肾病综合征"，辗转各级中西医院治疗，使用激素、环磷酰胺、中药等治疗，病情能够缓解，但反复发作多次，尿蛋白消失维持最长时间 8 个月，之后又复发。此次来诊时患者停服激素及一切中西药治疗 2 个月余，对治疗失去信心。症见：乏力，腰酸，易感冒，恶风、周身酸痛，眼睑及下肢水肿，伴有焦虑情绪，纳可，大便黏腻不畅，尿多泡沫。舌淡暗，苔白厚腻，脉沉。血压 150/90mmHg。查尿常规示：尿蛋白（3＋），镜下血尿（－）。血清白蛋白 31.2g/L，血胆固醇 6.8mmol/L，血尿素氮 5.4mmol/L，血清肌酐 84.3μmol/L。

中医诊断 水肿（脾虚痰湿，气滞血瘀，外感风邪）。

治　　则 健脾利湿，理气活血，疏风清热。

方　　药 自拟肾和汤加减治疗。黄芪 40g，党参 20g，防己 12g，防风 12g，荆芥 12g，金银花 20g，黄芩 12g，蝉蜕 10g，炒白术 15g，茯苓 20g，山药 20g，薏苡仁 30g，柴胡 15g，丹参 20g，川芎 15g，泽兰 30g，陈皮 10g。水煎 300mL，分 2 次温服，每日 1 剂。治疗过程中不加激素或免疫抑制剂。

二诊 2008 年 7 月 30 日。上方服用 15 剂，气力见增，精神好转，恶风、周身酸痛减轻，浮肿减轻，尿蛋白（2＋），舌淡红，苔薄白。守方继服，以祛风邪。

三诊 2008 年 9 月 16 日。服用初诊方近 2 个月后，恶风、周身酸痛症状消失，仍有轻度乏力、下肢水肿，舌暗淡，苔白腻，脉沉。治在调补脾肾、利湿活血。处方调整如下：黄芪 40g，党参 20g，炒白术 15g，茯苓 20g，山药 20g，薏苡仁 30g，柴胡 15g，丹参 20g，川芎 15g，泽兰 20g，菟丝子 30g，杜仲 12g，桑寄生 30g，怀牛膝 12g，熟地黄 15g，山茱萸 15g。

服药后症状逐渐减轻，经过 3 个月治疗，水肿基本消退，腰酸、乏力等症明显改善，体力渐增，情绪转佳，纳增，二便调。查尿蛋白（－），血清白蛋白 37.2g/L，血胆固醇 5.4mmol/L，肾功能正常。继续服用同方丸剂 2 年，尿蛋白持续阴性，未再复发，而且 2 年间患者未曾感冒，体力、精神俱佳。

二、按语

本例患者为激素依赖性、难治性肾病综合征，激素治疗有效，撤减激素则病情复发。

长期慢性肾病患者，多有脾肾两虚，加之病程长，病情缠绵，一方面损耗气血，导致卫外不固，易感外邪，反复外感风寒湿邪，外感是患者病情缠绵难遇或反复发作的诱因和加重因素；另一方面，患者多存在焦虑、抑郁、烦躁等不良情绪，且易对疾病康复失去信心，肝气郁滞，气机不畅，也影响疾病的康复。初诊时虽有脾肾两虚，痰湿瘀血内阻，但外感症状突出，因此在健脾利湿、活血利水的同时，加祛风清热、利咽，兼以疏肝解郁、理气活血，鼓励病人树立信心。

2 个月后，外邪已去，重在健脾补肾，化痰祛湿，活血化瘀，固本培元，扶正祛邪，徐徐建功，收到良好效果。

自拟肾清汤治疗慢性肾衰竭

一、验案选录

初诊 患者，男，52 岁。因"慢性肾炎病史 6 年，慢性肾衰竭 1 年"于 2016 年 3 月 20 日就诊。症见：神情倦怠，周身乏力，头昏脑鸣，失眠，眼睑及双下肢轻度浮肿，恶心不欲食，小便量可，大便干，面色萎黄。舌质暗淡，苔白腻，脉沉弦。血压 165/105mmHg。血清肌酐 299.2μmol/L，尿素氮 16.4mmol/L，血红蛋白 89g/L，血清白蛋白 32.6g/L，血清总胆固醇 8.7mmol/L，血浆纤维蛋白原 4.2g/L，24 小时尿蛋白定量 1.4g/24h。

中医诊断　水肿（脾肾气虚兼血瘀湿浊证）。

治　　则　健脾补肾，化瘀利湿泄浊。

方　　药　自拟肾清汤加减。黄芪 40g，人参 10g，炒白术 15g，川芎 15g，三七粉 5g（冲服），水蛭 6g，大黄 6g，菟丝子 20g，山茱萸 15g，熟地黄 15g，肉桂 10g，半夏 10g，陈皮 10g，甘草 10g，生姜 7 片，大枣 7 枚。水煎服，分 2 次温服，每日 1 剂。嘱清淡饮食，避风寒。

二诊　2016 年 4 月 20 日。服药 30 天后复查，精神转佳，食欲增加，血清肌酐 257.6μmol/L。药证相符，效不更方。

三诊　2016 年 7 月 24 日。守方 3 个月后，病人面色转红润，水肿等症状消失，纳增，大便通畅，舌质淡红，苔薄白。血压 135/85mmHg。血清肌酐 154.4μmol/L，尿素氮 8.7mmol/L，血红蛋白 11.7g/L，血清白蛋白 36.4g/L，血清总胆固醇 6.7mmol/L，血浆纤维蛋白原 3.7g/L，24 小时尿蛋白定量 0.36g/24h。病情控制良好，继以原方制成水丸，每次 9g，每日 3 次，维持治疗。

随访 1 年，病情稳定，能从事保安等轻体力工作。

二、按语

中医学认为慢性肾衰竭病位在肾，与脾、胃关系最为密切，后期涉及心、肝、肾诸脏，五脏虚损，气血亏虚导致湿浊、瘀血等实邪胶着不化，病情缠绵难愈并进行性发展。

肾清汤之方中，黄芪、人参大补元气；菟丝子、山茱萸、熟地黄补肾固本；白术、半夏健脾利湿、和胃降逆；大黄通腑泄浊；肉桂温阳化气，兼制大黄之寒；川芎、水蛭、三七等活血化瘀；甘草调和诸药；生姜、大枣温中散寒，益气养血。全方合用益气活血，滋阴壮阳，通腑泄浊，补五脏之虚损，泻内蕴之实邪，标本兼顾。初期汤剂药猛力专，起效迅速，作用强；病情缓解后改为水丸，巩固疗效，便于长期服用。

刘政临证验案医方

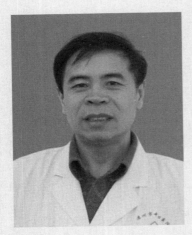

刘政

　　刘政，男，1961年生，德州市中医院主任医师。山东省中医、中西医结合肾病委员会委员，山东省络病委员会副主任委员；德州市医学会肾病委员会副主任委员，德州市中西医结合学会肾病专业委员会主任委员等。1985年于山东中医学院获学士学位。从事内科临床工作33年，对急、慢性肾炎，急、慢性肾功能衰竭及糖尿病肾病有较深的研究。先后荣获山东省名中医药专家、山东省高层次优秀中医临床人才、山东省五级中医药师承指导老师、德州市首批卫生英才等称号。发表学术论文46篇，主编参编著作10部，完成临床科研课题8项。

当归芍药散加味治疗妊高征
产后蛋白尿瘀水内阻证

一、验案选录

初诊 患者，女，30岁，5年前妊娠一胎，一切正常，足月剖宫产生下健康男婴。本次二胎妊娠，孕24周时出现下肢浮肿，孕32周时发现尿蛋白（3＋），且持续不减，孕37周时血压高达180～160/110～90mmHg，伴全身水肿。再行剖宫产，产后10天病症不减，于2016年12月3日来院。症见：形体肥胖，下肢明显水肿，按之凹陷，小便量可，大便尚调，恶露量少。舌淡暗，舌体胖，苔白，脉沉。尿蛋白（3＋），24小时尿蛋白定量2.7g/24h。双肾B超示：双肾盂轻度扩张。

当归15g 川芎15g 赤芍30g
茯苓15g 白术15g 泽泻15g
桂枝10g 柏子仁10g 制大黄5g
泽兰叶20g

9剂

水煎服 取汁300ml
日分二次温服

中医诊断 水肿（瘀水内阻证）。

治　　则 调肝祛瘀利水。

方　　药 当归芍药散加味。当归15g，川芎15g，赤芍30g，茯苓15g，白术15g，泽泻15g，桂枝10g，柏子仁10g，制大黄5g，泽兰叶20g。水煎服，共取汁300mL，每日分2次温服。

二诊 2016年12月15日。间断用药12天，共9剂，恶露曾一过性增加，尿量增加，复查尿蛋白（±），水肿尽消，血压降为130/80mmHg。此乃恶露畅行，瘀水得下，疾病向愈。守方继进，两日1剂，共3剂。煎服方法同前。

三诊 2016年12月22日。水肿未作，尿量正常，化验尿蛋白（－），双肾B超示：双肾盂积水消失。告愈。实为邪去正安，瘀去新生，不复予药，随访2个月，母子康健。

刘政临证验案医方

二、按语

方剂来源于《金匮要略·妇人妊娠病脉证并治第二十》："妇人怀娠，腹中疞痛，当归芍药散主之。"本方调和肝脾，养血利湿，养中有通，安中有利，仲景用之专治妊娠时肝脾失调之血气不足、湿郁夹滞、肝气克犯、胎气滞而不舒所造成的腹中绵绵作痛，临床中是妇女产前常用方。多年来，笔者喜用其加味治疗妊娠高血压综合征（简称妊高征）产后蛋白尿诸症，取效良好。盖此方刚柔相济，血水同治，化瘀利水，正合妊高征败血湿浊，瘀水内阻，"血不利则为水"之病机。

方中当归、川芎、赤芍三药，入血分齐调肝血，祛瘀活血养血；茯苓、白术、泽泻三药，入气分健脾，淡渗利水泻浊；更加制大黄祛瘀生新；桂枝疏肝理气、畅行气血，伤寒大家陈慎悟老中医认为桂枝温通、辛散，最能疏肝解郁；柏子仁甘平无毒，养阴复旧。诸药同施，气味平和，寒温适宜，有祛瘀利水而不伤正，调肝健脾而利复旧之特长，较之单纯活血化瘀法或单纯利水法，获效更捷。另据现代研究，大黄具有调节血脂代谢及免疫平衡，保护肾功能，参与凝血、止血及纤溶等多种药理学效应，小剂量熟大黄对妊高征的发生有一定的预防作用。

丹栀逍遥散加味治疗郁淋证

一、验案选录

初诊 患者，男，61 岁，2015 年 10 月 7 日就诊。既往因情急曾有 2 次发作尿频、尿痛。2 天前，因妻子卵巢肿瘤复发，心急烦劳，情志郁勃，又突发尿频、尿急，小便短赤涩痛，日行

丹皮10g 栀子10g 柴胡10g
白芍10g 当归10g 茯苓20g
生白术10g 薄荷10g 淡竹叶10g
生甘草5g

5剂　　　水煎两遍 取汁600ml
　　　　　日分三次温服

15 ～ 20 次。查尿常规示：尿蛋白（＋），镜下血尿（＋），尿白细胞（2＋），诊为"尿路感染"，口服诺氟沙星治疗罔效而转诊中医。观舌红，苔白，脉来弦疾。

　　中医诊断　淋证（郁淋，肝郁化火、三焦疏泄不利）。

　　治　　则　疏肝解郁泻火。

　　方　　药　丹栀逍遥散加味。牡丹皮10g，栀子10g，柴胡10g，白芍10g，当归10g，茯苓20g，生白术10g，薄荷10g，淡竹叶10g，生甘草5g。上药水煎2遍，取汁600mL，每日分3次温服。嘱注意情志调畅，并多饮水。

　　二诊　2015年10月13日。患者连服5剂症状减轻，又因家属住院，服汤药不便，故改用中成药丹栀逍遥丸9g，每日3次，口服，以巩固疗效。

　　三诊　2015年10月19日。病症愈而未发，告愈。嘱多饮水，调情志，畅气血。

二、按语

　　丹栀逍遥散加味来源于《太平惠民和剂局方》，为逍遥散加牡丹皮、栀子二药组成。本方舒肝解郁、清热调经，用于肝郁化火、胸胁胀痛、烦闷急躁、颊赤口干，食欲不振或有潮热，以及妇女月经先期、经行不畅、乳房与少腹胀痛等。

　　方中逍遥散一方能养肝疏肝解郁，和脾行滞畅中，以调达气机的升降出入，调畅气血津液运行，调司膀胱的气化开阖，则小便得畅，淋瘤得除。正如《血证论》中谓："此治肝经血虚，火旺郁郁不乐，方用白术、茯苓助土德以升木，当归、白芍益荣血以养肝，薄荷解热，甘草缓中，柴姜升发，木郁则达之，随其曲直之性，故名之曰逍遥。"赵献可《医贯·郁病论》曰："予以一方治其木郁，而诸郁皆因而愈。一方者何也，逍遥散是也。"又，后人于肝郁火旺者，加牡丹皮、栀子，随证加减，机圆法活，每取良效。

　　盖肝藏血，内寄相火，主疏泄，能调三焦之决渎，又助膀胱之气化，尿液的生成、排泄的畅滞与肝的疏泄均有着密切关系。今患者因家属病重，心急烦劳，情志郁勃，肝气郁滞化火，导致三焦水液代谢不畅和膀胱气化不利之郁淋，出现尿频、尿急，小便短赤涩痛，舌红苔白及脉来弦疾诸症。此案虽不直接清淋，但祛除致淋之因，实有釜底抽薪之用。待郁滞得解，枢机得利，三焦气化复常，小便自然畅下。

加味柴皮饮治疗肾病综合征水气郁滞证

一、验案选录

初　诊　患者，女，63 岁，2015 年 11 月 9 日就诊。患者患肾病综合征 20 余年，间断使用强的松、氯化钾等治疗，病情基本稳定，尿量正常，下肢间断轻度水肿。近日因家事生气，情志郁勃，致尿量突然明显减少，用速尿针剂治疗 4 天效差而来院。刻诊：尿量约每日 500mL，并周身水肿，按之凹陷不起，纳呆食少，脘腹胀满，时时嗳气，大便数日一行。舌质暗淡，苔白厚，脉沉细弦。血压 120/86mmHg。

　　中医诊断　水肿（肝郁气滞、水湿内停证）。

　　治　　则　疏肝解郁，通调三焦，活血利水。

　　方　　药　加味柴皮饮化裁。柴胡 15g，黄芩 10g，党参 10g，半夏 10g，茯苓皮 20g，大腹皮 20g，生姜皮 10g，桑白皮 10g，陈皮 10g，车前子 40g（包煎），泽兰叶 30g，焦三仙各 10g，代赭石 10g，桂枝 10g，生甘草 10g。上药水煎 2 遍，取汁 300mL，分 2 次温服。嘱注意情志调畅。

　　西药予氢氯噻嗪（双氢克尿塞片）40mg，每日 3 次。

　　二诊　2015 年 11 月 15 日。用药 3 剂，病人尿量增至每日 1000mL，续服 3 剂，尿量恢复接近正常，水肿也减轻，饮食明显好转。此乃肝气得疏，三焦气化得畅，津液得行，水湿渐除，胃苏思纳。方证相对，效机已现，守方续进。首方中药车前子改 30g 续服，6 剂；同时，氢氯噻嗪用量也减半渐停。

　　三诊　2015 年 11 月 23 日。又服 6 剂，小便得畅，诸症悉除，病情恢复至本次发病之前，告愈。不复予药，嘱情志调养，避免劳累。

　　随访 2 个月，尿量正常。

二、按语

患者久病，肾气已亏，气化功能虚弱。复因气患，致肝气郁结，失于疏泄，三焦气机郁滞，影响气血津液在体内的升降出入运动，水液的输布排泄亦随之受阻，致水液内停，小便难下，发为水肿诸症。又肝气郁结，木不疏土，脾气虚滞，胃失和降，故发纳呆食少、脘腹胀满、时时嗳气、大便难行，舌苔白厚、舌质暗淡、脉沉细弦也为气血瘀阻、水湿内停之征。

小柴胡汤出自《伤寒论》，具有和解少阳、调理枢机的功效。主治伤寒少阳病证；或妇人伤寒，热入血室，经水适断，寒热发作有时；或疟疾、黄疸等内伤杂病而见以上少阳病证者。五皮饮出自《证治准绳》，行气化湿，利水消肿，用于全身水肿、胸腹胀满、小便不利及妊娠水肿等。

方中小柴胡汤之柴胡、黄芩、半夏、生姜、党参、大枣、甘草诸药同用，寒温并举，升降协调，疏利三焦，调达上下，宣通内外，和畅气机，是解郁结、和枢机、畅三焦的代表方。以攻补兼施、寒温同调、温而不燥、寒而不凝为特长，只要加减得当，无论男女老幼，表里寒热虚实气血津液之病皆有佳效。更取五皮饮之茯苓皮、大腹皮、生姜皮、桑白皮、陈皮来理气利水，使气行则水行，于散泻之中，略寓调补之意，为皮水之通用方，且不可因其用药平淡，而忽略它的作用。泽兰叶苦、辛，微温，入肝脾经，走血分，能活血利水，以"补而不滞，行而不峻"见长。《本草通玄》又谓："泽兰，芳香悦脾，可以快气，疏利悦肝，可以行血，流行营卫，畅达肤窍，遂为妇科上剂。"车前子有利尿而不伤阴之功，《本草汇言》谓之："车前子，行肝疏肾，畅郁和阳……"与泽兰皆一味重用，疏血利水。桂枝交通上下之阳气，协调寒热，畅气机开结气，伤寒大家陈慎悟老中医认为桂枝温通、辛散，最能疏肝解郁。

总之，加味柴皮饮重点通过小柴胡汤调肝解郁，和畅枢机，疏其气血，通行三焦，而使津液得下，小便得通，水肿得消；更辅以理气活血、利水之品，则气、血、水三者同治，尿畅肿消更捷。临床随症灵活化裁用之，每收佳效。

孙风华临证验案医方

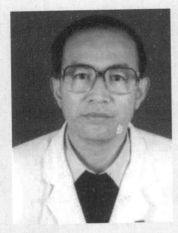

孙风华

　　孙风华，男，1959 年生，山东德州人。山东省德州市中医院肾内科副主任医师，毕业于山东中医药大学。从事肾内科临床工作 30 余年，擅长运用中医中药治疗急、慢性肾小球肾炎，肾病综合征，急、慢性肾功能不全，紫癜性肾病及泌尿系感染。山东中医药学会肾病委员会委员，德州市中西医结合学会肾病专业委员会委员。发表论文 30 余篇，出版专著 6 部，获市级科技进步奖 4 项。

银翘散加减治疗紫癜性肾炎

一、验案选录

初诊 患者，男，46 岁。因"反复出现散在出血点伴镜下血尿及蛋白尿年余"于 2016 年 6 月 18 日来诊。患者曾经到外地医院诊治，确诊为"紫癜性肾病"，并应用糖皮质激素治疗数月，但病情反复发作，始终未得到完全控制。患者体型较瘦，嗜食辛辣之品，此次发作系感冒后诱发。来时症见：咽痛、咽痒，咳嗽、咯少量白黏痰，时有腹痛，无便血，周身有散在出血点，以两踝关节为重，肢体无明显水肿。舌质红，苔黄少津，脉浮数。尿常规显示：镜下血尿（3＋），尿蛋白（＋），查体：咽部充血，扁桃体无肿大，心肺（－）。

中医诊断 血证（风热袭表、邪热内蕴证）。

治　则 疏散风热，凉血止血，佐以扶正。

方　药 银翘散合玉屏风散加减。金银花 30g，连翘 20g，牛蒡子 20g，芦根 30g，淡竹叶 10g，薄荷 10g(后下)，生地黄 15g，仙鹤草 15g，白茅根 15g，白术 10g，防风 10g，黄芪 12g，生甘草 6g。6 剂，水煎服，早晚分服。嘱其慎食辛辣之物。

二诊 2016 年 6 月 26 日。患者服上药 6 剂后，症状改善，周身出血点减少，且没有出现新的出血点，咽痛、咽痒改善。查尿常规显示：镜下血尿（2＋），尿蛋白（＋）。仍舌质红，苔薄白少津，脉浮。辨证准确，用药恰当，初见成效。仍守前方，加大黄炭 10g，使邪热从大肠而出，并兼有泻热止血之功。

三诊 2016 年 7 月 10 日。患者又服药 10 余剂，周身出血点全部消退，咽痛、咽痒及咳嗽消失，复查尿常规均无异常。效不更方，再服6剂，以兹巩固。嘱其慎食辛辣燥热之品，防感冒。半年后随访未见复发。

二、按语

银翘散出自《温病条辨》。吴鞠通言"治上焦如羽，非轻不举"，本方取轻清宣透之品以清肺卫之邪，解表透邪外出。而本患者嗜食辛辣之品，日久热邪内积，复加外感风热之邪，内外互结，邪郁肌肤；血热壅盛，热迫血行，血溢肌肤，故见皮肤红色斑点。以银翘散加清热凉血止血之生地黄、仙鹤草等药疏散风热、凉血止血，更加大黄炭使热从大肠排出。因病久必虚，配合少许白术、防风、黄芪扶正固表，防其复感外邪。辨证准确，用药恰当，取得良好疗效，达到临床治愈的目的。

张秀霞临证验案医方

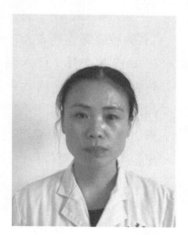

张秀霞

张秀霞，山东德州市人，山东省德州市陵城区中医院副主任医师，1997年毕业于山东中医药大学中医系。以中西医结合治疗肾脏内科疾病。先后发表省级及国家级论文9篇，发表著作《内科临床精要》，先后发明肾脏经皮穿刺术及一种刮痧板2项实用新型专利。任山东中医药学会中医肾病研究专业委员会委员、德州市医学会肾脏病专业委员会委员、德州市血液净化质量控制委员会委员。中西医结合治疗肾脏疾病及应用血液净化技术，为尿毒症患者行常规血液透析、血液透析联合血液灌流、血液滤过等血液净化治疗，并通过血液灌流及时有效的抢救急危重症药物中毒患者。

复方排石汤治疗尿路结石案例

一、验案选录

初诊 患者，男，24 岁。因"右侧腰腹部疼痛 5 天，加剧 1 天"于 2015 年 2 月 3 日入院。患者感阵发性绞痛，疼痛放射至右腹股沟，伴恶心欲呕、小便涩滞，伴尿频、尿急、排尿疼痛感，无肉眼血尿，无发热、腹泻。舌质红，苔薄黄，脉涩。泌尿系彩超示：右侧肾盂内可见多个大小不等结石声影，右输尿管内可见一约 0.4cm×0.8cm 结石声影。尿常规示：镜下血尿（3＋），尿白细胞（＋）。血常规正常。

中医诊断 石淋（湿热下注证）。

治　则 清热利尿，通淋排石，兼以软坚散结，化瘀通滞。

方　药 复方排石汤加减。金钱草 15g，海金沙 15g，鸡内金 15g，郁金 10g，川牛膝 30g，地龙 15g，滑石 15g（冲服），石韦 15g，莪术 10g，车前子 30g（包煎），冬葵子 15g，茜草 10g，莪术 10g。5 剂，水煎服，每日 1 剂，早晚分服。嘱多饮水，清淡饮食，左侧足跟着地单脚连续跳跃。

同时予肌肉注射黄体酮、654-2 及维生素 K_1，静脉滴注抗生素、静脉注射呋塞米（速尿）注射液 20mg，治疗 5 天后疼痛渐缓解。

二诊 2015 年 2 月 8 日。诉疼痛缓解，无尿频、尿急及排尿疼痛感，无腰痛、恶心等症，纳眠均可，予复查泌尿系彩超，提示未发现结石存在，尿常规检查均无异常，遂停药。

二、按语

尿路结石属中医学"石淋""血淋""腰痛"等范畴，临床上多为湿热蕴结下焦所致，治以清热利尿、通淋排石，另因为砂石凝结，脉络受损，瘀滞亦贯穿始终，故兼以软坚散结、化瘀通滞。

复方排石汤方中金钱草、海金沙、郁金、滑石、车前子、石韦、冬葵子清热利尿通淋。金钱草长于排石，为治石淋要药，药理研究表明，本品有利尿排石作用，可使尿液酸化，并具广谱抗菌作用。海金沙含多种黄酮苷，具解痉、扩张输尿管作用，为淋证止痛之要药；鸡内金既化石通淋，又可健脾消食，与利水渗湿药配伍，可起到预防寒凉伤胃之效；地龙、鸡内金、莪术软坚散结，化瘀通滞；川牛膝味苦降泄，活血通经，引药下行，直达病所。诸药合用，共收清热、通淋、化瘀、排石之功效。

令患者单侧足后跟着地跳跃，可促使结石因重力作用而下移排出。肌肉注射黄体酮、654-2，可解痉、扩张输尿管以利嵌顿之结石下行。结合针灸、增加饮水量、利尿，促结石排出。维生素 K_1 以止血。应用抗生素以防治继发感染。诸法合用，共奏排石止痛之功效。另外，本综合排石疗法攻伐之力较强，故年老体弱者不宜。

芪芍术草汤加减治疗慢性尿路感染
肝郁脾虚化热证

一、验案选录

初诊 患者，女，48岁，于2014年7月13日就诊。尿频、尿痛、尿急5年余，有时尿血，伴腰痛。曾就诊于当地县人民医院，经各项检查诊为"慢性肾盂肾炎"，经住院治疗后好转（具体用药不详），后多次复发。近1个月来，患者又出现小便急迫感、小便滴沥不尽，有灼热感，伴自汗出，脘腹胀闷疼痛。舌质深红，苔黄，脉弦滑。

生黄芪 30g 生白芍 30g 白术 15g 炙甘草 15g
22苓 30g 连翘 30g 萹蓄 30g 瞿麦 30g
石韦 30g 土茯苓 30g 陈皮 15g

6剂，水煎服，每日早晚饭后服。

中医诊断 淋证（肝郁脾虚、郁而化热证）。

297

治　　则　　益气健脾，利湿通淋。

方　　药　　芪芍术草汤加减。生黄芪 20g，生白芍 25g，白术 15g，炙甘草 10g，金银花 30g，连翘 20g，萹蓄 30g，瞿麦 30g，石韦 30g，土茯苓 30g，陈皮 15g。6 剂，水煎服，每日 1 剂，早晚分服。

二诊　2014 年 7 月 19 日。治疗 6 天后，诸症好转。诉尿痛明显减轻，已无脘腹胀闷感，仍感小便频数急迫，舌质红，苔薄黄，脉滑。初诊方去陈皮，加当归 15g、赤芍 12g 以养血活血，继续服用 7 剂而痊愈，随访 1 年未再发。

二、按语

芪芍术草汤，方中黄芪补脾肺之气，为补气要药，且升举阳气，配白术能补气健脾，治久病气虚体弱。白术兼燥湿利水，配清热解毒剂可清热燥湿通淋。白芍养血敛阴，平抑肝阳，而湿热蕴结膀胱，气化失司，津液无以输布，故以白芍滋养肝肾；另"津血同源"，养血以利津生；白芍兼能柔肝止痛，配甘草以缓急止痛，治疗小腹拘急。甘草补脾益气，缓和药性。经临床观察，本方诸药合用，共奏益气健脾、滋养肝肾、利湿通淋之功，可起到增强机体抵抗力，抗菌消炎，巩固疗效，防止复发之功效。

金维良临证验案医方

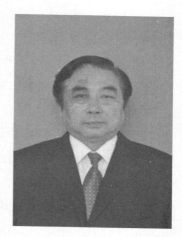

金维良

  金维良，男，1957年生，山东省聊城人，聊城市中医医院主任医师。1983年本科毕业于山东中医学院，从事中医临床工作35年。擅长中医中药治疗慢性肾炎、肾病综合征、慢性肾衰竭、尿路感染、阳痿、癃闭等肾系疾病及其他疑难杂症。山东省名中医药专家，山东省第二批五级师承指导老师。山东中医药学会中医肾病专业委员会副主任委员，聊城市中医药学会副会长，聊城市中医药学会中医肾病专业委员会主任委员，汕头大学医学院肾内科学客座教授。发表论文30余篇，主编或参编著作10部。主持或参与省市级科研10余项，多次获市科技进步奖。

参芪地黄汤治疗尿浊脾肾亏虚证

一、验案选录

初诊 患者，男，30岁。因"发现尿蛋白1年，困倦乏力1周"于2016年8月15日就诊。患者1年前查体时发现尿蛋白（＋），因无明显不适，未曾诊治，1周来患者无明显诱因出现困倦乏力、小便色白

人参10 黄芪15 生熟地各15 云苓15
山药10 泽泻10 峡肉10 枸杞8 10
菟丝8 15 刮10 红花10 牛膝30
元胡10 草薢10 车前8 10

浑浊多沫，遂前来就诊。现症见：困倦乏力，劳累后心慌，纳眠差，小腹胀满不适，小便色白浑浊多沫，尿后余淋，无尿痛、尿急、尿频等尿路刺激症状，周身无水肿。舌质淡暗，苔白厚腻，脉沉细。患者无高血压、糖尿病等病史。门诊查尿蛋白（2＋），24小时尿蛋白定量1.2g/24h。

中医诊断 尿浊（脾肾亏虚、湿瘀阻滞证）。

治　　则 健脾益肾，祛湿活血。

方　　药 参芪地黄汤加减。人参10g，黄芪15g，生地黄15g，熟地黄15g，茯苓15g，山药10g，泽泻10g，山茱萸10g，枸杞子10g，菟丝子15g，当归10g，红花10g，牛膝30g，延胡索10g，草薢10g，车前子10g（包煎）。7剂，水煎服，每日1剂，早晚分服。忌辛辣油腻。

二诊 2016年8月22日。患者诉困倦乏力、小腹胀满明显好转，小便浑浊多沫略有改善。患者特别提到多年来自己性欲低下，无心无力，以致夫妻关系不和谐，现则有改善，特别满意。舌淡红，苔白，已无厚腻，脉沉细。继予参芪地黄汤加减，处方：人参10g，黄芪30g，熟地黄15g，生地黄15g，茯苓10g，山药10g，泽泻10g，山茱萸10g，牡丹皮10g，枸杞子15g，菟丝子15g，当归10g，牛膝30g，草薢15g。14剂，水煎服，每日1剂，早晚分服。

三诊 2016年9月5日，服二诊方14剂，患者诉诸症皆明显好转，房事亦满意，纳眠佳，小便已无浑浊，且无尿后余淋，舌淡红，苔薄白，脉

细。复查尿蛋白（-），24 小时尿蛋白定量 0.13g/24h。处方：人参 10g，黄芪 30g，熟地黄 15g，生地黄 15g，茯苓 10g，山药 10g，泽泻 10g，山茱萸 10g，牡丹皮 10g，枸杞子 15g，菟丝子 15g，当归 10g，牛膝 15g，鹿角胶 10g。14 剂，水煎服，每日 1 剂，早晚分服。

四诊 诸症消失。效不更方，三诊方继服 14 剂，以巩固疗效。

二、按语

本患者为慢性肾炎，主要表现为困倦乏力，小便色白浑浊多沫，伴心慌，纳眠差，小腹胀满不适，舌质淡暗，苔白厚腻，脉沉细。诊为本虚标实之证，脾肾亏虚为本、湿瘀阻滞为标。脾虚不运，水湿内生，故困倦乏力、纳差食少；肾虚不固，精微从小便而出，故小便多沫；水液代谢失常，内湿壅盛，阻滞气血，经络不通，故小腹胀满不适。脾肾亏虚，阳痿日久，虽初诊时未言，实在意料之中。

参芪地黄汤源于清代医家沈金鳌编撰的《沈氏尊生书》，始用于治疗气血亏虚之大肠痈，后世多用来治疗慢性肾病，皆因本方能健脾补肾、益气固精。本患者初起治疗以治标为主，方用茯苓、泽泻、萆薢、车前子祛湿浊，当归、红花、牛膝活血通经，多种药物大量应用以治标；人参、黄芪甘温益气，生地黄、熟地黄、山药、山茱萸、枸杞子、菟丝子等补肾固精以治本。后其湿浊祛、瘀滞通，则以治本为主，故逐渐去红花、延胡索、车前子、萆薢等治标之药，而加鹿角胶补肾温阳以固根本。患者本为治疗尿浊，其多年阳痿亦经治而愈，实出患者意料，却坚定了患者坚持服用中药的信心，最终尿浊亦愈。

我们常说辨证论治是中医特色，本案正说明中医治病一定要辨证准确，而且治疗慢性肾病很重要的一点就是要会"守方"。

于秀梅临证验案医方

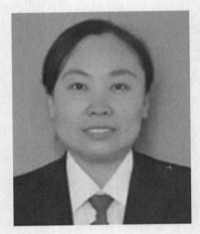

于秀梅

　　于秀梅，女，1977年生，山东枣庄人。聊城市中医医院医院肾病科主任，副主任医师，医学硕士，山东中医药大学硕士研究生导师。山东中医药学会中医肾病专业委员会委员，聊城市中医药学会肾病专业委员会副主任委员，聊城市中医药学会膏方专业委员会主任委员。从事中医肾病临床工作近20年，临床中始终坚持用中医理论指导下进行辨证论治，对内科常见病、多发病及疑难病症采用中医中药治疗，疗效显著。针对本专业疾病——肾病综合征、尿毒症、各类肾炎、结石病等，总结出一套行之有效的治疗方法。发表论文20余篇，出版著作3部。主持或参加厅局级课题4项。

五苓散治疗水肿蓄水证

一、验案选录

初诊 患者，女，58岁。因"周身浮肿20年"于2017年11月28日就诊。患者于20年前因天热饮冷饮后出现周身浮肿。现症见：周身浮肿，头沉头痛，头痛部位局限于百会，腰痛，失眠，纳食尚可，小便少，大便可，无乏力，无心烦，无腹胀，无胸闷。舌质红，苔薄白，左脉沉略弦，右脉沉。检查：尿常规（－），心电图（－）。

茯苓25 泽泻10 术10
猪苓10 桂枝8 甘草6
白芍10

中医诊断 水肿（蓄水证）。

治 则 利水渗湿，温阳化气。

方 药 五苓散加减。茯苓25g，泽泻10g，白术10g，猪苓10g，桂枝8g，甘草6g，白芍10g。3剂，水煎服，每日1剂，早晚分服。嘱清淡饮食。

二诊 2017年12月1日。服药3剂，患者周身浮肿已不显，头沉头痛明显缓解，小便量增多，舌质红，苔薄白，有齿痕，脉沉弦。治疗继以利水渗湿、温阳化气，初诊方加党参10g以加大健脾之力。6剂，水煎服，每日1剂，早晚分服。

二、按语

五苓散是仲景用以治疗由于气化失常所致的蓄水诸证，以猪苓、泽泻、白术、茯苓、桂枝五味药组成。方中猪苓，据《本草汇言》载："渗湿气，利水道，分解阴阳之药也。"又说："甘淡能渗利走散，升而能降，降而能升，故善开腠理，分理表阳里阴之气而利小便。"泽泻虽然也是淡渗利水之品，但与猪苓有别。如《本草汇言》说："泽泻有固肾治水之功，然与猪苓又有不同者，盖猪苓利水，能分泄表间之郁，泽泻利水，能宣通内脏之湿。"本方猪苓、泽泻二药同用时利水之力甚强。白术合茯苓以通过健脾的作用，达到运化水湿的目的。桂枝助阳温中，化气通经，与上药配合以助气化，加强排水利湿机能。如《长沙药解》说："五苓之利水，有白术之燥土，桂枝达木也。"由于本方配合恰当，故具有通阳化气、利水、渗湿及两解表里的作用。该例患者因天热饮冷所致气化失常，水液代谢失常，故选择此方。方证相符，效如桴鼓。

四妙丸治疗尿频下焦湿热证

一、验案选录

初诊 患者，男，63 岁。因"夜尿次数增多半年，加重 1 周"于 2018 年 3 月 16 日就诊。既往有"高血压病"病史 5 年。现症见：夜尿 10 余次，小腹胀，阴囊潮湿，小便无分叉，腰时痛，纳可，眠差，大便可，日行 1 次。舌质暗，苔白黄，脉沉弦寸弱。查体：血压 140/85mmHg。尿常规（－）。泌尿系超声示：前列腺 5.3cm×3.5cm×2.9cm，残尿量 50mL。

中医诊断 尿频（下焦湿热证）。
治　　则 清利湿热，温肾化气。
方　　药 四妙丸加减。苍术 10g，黄柏 10g，川牛膝 25g，生薏苡仁 25g，乌药 8g，桑螵蛸 15g，五味子 6g。7 剂，水煎服，日 1 剂，早晚分服。嘱饮食清淡，少油腻，少辛辣。

二诊 2018 年 3 月 23 日。患者夜尿频略减，阴囊潮湿愈，小腹部胀痛，心热阵作，纳可，大便可，舌质可，苔白黄，有少量齿痕，脉沉弦寸弱。治疗原则不变，处方：初诊方改乌药 10g、五味子 10g，增强温肾化气的功效；加三棱 10g、莪术 10g 以行气消积，加王不留行 15g 以利尿祛湿。7 剂，水煎服，日 1 剂，早晚分服。

三诊　2018 年 3 月 30 日。服二诊方 7 剂，夜尿次数减少，约 5 次，易心悸有期前收缩，小腹胀止，偶有咳嗽，舌质可，苔薄黄，脉略弦。以二诊方加覆盆子 15g、三棱 10g、莪术 10g、桔梗 10g、杏仁 10g，用桔梗、杏仁以宣肺止咳，提壶揭盖。7 剂，水煎服，日 1 剂，早晚分服。

四诊　2018 年 4 月 7 日。服药后，诸症消失，患者无明显不适，遂停药。

二、按语

四妙丸出自清代张秉成所著《成方便读》，是在《丹溪心法》二妙散的基础上加川牛膝、薏苡仁水泛为丸而成。张秉成在原书中写有："以邪之所凑，其气必虚，若肝肾不虚湿热决不流入筋骨。牛膝补肝肾强筋骨，领苍术黄柏入下焦而祛湿热也。再加苡仁，为四妙丸。"功效：清热利湿，补益肝肾。适用于湿热下注所致诸症，尤以舌苔黄腻为宜，因其主湿热在内。

方中黄柏主入下焦，清热燥湿，尤善于祛下焦肾与膀胱之湿热；苍术燥湿健脾；川牛膝补肝肾，利尿；生薏苡仁清热利水。偏内热重，用黄柏、苍术；偏湿气重，用川牛膝、生薏苡仁；尚可加乌药、桑螵蛸、五味子温肾化气缩尿。

（王英秀整理）

二仙汤加减治疗汗证

一、验案选录

初诊　患者，女，51 岁。因"心烦，汗出半年"于 2015 年 12 月 25 日就诊。患者于半年前无明显诱因出现心烦，每必见汗出，伴咽部左侧干痛，纳尚可，眠可，二便可。月经已断。舌质可，苔稍白，脉沉弦。

中医诊断　汗证。

治　　则　补肾精，调冲任。

方　　药　二仙汤加减。淫羊藿 12g，仙茅 10g，巴戟天 10g，当归 10g，知母 10g，黄柏 10g，车前子 15g（包煎），栀子 10g，淡豆豉 10g，生龙骨 15g，生牡蛎 15g。7 剂，水煎服，每日 1 剂，早晚分服。嘱清淡饮食。

二诊　2016 年 1 月 4 日，患者咽干，余症已不显，舌质红，苔薄白，有齿痕，脉沉弦。治疗继宜补肾调冲任，初诊方加青果 10g 以加大清热利咽之力。7 剂，水煎服，每日 1 剂，早晚分服。

三诊　症已不显，初诊方取颗粒剂 14 剂制作膏剂，以缓调之。

后患者反复制作膏剂 4 次，复于 2017 年 11 月 13 日来诊，患者诉在此期间心情愉快，身无明显不适，且感冒亦未作。

二、按语

二仙汤出自《中医方剂临床手册》。本方由仙茅、淫羊藿、当归、巴戟天、黄柏、知母等六味药物组成。多数医家用此方治疗更年期综合征、高血压、闭经，以及其他慢性疾病见有肾阴、肾阳不足，而虚火上炎者。有温肾阳、补肾精、泻肾火、调理冲任之功效。

更年期综合征，中医认为是肾气衰，天癸竭，冲任虚损所致。本例患者正值绝经期后，"七七，任脉虚，太冲脉衰少，天癸竭，地道不通"，患者肾精亏虚，相火妄动，循经上扰，故出现咽干咽痛，心烦。方中仙茅、淫羊藿、巴戟天温肾阳，补肾精。黄柏、知母泻肾火，滋肾阴。当归温润养血，调理冲任。车前子入膀胱经，清热利咽。栀子豉汤中栀子味苦性寒，泄热除烦，降中有宣；淡豆豉体轻气寒，升散调中，宜中有降，二药相合，共奏清热除烦、止汗之功。生龙骨、生牡蛎重镇安神，镇惊安神，敛汗固精。全方配伍温阳药与滋阴泻火药同用，以适应阴阳俱虚于下，而又有虚火上炎的复杂症候。

丁云东临证验案医方

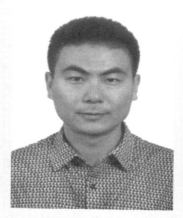

丁云东

丁云东，男，1977年生，山东聊城人。聊城市中医医院副主任医师，硕士研究生。山东中医药学会中医肾病专业委员会委员，山东中医药学会老年病专业委员会委员，聊城市中医药学会中医肾病专业委员会委员兼秘书长，聊城市中医药学会膏方专业委员会委员兼秘书长，山东省第二批中医临床技术骨干。2002年毕业于山东中医药大学获学士学位，2006年江西中医学院硕士研究生毕业。现从事中医肾病的医教研工作。擅长中医中药治疗慢性肾炎、肾病综合征、慢性肾衰竭、尿路感染、阳痿、癃闭等肾系疾病。发表论文20余篇，参编著作1部。主持或参与省市级科研7项，获市科技进步奖2项。

五苓散治疗尿频脾肾亏虚、湿邪壅滞证

一、验案选录

初诊 患者，男，26岁。因"尿频反复发作3年，再发1个月"于2017年1月4日就诊。患者尿频常反复发作，有时因劳累或饮水少而诱发，1个

茯苓15 猪苓10 白术10 泽泻10
桂枝6 陈皮10 党参10 桑寄生15
川牛膝15 益智仁15 金樱子10

月前再次发作，小便每日20余次，影响工作。自服三金片及头孢类抗生素等药物近1个月而无效，多次查血尿常规、泌尿系、前列腺彩超均无异常，为求中医药治疗来诊。症见：尿频明显，尿色白、浑浊，排尿无力，尿后余淋，伴神疲乏力、腰酸痛。舌淡红，苔白厚，脉细略弦。

中医诊断 尿频（脾肾亏虚、湿邪壅滞证）。

治 则 健脾益肾祛湿。

方 药 五苓散加味。茯苓15g，猪苓10g，白术10g，泽泻10g，桂枝6g，陈皮10g，党参10g，桑寄生15g，川牛膝15g，益智仁15g，金樱子10g。颗粒剂，7剂，开水冲服，每日1剂，早晚分服。嘱忌辛辣油腻。

二诊 2017年1月11日。服上方7剂，尿频症状明显减轻，尿无浑浊，亦无尿后余淋，无腰酸乏力等，舌淡红，苔白，已无厚腻，脉细略弦。效不更方，原方继服。

后经随访，至今未再复发。

二、按语

五苓散为张仲景《伤寒论》名方，利水渗湿、温阳化气，主治膀胱气化不利之蓄水证小便不利者，具有温通之功。

本患者尿频不断，看似小便过于通利，但排尿无力、尿后余淋，实则不利，而察其不利之故，当为脾肾亏虚，水液代谢失调，酿生湿邪，影响膀胱气化，气化不利而尿频。患者虽为年轻男性，但平素不知固肾健脾，反因劳逸不调、饮食不节，戕害自身，先天后天皆受其害，难免脾肾亏虚。方中党

参、陈皮健脾燥湿；桑寄生补肾强筋，川牛膝逐瘀通经、利尿通淋，二药合用，一补一泻，治疗腰痛，而可使湿邪从小便而出；益智仁暖肾固精，金樱子固精缩尿，二药共奏补肾固精之效，治疗小便白浊；五苓散利水渗湿、温阳化气，则膀胱气化正常。脾气健运、肾气坚固、膀胱气化正常，则小便通调，尿频得愈。

中医常讲辨证论治，其实就是要抓住病人所患疾病的发生、发展规律，知其"道"（即万事万物皆在变化，变化皆有规律，规律皆有迹可循），知其因果（即要明了患者患病的病因、症状及其关系），顺势治之，必能获效。

自拟通石方治疗尿路结石

一、验案选录

初诊 患者，男，28 岁。因"左腰腹部疼痛伴小便不利 2 天"于 2015 年 11 月 23 日就诊。患者诉 11 月 20 日晨起后突感腹痛伴左侧腰痛剧烈，欲如厕，却无大小便解出，约一刻钟后，疼痛恍

黄芩 10　桑白皮 15　杏仁 12　细辛 6
制附子 10　茯苓 30　泽泻 10　枳实 30
干姜 10　柴胡 12　郁金 18　麦冬 15
桃仁 10　威灵仙 15　猪苓 10

然若失，但感身冷。11 月 21 日凌晨 2 点左腰部、腹部剧烈疼痛再次出现，疼痛持续不能缓解，遂至附近医院行彩超检查示：左输尿管上段扩张，内见 13mm×9mm 强光团；左肾盂上极内见 7mm 强光团；左肾盂积水。予黄体酮、654-2 等解痉止痛，疼痛略减轻。因结石较大，予"激光碎石"。碎石时虽疼痛，但尚可忍，碎石后疼痛骤然加剧，难以忍受，虽医生嘱多饮水，进行跳跃活动，并予排石冲剂口服，但服后即吐，疼痛不缓解，予哌替啶 100mg 肌肉注射，疼痛减轻亦不明显，且出现小便困难，小腹胀痛不舒。患者 3 天来疼痛不缓解，食水难进，神疲乏力，遂于 11 月 23 日前来诊治。刻诊：左腰腹部疼痛明显，精神不振，怕冷，手足凉，纳差无食欲，饮少，小便少，大

便多日未行，且无排气。舌淡，苔白，脉寸浮而无力，尺沉细。复查彩超示：左输尿管上段 8mm 处见数枚强光团及光点，最大直径 7mm，后伴线声影；左肾轻度积水。

中医诊断　腰痛（下元虚寒、肺气不降证）。

治　　则　温肾阳，降肺气。

方　　药　自拟通石方加减。黄芩 10g，桑白皮 15g，杏仁 12g，细辛 6g，制附子 10g，茯苓 30g，泽泻 10g，枳实 30g，干姜 10g，柴胡 12g，郁金 18g，麦冬 15g，桃仁 10g，威灵仙 15g，猪苓 10g。水煎服，日 1 剂，早晚 2 次温服。痛甚时，服元胡止痛片。

患者诉，服药后第 1 日即有细小结石随小便排出，服元胡止痛片后疼痛减轻能忍受，精神明显好转。服药至 25 日夜突感尿意，随尿解出瘀血块甚多，伴大量细小结石，数日来未解之大便亦随之而通，解出臭稀便若干，几日之痛楚恍然若失，浑身倍感轻松。

二、按语

患者因结石而致腰腹疼痛，中医常言"不通则痛"，患者第 1 日疼痛是暂时不通，故而疼痛只有一时，第 2 日结石阻滞输尿管上段，故而疼痛持续。虽行激光碎石，但血与碎石互结，瘀阻更甚，疼痛则更加剧烈，虽用亦不能缓解，且有尿潴留之弊。本患者下元虚寒，肺气不降，而下焦不通，故腰腹疼痛、怕冷、手足凉、小便少；肺与大肠相表里，肺气不降，大便亦不通。排石冲剂多清湿热之品，性寒凉，药不对证，故而服后即吐。今予附子、干姜温暖下焦，细辛温通止痛；黄芩、桑白皮、杏仁、麦冬降肺气；茯苓、猪苓、泽泻淡渗利湿以利小便，且利结石排出；石瘀互结，气机不畅，故予柴胡、枳实、郁金、桃仁等药条畅气机、活血通络；威灵仙能治筋脉拘挛，"走而不守，宣通十二经络"（《药品化义》），为经验用药。药证相符，故而起效迅速，小便通而腑气亦通，一身之不适恍然若失。

谷越涛临证验案医方

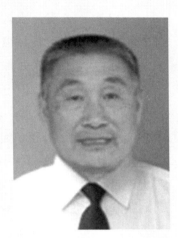

谷越涛

　　谷越涛，男，1943年生，山东聊城人，聊城市中医医院主任医师。1995年至1998年担任山东省老中医药专家学术经验继承工作指导老师，2002年至2005年担任第三批全国老中医药学术经验继承工作指导老师，2008年至2011年担任第四批全国老中医药学术经验继承工作指导老师，2011年由国家中医药管理局批准成立全国名老中医药专家工作室——谷越涛工作室，2014年1月至今担任山东省五级中医药师承教育项目第二批指导老师，2017年担任第六批全国师承指导老师。谷越涛主任医师从事中医临床工作近50年，临床擅长治疗肾病、糖尿病、消化系统疾病及内科疑难杂病等。

二妙散合草薢分清饮治疗尿浊

一、验案选录

初诊 患者，女，43岁。因2016年7月15日查体发现尿常规示：镜下血尿（3＋），尿蛋白（2＋），于7月30日复查尿常规示：镜下血尿（±），尿蛋白（＋），未服用药物，为求进一步治疗，故来诊。现症见：乏力，口干，时头晕，月经提前，经色、量可，无腰痛，小便有泡沫，尿频，大便可。其他无明显不适。舌红，舌根苔略黄厚，脉弦。查体：双下肢轻度水肿，眼睑无水肿，心肺（－）。

中医诊断 尿浊。

治　　则 温肾利湿，分清化浊。

方　　药 二妙散合草薢分清饮加减。苍术10g，黄柏10g，草薢15g，石菖蒲12g，益智仁10g，茯苓20g，沙苑子12g，金樱子12g，仙鹤草25g，乌贼骨40g，茜草10g。21剂，水冲服，每日1剂，早晚分服。嘱清淡饮食。

二诊 2016年8月21日。小便泡沫减少，仍有尿频，未出现头晕，口未干，大便可，舌红，苔薄黄，脉弦。查体：双下肢无明显水肿。复查尿常规示：镜下血尿（2＋），尿蛋白（＋）。治疗原则不变，初诊方加血余炭以收敛止血。21剂，水冲服，每日1剂，早晚分服。

三诊 2016年9月11日。自取二诊方30剂，服后症状略有好转，口不干，小便泡沫减少，头不清偶作，舌红，苔薄白，脉略弦。查体：双下肢无水肿。复查尿常规示：尿蛋白（＋），镜下血尿（3＋）。考虑肾气亏虚，调整方药如下：山茱萸10g，生地黄20g，山药50g，沙苑子12g，金樱子10g，仙鹤草25g，乌贼骨40g，茜草10g，血余炭12g。30剂，水冲服，每日1剂，早晚分服。

四诊 2016年10月11日。患者未停服药，期间无明显不适，近日稍咳，小便泡沫少，苔薄黄，脉略弦，余无明显不适。复查尿常规示：尿蛋白（±），镜下血尿（2＋）。考虑为肺气宣降不利，在三诊方基础上加桔梗 10g 以宣利肺气，改沙苑子 15g、金樱子 12g。30 剂，水冲服，每日 1 剂，早晚分服。

五诊 2016 年 11 月 10 日，患者明显好转，尿无沫，苔稍黄厚，脉弦略细，时头晕，咽时痒。复查尿常规示：镜下血尿（＋），尿蛋白（±）。方药：在四诊方基础上加青果 12g 以利咽化痰，改桔梗 12g。30 剂，水冲服，每日 1 剂，早晚分服。

二、按语

草薢分清饮来源于《杨氏家藏卷》："膏浊频数，漩白如油，光彩不足者，名曰膏淋，此方主之。"功效：温肾利湿，分清化浊。适用于真元不足，下焦虚寒之膏淋、白浊。小便频数，浑浊不清，舌淡苔白为宜。

患者根苔黄厚，里有湿热，用二妙散清热燥湿，草薢分清饮分清化浊，由于肾虚失封藏，膀胱失约，则小便频，肾阳不足，气化无权，清浊不分，则尿中有沫。方中草薢为君善于利湿，分清化浊；益智仁温肾阳，缩小便，为臣药；石菖蒲芳香化浊，分利小便为佐药。诸药合用，共奏分清化浊之功。方中仙鹤草、乌贼骨、茜草收敛止血，金樱子、沙苑子共奏固精缩尿益肾之功效。

益肾汤治疗紫癜性肾病

一、验案选录

初诊 患者，女，47 岁。因 2017 年 4 月 11 日查尿常规示：镜下血尿（＋），蛋白（＋），未服药物，为求进一步治疗，故来诊。既往紫癜性肾病 1 年余。现症见：腰时痛，受凉背不适，乳房有结节，口不干，纳可，末次月经 3 月 1 日，推迟 10

山萸肉 10　山药 50　川断 10
菟丝 10　沙苑子 15　金樱子 12
仙鹤草 25　乌贼骨 10　茜草 10
黄芪 25　白术 15　苡仁 25

余天，大便稀，日行 3～4 次，伴腹痛，小便无泡沫，苔薄黄，脉略弦沉。查体：双下肢轻度水肿。辅助检查：肾功能正常。

中医诊断　水肿。

治　　则　利水渗湿，补益肾气。

方　　药　自拟益肾汤。山茱萸 10g，山药 50g，川断 10g，狗脊 10g，沙苑子 15g，金樱子 12g，仙鹤草 25g，乌贼骨 40g，茜草 10g，茯苓 25g，白术 15g，薏苡仁 25g。21 剂，水冲服，每日 1 剂，早晚分服。嘱清淡饮食。

二诊　2017 年 5 月 5 日。患者症状明显减轻，腰痛已不显，大便已不稀，小便可，乳房有结节，偶痛，苔稍黄厚，脉略沉弦。查体：双下肢水肿较前减轻。复查尿常规正常。治疗原则不变，初诊方去白术、薏苡仁，加泽泻 10g、猪苓 12g 以利水渗湿，14 剂，水冲服，每日 1 剂，早晚分服。

二、按语

方剂为自拟益肾汤，适用于水湿内停、肾气亏虚证。方中山茱萸、山药补肝养脾益精，阴生阳长，补益肾气。患者腰痛，故用川续断、狗脊补肝肾、强筋骨；沙苑子、金樱子固摄精气。仙鹤草、乌贼骨、茜草收敛止血。患者大便稀，为脾虚失运，湿注肠道所致，用以白术健脾燥湿；薏苡仁利水消肿、健脾止泻，故当大便恢复正常时，去薏苡仁、白术。双下肢轻度水肿，故用茯苓利水消肿。诸药合用，共奏利水渗湿、补益肾气之功效。

王保明临证验案医方

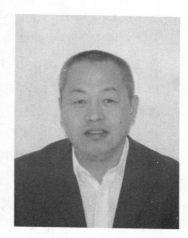

王保明

　　王保明，男，出生于1965年。1987年毕业山东中医药大学。主任医师。长期从事中医临床工作，尤其在中医肾病的治疗方面具有较高的造诣，积累了丰富的临床经验。对于慢性肾脏病从虚、瘀、毒入手，以补肾、化瘀、祛毒为治疗大法，临证辨治，取得了明显的临床疗效。10余年来，在治疗慢性肾功能衰竭的方面，取得了较好的疗效。

当归芍药散加减治疗早期膜性肾病

一、验案选录

初诊 患者，女，63岁。因"发现双下肢水肿2年，加重2个月"于2017年11月18日就诊。2017年9月于齐鲁医院就诊，行"肾穿刺活检术"，病理示：早期膜性肾病。现症见：双下肢凹陷性水肿，畏寒，体力可，易疲劳，手足心热伴汗出，偶心烦，双下肢发凉，稍脱发，食后腹胀，纳眠可，小便可见泡沫，夜尿2～3次，色黄，大便每日1行，质可。舌质淡，苔薄白，脉沉。辅助检查：尿常规示：红细胞25.5个/μL。血常规示：白细胞$11.98×10^9$/L，中性粒细胞$7.69×10^9$/L，淋巴细胞$3.35×10^9$/L，单核细胞$0.88×10^9$/L。血生化示：总胆红素2.8μmol/L，间接胆红素1.9μmol/L，白蛋白38.9g/L，甘油三酯2.29mmol/L，血清肌酐49μmol/L，高密度脂蛋白2.01mmol/L。肾功能示：尿总蛋白2.31g/L，尿白蛋白2223.49mg/L。

中医诊断 水肿（肝脾不足证）。

治　　则 养肝健脾，利水温阳，补肾固摄。

方　　药 当归芍药散加减。当归15g，白芍30g，黄芪45g，川芎15g，生白术30g，茯苓60g，泽兰30g，泽泻30g，车前子30g（包煎），桂枝12g，山茱萸20g，芡实30g，金樱子20g，甘草6g。7剂，水煎服，每日1剂，早晚分服。嘱清淡饮食。

同时给予西药控制血压，他克莫司抑制免疫等对症治疗。

二诊 2017年10月28日。双下肢凹陷性水肿较前缓解，唯视物模糊，眼干口干，纳眠可，小便泡沫，夜尿2～3次，大便每日1行，质可，舌质淡，苔薄白，脉沉。辅助检查：尿常规示：抗坏血酸（2＋），镜下血尿（2＋），尿蛋白（2＋），尿胆原（＋）。查体：血压 125/80mmHg。7 剂，水煎服，每日 1 剂，早晚分服。因患者出现口干眼干等阴虚症状，故初诊方加生地黄24g、阿胶 11g（烊化）以养阴生津，加滑石 15g、猪苓 30g 加大利水之力，加水蛭 6g 以活血利水。14 剂，水煎服，每日 1 剂，早晚分服。

三诊 2017 年 11 月 12 日。服二诊方 14 剂，双下肢轻微浮肿，诸症均缓解，查尿常规示：尿蛋白（＋）。舌淡，苔白，脉沉滑。效不更方，再予二诊方 14 剂，水煎服，每日 1 剂，早晚分服。

二、按语

当归芍药散来源于《金匮要略》，功效：疏肝健脾，活血化瘀，利水消肿。

本方原用于妇人腹中诸疾痛，而临床上证属肝郁脾虚者均可应用。方中当归养血活血，川芎活血化瘀，白芍益阴养血，"血不利则为水"，诸药相配伍，养血活血，化瘀以利水；当归、川芎味辛能散，兼有疏肝之效；茯苓健脾利水，白术健脾助运，二药健脾扶正，复脾运化之职，以利水行；泽泻利小便以利水消肿。诸药合用，气血顺畅，水肿自消。

脾气亏虚较重者，可加大黄芪用量至 90g；兼有瘀血者，酌加益母草、泽兰等活血利水药；水肿较重者，可加用车前子等利小便药物及桂枝等温阳化气行水药以利小便排出；尿蛋白较多者，可加用水陆二仙丹增加固摄精微之效。

（孙鑫铭整理）

李金刚临证验案医方

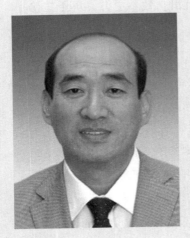

李金刚

  李金刚，男，主任医师，从事中医内科临床工作30余年。近年来，一直致力于中医治疗结石病的研究。临床上，对内科各种常见病、多发病的诊断与治疗有丰富的经验，对胆、肾结石病的治疗有独到见解，犹擅长运用中草药溶石、排石，成功治疗一万余例结石病患者。先后在国家级、省级核心期刊发表论文10余篇，参编著作2部，3次荣获聊城市科学技术进步奖三等奖。被评为聊城市名中医专家，聊城市有突出贡献的中青年专家。现任山东省中医药学会理事，聊城市中西医结合专业委员会副主任委员，聊城市中医药学会中医肾病专业委员会副主任委员，聊城市中医药学会"成无己学术研究会"副会长。山东省五级中医药师承教育第三批师承教育指导老师。

自拟益肾通淋排石汤治疗石淋

一、验案选录

初诊 患者，女，41 岁。2017 年 7 月 25 日因左腰部疼痛，呈阵发性绞痛，伴尿频、尿少，恶心欲吐，无发热寒战，于某二级医院以"尿路感染"治疗 10 天，效果欠佳，于市某三级医院行腹部 CT 示：左输尿管下段结石并以上输尿管

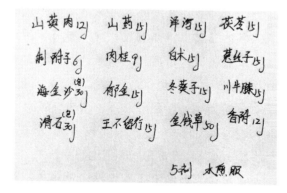

扩张积水。住院后行"输尿管内镜取石术"，因患者输尿管下段狭窄结石未取出，医院建议行"腹腔镜"手术治疗，患者拒绝。患者经多方咨询于 2017 年 9 月 5 日来我处治疗。症见：腰腹部基本不痛，无尿频、尿急，偶有腹胀，纳食差，因多方治疗未见好转，病人言谈间略显焦虑，睡眠一般，面色白，平素怕冷，体型偏瘦。舌淡，苔薄白，舌边略有齿痕，脉沉弦。肾输尿管膀胱彩超示：左输尿管结石，左肾积水。

中医诊断 石淋（脾肾阳虚兼气滞）。

治　　则 温补脾肾，行气利水。

治疗方案 中药加体外冲击波碎石术。

方　　药 益肾通淋排石汤加减。山茱萸 12g，山药 15g，泽泻 15g，茯苓 15g，制附子 6g，肉桂 9g，白术 15g，菟丝子 15g，海金沙 30g（包煎），郁金 15g，冬葵子 15g，川牛膝 15g，滑石 30g（包煎），王不留行 15g，金钱草 50g，香附 12g。5 剂，水煎服，每日 1 剂，早晚分服。

二诊 2017 年 9 月 10 日。患者服药第二天，排出如小米粒大小结石 3 块，服药第五天病人出现尿频，尿痛，考虑结石移动至输尿管末端，治疗原则不变，初诊方加延胡索 15g、车前子 15g（包煎）以行气止痛。5 剂，水煎服，每日 1 剂，早晚分服。

三诊 2017 年 9 月 14 日。服二诊方后病人陆续排出细小结石粉末，彩超示输尿管结石排净。

二、按语

益肾通淋排石汤是我的老师李金刚主任医师自拟的治疗尿路结石的经验效方，老师认为肾气不足是尿路结石形成的主要原因，治疗尿路结石应在肾气充盈的基础上清热利湿、通淋排石、活血行气。其功效：补益肾气以固其本，清热化石以治其标，利尿通淋、活血行气以助排石。益肾通淋排石汤原方如下：

山茱萸 12g，杜仲 15g，金钱草 50g，海金沙 30g，鸡内金 30g，石韦30g，瞿麦 20g，车前子 30g(包煎)，滑石 30g，王不留行 15g，冬葵子 15g，川牛膝 15g，生大黄 10g(后下)。

肾阳虚，加制附子、肉桂；肾阴虚，加女贞子、墨旱莲；血瘀重，加丹参、红花；肝郁气滞，加香附、枳壳；肾积水，加三棱、莪术、穿山甲；尿血，加小蓟、白茅根；疼痛剧烈，加延胡索、白芍；并发感染，加金银花、连翘、蒲公英。

方中山茱萸、杜仲既补肝肾、益精血，又能温肾助阳，加强肾的气化功能，使结石化于无形；金钱草消坚溶石，与海金沙、石韦、鸡内金相须为用，可增强其化石之功，使沙石溶解；滑石清热通淋，利六腑之涩结，重在清热；瞿麦、车前子、冬葵子清热利尿通淋，而泄湿浊，有利于水液排泄；王不留行走而不守，善行血脉，通经络、活血利水；川牛膝引药下行，直达病所；生大黄苦寒，攻坚导滞。

诸药合用，共奏补肾、清热、除湿、散结、化石之功。

（王真真整理）

陈权临证验案医方

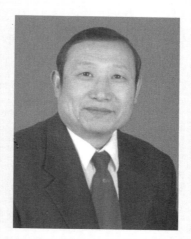

陈权

　　陈权，男，1955年生，山东临沂人。临沂市人民医院首席中医专家，主任中医师，山东省名中医，山东省高层次优秀临床人才，肾脏病学科带头人，国家第四、五批老中医药专家学术经验继承工作指导老师，博士生导师，中华中医药学会肾脏病分会委员，山东省中医药学会肾病专业委员会副主任委员。业医40年，为国家首批老中医药专家学术经验继承工作姚子扬导师学术继承人，擅长肾病、脾胃病、外感热病及内、妇科疑难杂病，尤其在难治性肾病、慢性肾脏病、慢性肾衰竭中医治疗方面经验独特。主持参与省地级科研课题8项，获省级奖励1项，市级奖励6项。发表论文30余篇，主编、副主编著作3部，荣获"全国优秀科技工作者"。

固本清浊方加减治疗糖尿病肾病

一、验案选录

初诊 患者，男，59岁，于2014年7月30日就诊。患糖尿病8年，发现蛋白尿3年。现症：乏力，口干，精神不振，食欲差，睡眠可，大便正常。舌紫红，苔黄厚，脉细数。辅助检查：尿常规示：尿蛋白（3＋），镜下血尿（－）；糖化血红蛋白8.6%；肾功能示：血清肌酐108μmol/L，尿素氮11.24mmol/L。

中医诊断 消渴（脾肾两虚、湿热瘀阻证）。

治 则 健脾补肾，清利通瘀。

方 药 固本清浊方加减。熟地黄20g，山茱萸12g，菟丝子15g，黄芪30g，白术20g，山药30g，川芎10g，丹参30g，地龙10g，水蛭10g，车前子30g（包煎），泽泻10g，鬼箭羽30g，翻白草30g，六月雪30g。7剂，水煎服，每日1剂。

二诊 2014年8月8日。口干、乏力等症状均减轻，舌红，苔薄黄，脉细。予初诊方加生牡蛎30g。14剂，水煎服，日1剂。

三诊 2014年8月25日。偶有口干，体力差，夜尿1～2次，大便正常，舌淡红，苔薄黄，脉细。尿常规示：尿蛋白（＋），镜下血尿（－）。二诊方改黄芪45g，加入砂仁6g。14剂，水煎服，日1剂。

四诊 2014年9月10日。轻度口干，其他无不适，舌淡红，苔少，脉弦细。三诊方加地锦草30g。14剂，水煎服，日1剂。

五诊 2014年9月25日。夜间口干，其他无不适，舌淡，苔少，脉细。复查尿常规示：尿蛋白（＋），镜下血尿（－）。四诊方继服。14剂，水煎服，日1剂。

二、按语

本方是陈权主任多年经验方加减，具有健脾益肾、清利湿热、疏瘀化浊之功效，主治慢性肾脏病属脾肾两虚、湿热瘀阻者。糖尿病属于中医“消渴”，气阴两虚为本，湿热瘀阻为标，久病累及脾、肾，导致肾功能异常，出现蛋白尿。熟地黄、山茱萸、菟丝子补肾固本，黄芪、白术、山药健脾补气，川芎、丹参、水蛭、地龙活血化瘀，车前子、泽泻、六月雪利水渗湿。六月雪还有祛风的功效，取其“风能胜湿”之意，增强祛湿功效。鬼箭羽、翻白草配伍可清热、祛湿、化瘀通络，药理研究证实两者还具有降糖、抑制免疫反应等作用。

　　陈权主任应用该方多年，并根据患者病情辨证加减，经临床证实可明显改善肾脏血流及降低肾高血流动力学状态，具有抗炎，降脂，纠正氨基酸、蛋白质及脂质代谢紊乱，消降蛋白尿的作用。

（雷威整理）

谨守病机，虚实异治思想指导治疗小儿肾病综合征

一、验案选录

　　初诊　患儿，男，12岁。因“颜面浮肿伴咽喉肿痛10余天”于2015年6月3日就诊。于临沂市人民医院儿科诊断为“肾病综合征”。症见：颜面浮肿，面红，咽喉红肿疼痛，头痛，咳嗽，口干，小便黄，有灼热感。舌红，苔黄厚，脉细数。查尿常规示：尿蛋白（3＋），镜下血尿（＋）。

银花20　赤芍20　连翘10
蝉衣15　地龙30　白茅20
车前30　翻白草10　白术10
茯苓30　泽泻10　水蛭5　川芎6
枇杷叶6　竹叶6　甘草6

七剂

中医诊断　水肿（热毒结喉证）。

治　　则　清热解毒，化瘀利水消肿。

方　　药　清毒化瘀方加减。金银花20g，赤芍20g，连翘10g，蝉蜕15g，白花蛇舌草30g，六月雪20g，车前子30g（包煎），桑白皮10g，白术10g，茯苓30g，泽泻10g，水蛭5g，川芎6g，栀子炭6g，竹叶10g，甘草6g。7剂，水煎服，每日1剂。

二诊　2015年6月10日。患儿颜面浮肿、咽喉肿痛减轻，小腹痛，小便泡沫多，舌淡红，苔黄，脉细。初诊方继续服用。7剂，水煎服，日1剂。

三诊　2015年6月17日。患儿颜面浮肿、咽喉肿痛继续减轻，无腹痛，小便有泡沫，舌淡红，苔白厚腻，脉细。初诊方加白豆蔻6g、砂仁5g、薏苡仁30g、白扁豆30g。7剂，水煎服，日1剂。

四诊　2015年6月24日。患儿昨日因进食生冷出现腹胀，腹泻，腹痛，恶寒，发热，体温37.8℃，舌红，苔白厚，脉数。复查尿常规示：尿蛋白（±），镜下血尿（－）。此时刚入暑季，患儿既有恶寒、发热，又有腹痛、腹泻等，属湿邪挟表证，遂改用藿朴夏苓汤加减以解表、祛湿、清热。处方：藿香10g，茯苓20g，薏苡仁20g，半夏10g，厚朴10g，淡豆豉15g，杏仁6g，白蔻仁15g，滑石15g，陈皮10g，六神曲30g，竹叶10g，泽泻10g，白扁豆20g，甘草6g。7剂，水煎服，日1剂。

五诊　2015年7月1日。患儿无发热，颜面无浮肿，食欲可，大小便正常，舌淡红，苔白厚，脉细。尿常规示：尿蛋白（－），镜下血尿（－）。四诊方去藿香，加入牡丹皮6g、知母10g。7剂，水煎服，日1剂。

六诊　2015年7月6日。患儿颜面无浮肿，身体无不适，舌淡红，苔薄白，脉细。尿常规示：尿蛋白（－），镜下血尿（－）。五诊方继服14剂。

二、按语

小儿肾脏病多属先天禀赋不足，脾肾气弱，或禀赋异常，致使机体免疫紊乱，抗病能力下降，提供了发生慢性肾脏病的条件。陈权主任认为，小儿素体娇嫩，病情变化多端，应谨守病机，虚实异治，寒热殊途，分阶段辨治，根据个体不同，采取差异化的治疗方案。

该患儿初诊起病急，病程短，为热毒结喉证，急则治其标，以清热解毒、化瘀利水消肿为治则。清毒化瘀方是陈权主任的经验方，其中金银花、赤芍、连翘清热凉血解毒，白花蛇舌草、六月雪、车前子、泽泻清热祛湿，白术、茯苓健脾祛湿，水蛭、川芎活血化瘀又能利水。治疗过程中，患儿因饮食不慎导致证候急转，由热毒证转为湿邪挟表证，虽原方治疗有效，此时陈主任仍然选择更换主方，以藿朴夏苓汤加减继续治疗。换方后，患儿病情仍然是逐步好转，直至症状消除，尿蛋白、镜下血尿转为正常。

（雷威整理）

麻黄连翘赤小豆汤治疗过敏性紫癜性肾炎

一、验案选录：

初诊 患儿，男，12岁。因"双下肢瘀点伴血尿5月余"于2014年1月6日初诊。发病前有外感发热史，口服头孢氨苄等治疗，症状消退后出现双下肢瘀点、瘀斑，伴轻度瘙痒，小便呈浓茶色，到我院儿科就诊，以"过敏性紫癜"收入院，予糖皮质激素及抗过敏等治疗10天后皮疹尽退，但尿常规检查改善不大。来诊时见：双下肢散见数个瘀点，咽干不利，鼻塞，微咳，纳眠可，二便调畅，面潮红。舌红，苔黄，根部略腻，脉浮滑略数。激素已减量至5mg/d。辅助检查：血常规示：白细胞 9.6×10^9/L，血红蛋白136g/L；尿常规示：尿蛋白（＋），镜下血尿（4＋），镜下尿红细胞满视野，尿白细胞（2＋）。

中医诊断 葡萄疫（风热湿毒、损伤肾络证）。

治　　则 散风清热，利湿解毒。

方　　药 风毒清解汤合麻黄连翘赤小豆汤。麻黄6g，连翘10g，赤小豆 30g，金银花 10g，薄荷 10g，蝉蜕 10g，射干 10g，栀子炭 6g，茜草 10g，白茅根 20g，竹叶 6g，三七粉 3g(冲服)，甘草 3g，生姜 3 片，大枣 2 枚。7 剂，水煎服，每日 1 剂。

二诊 2014 年 1 月 13 日。患者自行停用激素，双下肢皮疹消退，咽干，小便正常，舌红，苔薄黄，脉浮数。初诊方加芦根 30g。14 剂，水煎服，每日 1 剂。

三诊 2014 年 1 月 20 日。患者无新发皮疹，无咽干咽痛，二便调畅。复查尿常规：尿蛋白（－），镜下血尿（＋），尿红细胞 68 个/μL。二诊方去射干，白茅根改为 30g。

四诊 2014 年 2 月 28 日。三诊方已加减服用 30 余剂，患者无不适，二便调畅，舌淡红，苔薄黄，脉浮数，尿常规未见异常。处方：金银花 6g，连翘 6g，白茅根 30g，益母草 10g，淡竹叶 6g，甘草 3g。水煎代茶饮以善后。

二、按语

陈权主任认为，过敏性紫癜可归于祖国医学"葡萄疫"范畴，其基本病机在于外感风热毒邪，自口鼻或皮毛外袭，侵及血分，灼伤脉络，血溢脉外，或循经损伤肾络，创立风毒清解汤祛除风毒为主，结合清热、化湿等来治疗本病。

本例患者乃因外感风湿热邪循经伤及肾络的典型病例。陈权主任认为，对于风邪夹湿热邪毒的患者，以散风清热、利湿解毒等方法取效较快，但对于顽固性血尿或蛋白尿，其疗程要长得多。《伤寒论》第 54 条提到"伤寒瘀热在里，身必发黄，麻黄连翘赤小豆汤主之"，麻黄连翘赤小豆汤乃仲景为风热湿毒蕴郁血分之发黄而设，《医宗金鉴》注曰："伤寒表邪未解，适遇其人阳明素有湿邪，热入里而与湿合，湿热蒸瘀，外薄肌表，身必发黄也。若其人头有汗，小便不利，则或清、或下、或利小便，自可愈也。今乃无汗小便利，是里之瘀热未深，表之郁遏尤甚，故用麻黄连翘赤小豆汤，外发其表，内逐其湿也。"本例病人乃卒感风热湿毒，蕴郁血分，注下伤肾，损及血络，血溢脉外而成。虽尿血与发黄证候迥异，但病因病机相贴合，方证相应，故而以麻黄连翘赤小豆汤合风毒清解方治疗，也是贴合了从风毒治疗本病的意图。

（苗德光整理）

李玲临证验案医方

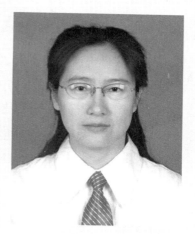

李玲

李玲，女，1969年生，山东临沂人。山东省临沂市人民医院中医门诊主任，先后拜师于全国第四批名老中医陈权主任、国家中医药管理局龙砂医学流派代表性传承人顾植山教授。自2012年学习五运六气知识，现为龙砂医学流派传承工作室首批出师的新主要传承人。现任山东省中医药学会五运六气专业委员会副主任委员，临沂市中医药学会五运六气委员会主任委员。多次在国家级中医药继续教育项目五运六气临床应用和膏方临床应用培训班、山东省中医临床骨干人才培训班、山东省五级师承培训班、国家中医药管理局第三批全国优秀中医临床人才研修项目五运六气培训班及中国台湾慈济大学、马来西亚吉隆坡中医学院等讲授五运六气在重症救治中的应用，广受关注。

运气思维治疗膜性肾病验案

一、验案选录

初诊 患者，男，1982 年 12 月 6 日（壬戌年）生，2016 年 10 月 15 日来诊。患者于 2016 年 5 月 13 日体检发现尿蛋白（2＋），于临沂市人民医院进一步检查：血压 170/110mmHg，尿蛋白（3＋），收入院进一步诊治，初步考虑尿蛋白升高缘于高血压造成肾损伤。

因患者拒绝肾穿刺检查，临床给予对症降压、护肾等西医常规治疗约 1 个月（服用吲达帕胺缓释片、卡维地洛片、缬沙坦胶囊、胰激肽原酶肠溶片、肾复康、百令胶囊等药物）。病情未能控制，2016 年 7 月 29 日复查尿常规尿蛋白（4＋），建议病人到山东省立医院进一步诊治。于 2016 年 8 月在省立医院予"肾穿刺病理检查"，确诊为"膜性肾病早期"。给予免疫制剂、降压、降脂等治疗，药用他克莫司、肾复康、百令胶囊等。病情好转出院，出院时尿蛋白（2＋）。遵医嘱出院继续服药 1 月余，尿蛋白又增加至（3＋），再到省立医院复诊，查肝功能示转氨酶升高，予以保肝治疗，化验结果未见明显好转，遂求中医治疗。患者罹患高血压 5 年余，有高血压家族史。

中医接诊时见患者面黄晦暗，周身乏力，双下肢轻度浮肿酸痛，口干不喜饮水，纳食尚可，夜眠多梦，夜尿 2～3 次，小便泡沫较多，大便正常。舌胖质暗，苔白根黄，脉沉细濡。血压 150/100 mmHg。尿常规示：尿蛋白（3＋）。化验结果：谷丙转氨酶 115.9IU/L（升高），谷草转氨酶 627 IU/L；血脂偏高。肾脏病理：膜性肾病早期，31 个肾小球，15 个硬化。

临床思路 患者生于壬戌发生之岁，是年太阳寒水司天，太阴湿土在泉，结合患者临床证候，体质阳虚偏寒，化验提示肝、肾受损，舌胖质暗，苔白根黄，脉沉细濡。就诊时值 2016 年丙申流衍之际，10 月 5 日系五之气，太阳寒水加临阳明燥金，病位在肝、肾，病机少阴寒化，水不涵木，风木内攻，宜用六丁年岁木不及燥乃大行苁蓉牛膝汤化裁。

方　　药　苁蓉牛膝汤化裁。肉苁蓉10g，怀牛膝15g，宣木瓜30g，生甘草10g，大熟地15g，抱茯神10g，西当归10g，大川芎10g，赤芍药20g，熟附片10g（先煎2小时），制苍术10g，车前子30g，生枣仁20g，炒黄柏10g。7剂，水煎服。

二诊　2016年10月18日。患者自述邻近几日夜眠不宁，多梦易醒，晨起眼睑酸胀，舌暗胖，苔黄，脉沉细尺弱，转氨酶较前下降。2016年10月18日实验室检查示：谷丙转氨酶74IU/L↑，谷草转氨酶56.1IU/L，尿蛋白仍（3＋），镜下血尿（＋）。服用苁蓉牛膝汤保肝益肾初见成效。针对当下太阳寒水加临阳明燥金，患者生年司天之气是太阳寒水，太阴湿土在泉，阴专其令，寒湿偏重，少阴寒化有化热之象，日间给予备化汤化裁温润肝肾，夜间给予黄连阿胶鸡子黄汤清少阴君火。

备化汤化裁处方：覆盆子15g，怀牛膝15g，宣木瓜30g，炙甘草10g，大熟地30g，抱茯神10g，西当归10g，大川芎10g，赤芍20g，熟附片10g，苏芡实20g，湘莲须20g，地锦草30g，厚杜仲10g，菟丝子10g，车前子15g（包煎），潞党参30g，炒黄柏6g。14剂，水煎服。

黄连阿胶鸡子黄汤处方：川黄连10g，淡子芩10g，赤芍20g，东阿胶10g（烊化），鸡子黄1枚。7剂，水煎服。

三诊　2016年10月26日。服初诊方7剂后诸症好转，仍有口干，咽中有痰咯之不出，初诊方加北豆根6g、潞党参10g，继服7剂，临床症状继续减轻，但血脂、血压、尿蛋白未见明显改善，继续服用7剂，血压降至135/90mmHg。

四诊　2016年11月30日。服初诊方化裁共30剂，双下肢浮肿酸胀、夜眠不宁、多梦等临床症状基本消失。刻下仍有小便泡沫多，两胁下隐痛，舌淡，苔白，脉沉细濡。化验：尿蛋白（3＋），谷草转氨酶58.4IU/L，谷丙转氨酶74.8IU/L，胆固醇高。适值丙申年六之气厥阴风木加临太阳寒水，结合临床症候两胁下隐痛肝经循行不利，考虑五之气阳明燥气戕伐厥阴肝木所致，予以六庚年牛膝木瓜汤化裁：怀牛膝15g，宣木瓜20g，菟丝子30g，甘枸杞15g，厚杜仲15g，赤芍药20g，明天麻10g，西当归10g，制苍术10g，苏芡实20g，湘莲须20g，炒乌梅30g，净萸肉15g，上绵芪（即黄芪）30g，润灵芝10g。7剂，水煎服。

五诊　2016年12月7日。服四诊方7剂后，精神面色明显好转，胁痛消失，泡沫尿减轻，大便通畅，纳眠如常，舌暗，苔黄，脉沉细。尿蛋白（2＋），镜下血尿（±），谷草转氨酶 81.6IU/L，谷丙转氨酶 81.1IU/L。转氨酶较前升高，尿蛋白化验指标开始下降，病人信心倍增，但转氨酶升高分析不透，四诊方加草决明 15g、干荷叶 10g、重楼 10g，继服 30 剂。

六诊 2017 年 1 月 11 日。服药后症状继续好转，泡沫尿轻微，偶尔睡觉时小腿无力感，无其他不适，大便通畅，舌淡，苔白润，脉沉细动。镜下血尿（＋），尿蛋白（2＋），24 小时尿蛋白定量 1400 mg/24h，谷草转氨酶 56.5IU/L，谷丙转氨酶 56.2IU/L，转氨酶开始下降。继续用牛膝木瓜汤化裁：怀牛膝 15g，宣木瓜 20g，菟丝子 15g，枸杞子 10g，厚杜仲 10g，赤芍药 20g，西当归 10g，大川芎 10g，净萸肉 15g，炒乌梅 10g，生枣仁 15g，怀山药 15g，湘莲须 20g，苏芡实 30g，金蝉衣 10g，龙葵子 15g，北豆根 8g，玉桔梗 10g。7 剂，水煎服。

七诊 2017 年 1 月 25 日。服药效佳，泡沫尿基本消失，小腿酸疼不明显，偶尔乏力。尿蛋白（＋），谷草转氨酶 61.8IU/L，谷丙转氨酶 58.4IU/L。舌暗，苔白，脉沉细。六诊方加云茯苓 15g、上于术（即白术）10g。14 剂，水煎服。

八诊 2017 年 3 月 29 日。七诊方加减化裁又服 21 剂，近期外感初愈，咽中有痰，咳嗽不明显，泡沫尿增加，舌暗，苔白，脉沉细。尿蛋白（＋），24 小时尿蛋白定量 505.9 mg/24h。调整处方，牛膝木瓜汤合苍耳子散化裁：苍耳子 6g，辛夷花 6g，薄荷叶 6g，金银花 20g，玉桔梗 10g，怀牛膝 15g，宣木瓜 20g，甘枸杞 10g，菟丝子 15g，明天冬 15g，净萸肉 10g，赤芍药 20g，上于术 10g，西当归 10g，炙远志 10g，湘莲须 15g，苏芡实 20g，地锦草 30g。7 剂，水煎服。

九诊 2017 年 4 月 5 日。服药效佳，泡沫尿消失，小便清长，偶有尿频，口中黏腻，舌暗，苔白，脉沉细。尿蛋白（－），谷草转氨酶 51.1IU/L，谷丙转氨酶 46IU/L，甘油三酯 2.28mmol/L，总胆固醇 6.41mmol/L，低密度脂蛋白胆固醇 4.16mmol/L。八诊方加生、炙甘草各 10g，继服 7 剂。

病人尿蛋白转阴后，坚持来门诊调理，陆续停用西药，目前服用药物有代文（缬沙坦胶囊）、复方甘草酸苷片 2 种，其余成药均已停用。2017 年丁酉木运不及，下半年多用运气方"苁蓉牛膝汤化裁"。2018 年，戊戌年，以麦门冬汤、静顺汤化裁为主。随诊至今，病人状态良好，复查尿检阴性。

二、按语

中医学重视人与自然的整体联系，把人与自然环境看作密切相关的统一体。在《黄帝内经》中就确立了"天人合一"的思想，提出"人以天地之气生，四时之法成"，"天地合气，命之曰人"（《素问·宝命全形论》）。所以，人生活在自然中，必然受到自然界的运动变化的影响，包括气候变化的影响。自然界四时气候的变化是生物生长的重要条件，"天地合气，六节分而万物化生矣"（《素问·至真要大论》）。人体的生理变化，"与天地相应，与四时相副"（《灵枢·刺节真邪》）。当人体不能适应外界气候的变化时，可直接导致疾病的发生。《素问·至真要大论》云："百病之生也，皆生于风寒暑湿燥火，以之化之变也。"

《黄帝内经》强调疾病与气候密切相关，而气候产生于天体的运动变化，"天有五行，御五味，以生寒暑燥湿风"（《素问·天元纪大论》）。人体的疾病，也与天体的运动有着密切关系。《黄帝内经》的作者观察到，宇宙间存在节律性周期运变，并在长期的实践中发现了天体运动的五运六气周期，联系到疾病发生的周期变化，产生了运气学说。运气学说是古人探讨自然变化的周期性规律及其对健康和疾病影响的一门学问，其中包括了年、季、月、节、日、时等时空节律。任何疾病谱的变化都与运气节律的变化息息相关，同一类疾病在不同的运气条件下，临床证候会有相应的变化。膜性肾病是慢性肾脏病中病程比较缠绵、难愈的疾病之一。该案经过西医的标准化治疗，症状虽有减轻，但尿蛋白始终未能消除，从运气学思路对该案从天、人、邪多方面调理，根据运气病机，灵活运用运气方，辨人、辨天、辨病、辨症、辨脉、辨时间，从而使患者恢复正常生理功能。运气理论提高临床疗效值得深入探讨。

（雷威整理）

袁泉临证验案医方

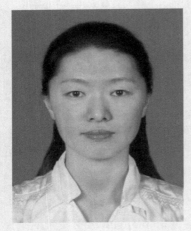

袁泉

　　袁泉，女，1975年生，山东临沂人，临沂市人民医院副主任中医师，中医博士。出身于中医世家，毕业于上海中医药大学。为山东省名中医、山东省高层次临床人才学科带头人、临沂市人民医院首席中医专家陈权主任医师的学术继承人。从事中医临床工作20余年，擅长治疗肾病、脾胃病及妇科病。兼任中华中医药学会肾脏病分会委员、山东中医药学会中医肾病专业委员会委员、临沂中医药学会中医肾病专业委员会主任委员、临沂中医药学会中医脾胃病专业委员会副主任委员。获国家专利2项，省市级科研成果7项，发表学术论文20余篇。

加味犀角地黄汤治疗狼疮肾炎

一、验案选录

初诊 患者，女，33 岁。因"双颊红斑伴双眼睑浮肿 7 个月"于 2017 年 9 月 2 日就诊。患者 7 个月前感冒发热，热退后出现双眼睑浮肿，面部红色斑疹，在当地卫生室服用中药症状不减，遂来本院，尿检示：尿蛋白（3＋），镜下血尿（3＋），血清抗核抗体（即 ANA）（3＋），抗双链 DNA 抗体（即抗 ds-DNA）（＋），诊为"狼疮肾炎"。患者拒绝住院治疗，在家服用强的松（醋酸泼尼松片）及潘生丁（双嘧达莫片）等药物至今，仍觉疗效不佳，周身不适，就诊中医。症见：低热，体温 37.2℃～37.8℃，乏力纳呆，口腔多发溃疡，脱发明显，全身关节间歇性疼痛，小便黄赤，多泡沫，大便尚可。月经已 2 个月未行。舌暗红，苔黄厚腻，脉细数而滑。查体：双眼睑浮肿，双颊蝶形红斑，双下肢中度浮肿。实验室检查：镜下血尿（3＋），尿蛋白（3＋），镜下尿红细胞满视野；补体 C3、C4 均下降，血清抗核抗体（3＋），抗双链 DNA 抗体（＋），血清肌酐 126μmol/L，尿素氮 9.70mmol/L。

中医诊断 毒斑；水肿（毒热内盛、湿瘀互结证）。

治 则 清热化毒凉血，利湿活血散瘀。

方 药 犀角地黄汤加味。水牛角 30g，赤芍 15g，牡丹皮 12g，生地黄 30g，金银花 30g，黄柏 12g，紫草 12g，虎杖 15g，白花舌蛇草 30g，白茅根 30g，车前子 15g（包煎），竹叶 10g，山药 30g，茯苓 15g，滑石 30g，益母草 15g，甘草 6g。7 剂，水煎服，日 1 剂，早晚分服。嘱清淡饮食。

二诊 2017 年 9 月 16 日。患者低热减轻，持续时间缩短，周身轻松感，关节疼痛减轻，遂又原方继续服用 7 剂后来院复诊。现症：体温 37.0℃～37.2℃，脱发减少，近日口腔溃疡已愈，未有新发；但觉乏力明显，

袁泉临证验案医方

333

纳呆，腹胀，时有吐酸干呕，双胁作胀，小便黄赤减，仍有泡沫，大便尚可。月经未行。舌暗红，苔黄厚腻，脉细数而滑。查体：双眼睑浮肿，双颊蝶形红斑，双下肢中度水肿。复查：镜下血尿（2＋），尿蛋白（2＋），镜下尿红细胞（18～20）个/HP。

分析认为：热毒之势减，湿瘀互结，导致脾胃运化失常，升降不利。治疗原则不变，初诊方加用健脾和胃之陈皮10g、半夏10g、六神曲30g。14剂，水煎服，日1剂。

三诊 2017年9月30日。药后纳呆、腹胀均明显减轻，无吐酸干呕，气力增，脱发减少。仍有低热，体温37.0℃～37.2℃，手心热，全身关节间歇性疼痛，灼热感，小便黄，泡沫明显减少，大便调。月经未行。舌暗红，苔薄黄，脉细数而滑。查体：双眼睑无浮肿，双颊蝶形红斑减轻，双下肢轻度水肿。复查：镜下血尿（2＋），尿蛋白（＋），镜下尿红细胞（12～16）个/HP。

分析认为：热毒恋久，伤及阴血，阴虚火旺，湿瘀互结，留滞关节，气血运行不畅。治疗原则为养阴清热，凉血解毒，佐以通络止痛。处方：知母12g，黄柏12g，赤芍15g，牡丹皮12g，生地黄30g，女贞子20g，旱莲草20g，制首乌30g，虎杖15g，白花舌蛇草30g，白茅根30g，益母草15g，当归12g，川芎10g，忍冬藤15g，络石藤20g，老鹳草20g，秦艽12g，甘草6g。21剂，水煎服，日1剂。

四诊 2017年10月20日。服药效佳，热退尽，诸症减轻，月经曾在1周前复至，量少色暗。舌暗红，苔少，脉细数。查体：双眼睑及双下肢无浮肿，双颊蝶形红斑明显缩小变淡。复查：镜下血尿（＋），尿蛋白（±），镜下尿红细胞（3～8）个/HP，血清肌酐108μmol/L，尿素氮7.2mmol/L。

分析认为：余热未清，肝肾阴虚，血行不畅。治疗原则如前：养阴清热，凉血解毒，佐以通络止痛。三诊方稍作损益，继服。

1个月后，患者复查：镜下血尿（－），尿蛋白（－），镜下尿红细胞（0～3）个/HP，血清肌酐95μmol/L，尿素氮6.3mmol/L；补体C3、C4正常，血清抗核抗体（＋），抗双链DNA抗体（－）。患者精神状态佳，无明显不适感觉。以三诊方加减继续调理3个月余，除外感等不适来诊，服用中药汤剂，平时改服中药胶囊剂至今，病情稳定。

二、按语

此病的发病原因多由先天禀赋不足，情志内伤，病后失调，复受六淫侵袭，特别是风、湿、火、燥四淫阳邪的外袭，导致热毒血热，先伤肝肾之阴，后伤脾肾之阳，渐至阴阳两虚，气虚血瘀而致病。故此病的辨证特点是本虚标实，因而治疗此病须注意扶正与祛邪兼顾。在本病患病之初的活动期，多属于热毒炽盛，治疗以清热解毒为主，本案例初诊即以犀角地黄汤加用利湿活血散瘀之剂，病久则热毒伤及阴血，阴虚火旺，湿瘀互结，治疗应标本兼顾，养阴清热，利湿化瘀。若治疗不及时或不当，病程缠绵，正气日衰，患者又会出现一系列脾肾阳虚的临床症状，应予以温肾助阳。但在此病的病程中，无论是活动期还是缓解期，湿热毒瘀贯穿于疾病的始终，治疗原则应以清热解毒、活血化瘀及祛湿通络为主线。

（雷威整理）

苗德光临证验案医方

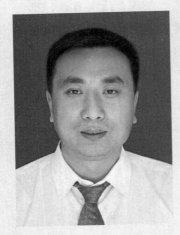

苗德光

　　苗德光，男，1979年生，山东临沂人，临沂市人民医院副主任医师，医学博士。山东省中医药学会肾病专业委员会委员，临沂市中医药学会肾病专业委员会副主任委员，临沂市中西医结合学会皮肤病专业委员会副主任委员，临沂市中医药学会五运六气专业委员会副主任委员。后于山东中医药大学获学士学位，后于广州中医药大学获硕士学位，第五批全国老中医药专家学术经验继承工作继承人，2015年获山东中医药大学博士学位。从事中医临床工作10余年，擅长运用经方辨治急慢性肾炎、肾病综合征、肾衰竭、前列腺疾病等泌尿系疾病、皮肤科常见病及内科杂症。发表论文10余篇，主持及参与省级以上课题6项。

易黄汤加减治疗蛋白尿

一、验案选录

初诊 患儿，女，12 岁，莒南县人。因"眼睑、双下肢浮肿反复发作 4 月余"于 2018 年 3 月 3 日就诊。2017 年 10 月因眼睑、双下肢浮肿在莒南县人民医院就诊，诊断为"肾病综合征"，24 小时尿蛋白定量 6311mg/24h，予激素及对症治疗（具体用药不详）等，后浮肿消退，24 小时尿蛋白定量降至 2100mg/24h，出院后继续口服强的松等治疗，24 小时尿蛋白波动于 2000mg/24h ～ 3000mg/24h。来诊时见：晨起双眼睑浮肿，无寒热汗出，无头身疼痛，纳眠可，二便调。舌淡红，苔薄黄腻，脉滑数。西医诊断为"肾病综合征"。

中医诊断 水肿（脾肾亏虚、湿热下注证）。

治　　则 补肾健脾，清利湿热。

方　　药 易黄汤加减。山药 15g，车前子 18g（包煎），盐黄柏 6g，白果 6g，芡实 18g，积雪草 10g，竹叶 10g，地龙 6g，甘草 3g。7 剂，水煎服，每日 1 剂。

二诊 患儿无明显不适，晨起浮肿减轻，纳眠可，偶有腹胀，大便黏，舌淡红，苔薄黄腻，脉数。初诊方加厚朴 6g、白扁豆 15g。14 剂，水煎服，日 1 剂。

三诊 复查 24 小时尿蛋白定量 653mg/24h，腹胀去，舌淡红，苔薄黄，脉滑数。二诊方加白术 15g。再 14 剂，水煎服，日 1 剂。

四诊 患儿病情稳定，24 小时尿蛋白定量波动于（200mg ～ 500mg）/24h。

五诊 患者诉 1 周前外感发热，咽痛，当地诊所静脉滴注头孢（具体用药及用量不详）后上症已去。现仍有咽部不适，舌尖红，苔薄黄腻，脉滑数。

处方：麻黄 6g，连翘 10g，赤小豆 20g，白僵蚕 6g，蝉蜕 9g，车前子 15g（包煎），盐黄柏 6g，芡实 15g，白果 6g，山药 15g，积雪草 15g，白茅根 15g，地龙 6g，甘草 3g。水煎服，日 1 剂。

二、按语

易黄汤出自《傅青主女科》，原为治疗妇女黄带而设。傅氏称黄带乃"任脉之湿热也"，治疗当"补任脉之虚，清肾火之炎，方用易黄汤"。其病机在于肾虚有热，损及任脉，气不化津，反化为湿，循经下注于前阴，故而带下色黄黏稠，气腥秽。方中以炒山药、芡实补脾益肾、固涩止带；白果收涩，兼除湿热；少量黄柏苦寒入肾，清热燥湿；车前子甘寒，清热利湿。

方为带下而设，然究其本质，本方治疗的病机关键在于肾虚损及任脉而致湿热下注，这与各类肾病等出现蛋白尿的病机有相同之处。当代亦有医家认为"湿热不除，蛋白难消"，蛋白尿的关键在于湿热，而湿热产生在于肾虚失其固摄之职。虚实夹杂，肾虚之中夹有湿热，而湿性黏滞重浊，缠绵不去，此也为蛋白尿顽固难消的关键。以易黄汤之补中有泻，涩而兼利，祛湿不伤正，扶正而不助湿，恰中本证之病机。

同为肾虚湿热，病机类似，但一表现为黄带黏稠，一表现为精微不固而下注之蛋白尿，但其治疗原则相同，实为中医异病同治的具体体现。

（雷威整理）

苏红梅临证验案医方

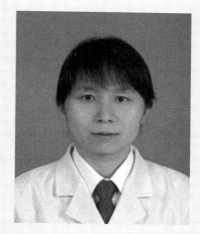

苏红梅

苏红梅，女，1978 年生，山东兖州人，临沂市人民医院副主任医师，医学博士。师承临沂市人民医院首席中医专家张志发，2016 年于北京武警医院进修学习。山东省中医药学会肾病、脑病专业委员会委员。从事中医临床工作 20 年，擅长治疗各种急慢性肾病、脾胃病、风湿病及内科、妇科杂症。

清热通淋汤治疗热淋

一、验案选录

初诊 患者李某，女，53岁。因"尿频、尿急、尿痛3天"于2015年6月13日就诊。患者于3天前因无明显诱因出现尿频、尿急、尿痛，尿血，小便灼热，小腹部隐痛，轻微腰酸，乏力，于当地卫生室服药治疗，尿血消失，余症状稍减轻，遂到我科就诊。现症：尿频、尿急、尿痛，小便灼热，少腹拘急胀痛。口苦，舌苔黄，脉滑数。3年前有膀胱炎病史，否认糖尿病、高血压、冠心病等病史。无手术外伤史。辅助检查：镜下血尿（3＋），尿蛋白（－）。

中医诊断 淋证（热淋）。

治　　则 清热利湿通淋。

方　　药 清热通淋汤。萹蓄12g，黄柏10g，通草10g，栀子10g，蒲公英30g，紫花地丁30g，白茅根30g，车前草18g，瞿麦15g，金银花30，连翘15g，生白术15g，甘草10g。7剂，水煎服，每日1剂。

二诊 2015年6月20日。服药后患者诉尿频、尿急、尿痛、少腹拘急胀痛消失，小便灼热轻微，偶有口苦，舌苔薄黄，脉滑数。复查尿常规示：镜下血尿（－），尿蛋白（－）。首方之连翘减为10g，继服7剂，水煎服，日1剂。

7剂后症减效彰，继服5剂巩固。

二、按语

四诊合参，结合舌脉辨证，本病属中医学"淋证"范畴，证属热淋。淋证指以小便频数短涩、淋沥刺痛、欲出未尽、小腹拘急或痛引腰腹为主要表现的病症。而尿路感染是由各种病原体入侵泌尿系统引起的以尿频、尿急、尿热、尿痛、腰腹痛等症状为主的疾病。在临床中多将尿路感染归属于淋证范畴。该病病因多属湿热；病位在肾、膀胱及脾；病初多为实证，久则由实转虚，出现虚实夹杂证候。如《金匮要略》指出淋证的病机为"热在下焦"；《诸病源候论·淋病诸候》云"诸淋者，由肾虚而膀胱热故也"。湿热蕴结下焦，膀胱气化失司，湿热灼伤脉络，迫而下刻，故尿频、尿急、尿痛、尿血、少腹拘急；舌苔黄腻，脉滑数为湿热下注之症。方中金银花、连翘、蒲公英、紫花地丁清热解毒，瞿麦、萹蓄、车前草、白茅根、通草利湿通淋，黄芪、白术益气扶正，甘草调和诸药。全方共奏清热利湿通淋之功。

杨磊临证验案医方

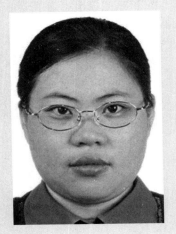

杨磊

　　杨磊，女，1975 年生，山东临沂人，山东临沂卫生学校中医药教研室副主任，临沂市人民医院中医内科副主任。2012 年获山东中医药大学硕士学位。从事中医临床、教学、科研工作 19 年，擅长诊治中医内科常见疾病及各类疑难杂症，尤其对急、慢性肾炎，肾病综合征，尿路感染，尿路结石及男科疾病有较丰富的临床经验。为第四批全国老中医药专家学术经验继承人，师从山东省名中医张志发。担任山东省肾病专业委员会、脾胃病专业委员会和针灸专业委员会委员，临沂市中医药学会理事，临沂市睡眠障碍专业委员会以及络病专业委员会副主任委员。发表论文 20 余篇，主编及参编著作 8 部，参与省市级科研课题 6 项。获得临沂市第四批青年科技奖、临沂市青年科技工作者等荣誉称号。

桂附八味丸加减治疗尿潴留

一、验案选录

初诊 2015 年 12 月 8 日，吾门诊治疗一会诊患者，男，75 岁，退休。因"小便点滴不畅 20 余天，伴尿闭及小腹胀痛 5 天"收住泌尿外科，诊为"老年性膀胱松弛症"。在某医院行"经痔瘘术"，术后 5 天因憋尿，致排尿困难，输液治疗 20 余天，一直行导尿治疗未见好转。患者拒绝行"膀胱造瘘术"，要求中医药

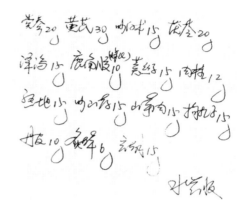

治疗，故求会诊。症见：小腹重坠，面色㿠白，双下肢略浮肿，神倦乏力，腰膝酸软。舌质淡，苔薄白，脉沉细弱。

中医诊断 癃闭（脾虚肾亏、膀胱气化不利证）。

治　　则 补气温阳，利水。

方　　药 桂附八味丸加减。党参 20g，黄芪 30g，白术 15g，茯苓 20g，泽泻 15g，鹿角胶 10g（烊化），菟丝子 15g，肉桂 12g，熟地黄 15g，炒山药 15g，山茱萸 15g，枸杞子 15g，牡丹皮 10g，炙甘草 6g，延胡索 15g。3 剂，水煎服，每日 1 剂，早晚分服。

二诊 2015 年 12 月 11 日。服上方 3 剂，浮肿渐消，小腹胀痛减轻，舌质淡，苔薄白，脉沉细。治疗原则不变，初诊方加白茅根 30g、半枝莲 30g。7 剂，水煎服，每日 1 剂，早晚分服。

三诊 2015 年 12 月 18 日。服二诊方 7 剂，浮肿已消，小腹胀痛不明显，舌质淡，苔薄白，脉沉细。治疗原则不变，考虑有尿管，故以二诊方加黄柏 10g。服 3 剂后，患者尿管拔除，小便通畅，浮肿消失，生活自理。

二、按语

尿潴留是痔手术后常见的并发症，可因对手术恐惧导致精神过度紧张，

条件反射引起；也可因术后疼痛等引起肛门括约肌痉挛，反射性地引起尿道括约肌痉挛所致；或麻醉后膀胱神经失调，引起排尿反射障碍，出现排尿困难。老年人尿潴留，多因体弱，膀胱平滑肌收缩无力。

尿潴留属于祖国医学"癃闭"的范畴。其病机为肾阳不足，命门火衰，即无阳则阴无以生，致使膀胱气化无权。治以温阳补气，化气利水。脾气亏虚，清气不能上达，中气下陷，浊阴不能下降，小便为之不利。《名医别录》亦云"小便不利，审是气虚，独参汤如神"，足见补气药在癃闭治疗中的地位。肾主水，司二便，水液代谢有赖肾之气化，下焦积热，经久不愈，必致肾阴不足，无阴则阳无所化，癃闭之证成矣。赵羽皇曰："肾司开合，主二便，其藏主水，得阳则开，得阴则合……肾中无火，则天寒水冻而小便闭。古人用八味丸治此症效者，以其有桂附之辛温，蒸动肾气，化而膀胱之气亦化。"方中肉桂、鹿角胶、菟丝子补下焦之阳以鼓舞肾气；党参、黄芪、山药、白术益气健脾；茯苓、泽泻利水祛饮；熟地黄、山茱萸补肾纳气；延胡索行气止痛；炙甘草益气、调和药物。全方温补肾阳，化气利水，使小便得以通利。

经过治疗多例同类病症，笔者体会到人到老年，脾肾均亏，而脾以气虚为主，故有中焦运化失宜，中气不足，溲便为之变，产生清气不升，浊阴不降之弊。而肾亏以肾阳不足，肾气偏虚为主，故有气化不及州都，排尿困难之症。治宜补提中气，气升则水自降下，又须温肾补气，以助气化、排尿有力。

半枝莲清淋汤治疗淋证

一、验案选录

初诊 患者，女，43 岁。2016年 1 月 5 日初诊。自述因感冒发热 3 天后，出现尿频、尿急、尿痛，夜尿达 10 次之多，量少色黄，伴有腰痛及小腹酸胀。舌质红，苔黄根腻，脉弦数。尿常规检查：白细胞（2＋），镜下血尿（＋），镜下红细胞（5～10）个/HP。

中医诊断 淋证（膀胱湿热证）。

治 则 清热利湿。

方 药 半枝莲清淋汤。半枝莲30g，白花蛇舌草30g，白茅根30g，车前草15g，萹蓄12g，瞿麦15g，栀子10g，土茯苓20g，连翘15g，灯心草6g，大黄6g，当归10g，枳壳12g，小蓟30g，乌药12g，生甘草6g。3剂，水煎服，每日1剂，早晚分服。

二诊 2016年1月8日。诸症明显缓解，尿痛减轻，小便色转清，小便夜间2次，无频急之苦，舌质红，苔黄，脉弦。治疗原则不变，初诊方继服5剂，水煎服，每日1剂，早晚分服。

三诊 2016年1月13日。服初诊方5剂，诸症消失，尿常规未见异常，告愈。随访未再复发。

二、按语

尿路感染是泌尿系统常见多发病，发病时以尿频、尿急、尿痛为主要临床表现，给患者工作、学习、生活带来不便，精神带来痛苦。

中医文献中无"尿路感染"这一病名，但根据其临床表现归属于"淋证""癃闭""腰痛"等范畴。祖国医学早在《黄帝内经》即有记载，《诸病源候论·淋病诸候》提出"诸淋者……而膀胱热故也"，"膀胱热"则水下滞，数而涩则淋漓不安，小腹弦急痛。其病因多由湿热之邪侵及膀胱和肾，致膀胱气化失司，水道不利而发病，湿热毒邪贯穿疾病的始终。在慢性阶段，虽然存在正气虚，但湿热之邪仍在。《金匮要略·肺痿肺痈咳嗽上气病脉证治第七》云"热之所过，血为之凝滞"，湿热蕴结，气机阻滞，气滞则血瘀。为此，张志发老师提出"清""利""活"三法治疗本病，并拟"半枝莲清淋汤"，临床运用多年，效果满意。方中半枝莲、白花蛇舌草、白茅根、灯心草清热解毒，利尿通淋；车前草、萹蓄、瞿麦、土茯苓、大黄、栀子、生甘草清热利尿；半枝莲、大黄、当归、枳壳活血化瘀止尿痛；连翘清热解毒；甘草调和诸药。组方针对"膀胱热"而设，遵"其下者，引而竭之"，因势利导，使湿热之邪从下而解，有利于清洁、冲洗尿路，稀释毒素，从而能较快地消除尿路炎性病灶。尿路感染属湿热毒邪蕴结肾与膀胱而发病，湿热贯穿疾病的始终，湿性黏滞，阻滞气血致气滞血瘀，不通则痛，出现尿痛症状，治疗时加用活血理气药当归、枳壳，可明显改善此症状。其中半枝莲、白花蛇舌草、大黄集活血化瘀、利尿通淋、清热解毒诸多功能于一身，是治疗尿路感染不可多得的要药。实践证明，用此三味药对控制泌尿系感染之尿频、尿急、尿痛的窘迫症状，确有良好的治疗作用。

张志发临证验案医方

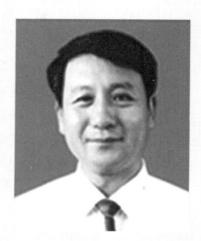

张志发

　　张志发，男，1954 年生，山东临沂人，临沂市人民医院首席专家，中医内科主任，主任中医师，博士生导师。山东省首届优秀青年中医，临沂市名中医药专家，临沂市十大杰出医师，山东省名中医药专家，全国第四、五批老中医学术经验指导老师。山东省中医肾病、脾胃病、肝胆病专业委员会委员，临沂市中医药学会副理事长，临沂市中西医结合学会常务理事兼副秘书长，临沂市中医药学会络病专业委员会副主任委员。出身中医世家，从事内科及妇科病的中西医结合治疗，尤其擅长急、慢性肾炎，IgA 肾病，紫癜性肾炎，狼疮性肾炎，尿路感染，尿毒症及男性病等。获省市级科技成果 10 余项，发表论文 40 余篇，著书 4 部，2012 年成立山东省名老中医药专家传承工作室。

六味地黄汤加减治疗肾病综合征

一、验案选录

初诊 患者，男，25岁。患者因"全身浮肿1周"于2017年6月7日住院治疗。既往"肾病综合征"3年余。患者近一周来因感冒后出现全身浮肿，时有上腹部疼痛，纳差，眠可，舌红，苔薄白，脉细。尿常规示：尿蛋白（3＋），镜下血尿（3＋）（2017年5月17日查）；血脂：甘油三酯4.26mmol/L，总胆固醇17.26mmol/L，低密度脂蛋白3.49mmol/（2017年5月17日查）。

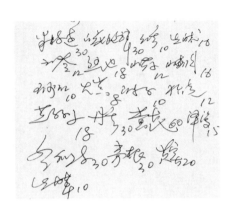

中医诊断 水肿（脾肾两虚、瘀水互结证）。

治　　则 健脾补肾，活血利水。

方　　药 六味地黄汤加减。黄芪60g，石韦30g，山药30g，薏苡仁30g，半枝莲30g，白花蛇舌草30g，党参20g，丹参30g，益母草30g，商陆10g，黄柏10g，山茱萸12g，金樱子20g，芡实20g，白茅根30g，水蛭粉2g，枸杞子15g，知母15g，泽泻16g，甘草10g。7剂，水煎服，每日1剂，早晚分服。

二诊 2017年6月14日。腹水明显减轻，乏力减轻，无腹胀，纳食转佳，舌红，苔薄白，脉细。尿常规示：尿蛋白（3＋），镜下血尿（±）。治疗原则不变，初诊方继服7剂，水煎服，每天1剂，早晚分服。

三诊 2017年6月21日。腹水消失，无腹胀，纳食正常，尿常规示：尿蛋白（－），镜下血尿（－）（2017年6月15日查）。舌质红，苔黄，脉弦细。余无不适。治疗原则不变，初诊方继服7剂，水煎服，每日1剂，早晚分服。

二、按语

肾病综合征是由于肾小球滤过膜的屏障作用受损，导致大量蛋白尿、低蛋白血症、水肿和高脂血症等为临床表现的一组证候群。目前西药以糖皮质激素治疗为主，而长期使用激素会引起很多不良反应。张老师应用三联疗法治疗肾病综合征，在西药治疗的基础上合用中药，可有效减少尿蛋白、升高血浆白蛋白、降低血胆固醇，缓解本病的临床表现，进一步提高临床疗效。

肾病综合征属于祖国医学"水肿"范畴，病因乃"肺脾肾三脏相干之病……而病本皆归于肾"。许多学者认为应用大剂量激素时，患者会出现脾肾两虚，热毒血瘀内阻之证，应治以益气健脾养肾，清热活血，利水消肿。方中黄芪、党参、山药健脾益肾，固护正气；薏苡仁健脾利水消肿；生黄芪补中益气固表，利水消肿，能调节机体免疫功能，改善肾脏血流，减少尿蛋白，提高血浆白蛋白；山茱萸、枸杞补肾益精；金樱子、芡实固肾涩精；半枝莲、白花蛇舌草清热解毒利湿。常规西医治以单用大剂量激素治疗，这类药在治疗的同时也过多损害了机体正常的免疫功能，特别是细胞的免疫功能，从而产生诸多的毒副作用，并使病情反复。而配以中药治疗，一方面可以缓解或消除症状体征，提高机体免疫功能，部分中药更具有消除蛋白尿及替代激素等药物的作用；另一方面，中药又可减轻激素的副作用，拮抗撤减激素后的反跳现象，提高肾病综合征的临床疗效，降低不良反应的发生率，是一种较为满意的治疗方法。

半枝莲化瘀排石汤治疗肾结石

一、验案选录

（一）患儿，男，8岁，2008年9月20日初诊。血尿4年伴腰痛。自幼服三鹿奶粉史，泌尿系超声示：左肾上极5mm×5mm结石。给予半枝莲化瘀排石汤，每次50mL，早晚分服，连服3周，复查泌尿系超声正常。

（二）患儿，女，2.5岁，2008年9月22日就诊。服三鹿奶粉2年余。免费普查时，泌尿系超声示：右肾下探及斑点状强回声。无症状。给予半枝莲化瘀排石汤，每日50mL，早晚分服，连服1周，复查泌尿系超声正常。

方　药　中药半枝莲化瘀排石汤。半枝莲8g，金钱草8g，海金沙6g（布包），鸡内金6g，石韦6g，郁金6g，三棱4g，滑石6g（包煎），瞿麦4g，怀牛膝4g，白茅根6g，甘草3g。水煎服，真空包装，每袋50mL。3个月～3岁，每日50mL；3岁～8岁，每日100mL。分2～4次口服。

二、按语

三聚氰胺奶粉致肾结石属中医学"石淋""砂淋""血淋"范畴。"肾主水"，"气对津液有推动作用，气虚则津液停聚"。张师认为，肾气虚弱，导致人体水液代谢障碍是结石形成的主要原因，肾气旺盛，尿中沉渣自然容易排出；肾气虚弱，气化推动无力，尿中沉渣易沉积于体内而为结石。因此，本病发病病机为肾虚而膀胱气化不利，湿热蕴结下焦，阻滞尿路，日久瘀积而成结石。有不少结石的患儿虽无临床症状，但久滞难排，固定不移亦属瘀证范畴。结石易造成的局部充血、水肿、炎症及粘连等，通过活血化瘀法可使尿路通畅、改善微循环、降低毛细血管的通透性、促进炎症吸收，更主要的是使输尿管蠕动的频率和幅度增大，利于结石下行。方中用半枝莲活血化瘀，清热利尿；金钱草有利尿排石作用，且有较好的消坚化石之效，抑制结石的形成，同时还具有抗炎和松弛血管平滑肌的作用；海金沙、石韦、瞿麦、滑石、白茅根清利湿热，利水通淋；鸡内金健脾化石；郁金行气解郁；三棱为化瘀行滞药，沙石阻塞，以其破之；牛膝除活血利尿外，直达病所，引石下行；甘草调和药性。诸药合用，共奏利水通淋、排石化石之功效。

自拟半枝莲化瘀排石汤开展了对泌尿系统结石的临床及实验研究，该项研究证实半枝莲化瘀排石汤不但具有排石的作用，且有溶石的功效，获山东省卫生厅科技进步二等奖。临床应用其治疗三鹿等配方奶粉致患儿肾结石，疗效显著。

（杨磊整理）

迟金亭临证验案医方

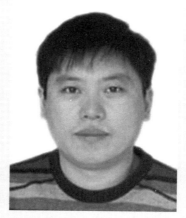

迟金亭

迟金亭，男，1977年生人，山东青岛人，临沂市中医医院肾病科副主任。2009年毕业于陕西中医药大学肾病专业获硕士学位，第六批全国名老中医师承学术继承人。从事中医肾病医教研工作10年，擅长经方时方结合诊治急、慢性肾炎，肾病综合征，急、慢性肾衰竭，糖尿病肾病，尿路感染及尿路结石。兼任山东省中医肾病专业委员会委员，山东省中西医结合肾病专业委员会委员，临沂市中西医结合肾病专业委员会副主任委员兼秘书，临沂市中医肾病专业委员会副主任委员，发表论文4篇，出版著作3部，主持市级课题2项，获得国家专利1部。

连苏饮合温胆汤治疗糖尿病肾病湿浊内蕴证

一、验案选录

初诊 患者，女，58岁，几内亚人。因"发现血糖升高10余年，反复双下肢水肿2年"于2017年11月28日就诊。既往"2型糖尿病"病史10余年，口服"瑞格列奈"控制血糖，血糖控制欠佳；"痛风性关节炎"病史3年。2年前开始出现双下肢水肿，大量蛋白尿，血清肌酐升高，口服百令胶囊、尿毒清颗粒维持治疗。半个月前上症复发加重，全身乏力，恶心呕吐，腹胀，纳差，某三甲医院建议透析治疗，患者暂不能接受，为寻求中医药治疗来诊。查血常规示：血红蛋白86g/L，红细胞比容23%；血生化示：尿素氮10.63mmol/L，血清肌酐681μmmol/L，二氧化碳结合力15.8mmol/L，空腹血糖8.63mmol/L。现症见：全身乏力，纳差，恶心呕吐，失眠，腰部酸痛，双下肢沉重，腹胀，便秘，小便尚调。面色黑黯，舌胖大，边有齿痕，舌淡暗，苔厚腻，脉沉弦。查体：血压160/100mmHg；眼睑无浮肿，咽无充血，扁桃体无肿大；双肺呼吸音略粗，未闻及明显干湿性啰音，心率82次/分，律齐，心音可，未及病理性杂音；腹隆起，全腹无明显压痛、反跳痛；肝、肾区无叩击痛，双下肢轻度凹陷性水肿。西医诊断：①慢性肾脏病5期；②2型糖尿病，糖尿病肾病（Ⅴ期）；③高血压病；④痛风性关节炎。

中医诊断 虚劳（脾肾亏虚、湿浊内蕴证）。

治　　则 健脾益肾，和胃化湿，通腑泄浊。

方　　药 连苏饮合温胆汤加减。紫苏叶10g，黄连10g，姜半夏12g，化橘红10g，竹茹10g，枳实10g，白术10g，土茯苓15g，绵萆薢15g，熟大黄 10g, 牡蛎 15g, 泽兰 10g, 川牛膝 12g, 生姜 3g。7 剂, 水煎服, 每日 1剂, 早晚分服。糖尿病自控饮食。

二诊 2017 年 12 月 5 日。服药后恶心呕吐好转, 腹胀减轻, 纳食增加, 睡眠改善, 大便通畅, 仍见乏力, 腰部酸痛, 双下肢沉重感, 舌胖大边有齿痕, 舌淡暗, 苔白厚, 脉沉。初诊方去苦寒之黄连、清胃止呕之竹茹, 加黄芪 30g、丹参 30g 以补气养血活血。7 剂, 水煎服, 每日 1 剂, 早晚分服。

三诊 2017 年 12 月 12 日。服二诊方 7 剂, 无明显恶心呕吐, 腹胀不著, 饮食增加, 睡眠可, 大便日行 2 ～ 3 次, 乏力减轻, 腰部酸痛, 舌淡胖边有齿痕, 舌质暗, 苔白厚, 脉沉弱。复查肾功能示: 尿素氮 8.51mmol/L, 血清肌酐 563μmol/L, 二氧化碳结合力 18.4mmol/L。

二、按语

连苏饮出自薛生白《湿热病篇》:"湿热证, 呕恶不止, 昼夜不差, 欲死者, 肺胃不和, 胃热移肺, 肺不受邪也。"温胆汤载于《三因极一病证方论》, 用于胆胃不和、痰热内扰所致的虚烦不眠或呕吐呃逆, 以及惊悸不宁、癫痫等证。

连苏饮用于治疗湿热证、肺胃不和证。"川连不但治湿热, 乃苦以降胃火之上冲; 紫苏叶味甘辛而气芳香, 通降顺气, 独善其长。"温胆汤可理气化痰, 清胆和胃, 用于胆胃不和、痰热内扰、呕吐呃逆。方中半夏降逆和胃, 燥湿化痰。竹茹清热化痰, 止呕除烦; 枳实行气消痰, 使痰随气下; 陈皮理气燥湿, 茯苓健脾渗湿, 俾湿去痰消。胆热胃逆之虚烦呕吐者服之则胆清胃和, 烦除呕止。两方合用对于脾肾衰败、湿浊内蕴之恶心呕吐、纳呆、腹胀有明显改善作用。

湿浊明显, 茯苓易为土茯苓, 合绵萆薢以利湿泄浊; 浊毒蕴结, 便秘脐道不通, 加入大黄、牡蛎通脐泄浊; 瘀水互结, 水肿明显者, 加入泽兰、川牛膝活血利水; 气虚乏力明显者, 加黄芪、党参补气健脾。

水陆二仙丹加味治疗尿浊脾肾两虚证

一、验案选录

初诊 患者，女，54岁。患者因"小便浑浊2年余，加重伴乏力、消瘦半个月"于2018年1月26日就诊。患者2年前开始出现小便浑浊，静置后出现白色沉淀，乏力，无明显尿频、尿急、尿痛，无肉眼血尿，多方诊治，口服中药治疗，症状无明显缓解。半个月前上症复发加重，全身乏力，纳差，食后泛酸，胃脘疼痛不适，活动后心慌，无明显憋喘，为进一步治疗来诊，门诊查尿常规无异常，空腹血糖6.97mmol/L。现症见：小便浑浊，全身乏力，活动后心慌，食后泛酸，胃脘疼痛不适，近半月体重减轻约5kg，睡眠正常，大便调。面色稍暗，舌质淡，苔白，脉沉弱。既往"高血压病史"2年，2年前因"子宫肌瘤"行子宫切除术，"糖尿病"病史半年，"冠心病"病史半年。查体：神志清，精神欠佳，眼睑无浮肿，咽无充血，扁桃体无肿大，双肺呼吸音清，未闻及明显干湿性啰音，心率72次/分，律齐，心音可，未闻及病理性杂音，腹平软，全腹无明显压痛、反跳痛。肝肾区无叩击痛，双下肢无水肿。西医诊断：①乳糜尿；②高血压病；③冠心病；④2型糖尿病；⑤子宫切除术后。

中医诊断 尿浊（脾肾两虚、精微下泄证）。

治 则 健脾补肾，收敛固涩，泌清别浊。

方 药 水陆二仙丹加味。芡实30g，金樱子20g，莲子15g，莲须12g，沙苑子15g，补骨脂12g，黄芪30g，党参20g，山药30g，熟地黄15g，山茱萸12g，土茯苓30g，绵萆薢30g，蒲公英30g。7剂，水煎服，每日1剂，早晚分服。

二诊 2018 年 2 月 2 日。服药 4 剂后小便颜色即变清，乏力改善，胃脘疼痛缓解，纳食可，无明显心慌，舌质淡，苔白，脉沉弱。初诊方去蒲公英，加柴胡 6g 以升提清气，继服 7 剂巩固疗效。

二、按语

方剂来源于《洪氏集验方》，明代吴昆认为，金樱膏濡润而味涩，故能滋少阴而固其滑泄；芡实粉枯涩而味甘，故能固精浊而防其滑泄。金樱生于陆，芡实生于水，故曰水陆二仙（《医方考》）。

水陆二仙丹由芡实、金樱子组成，补肾涩精，用于肾虚精亏，主治男子遗精白浊、女子带下属肾虚不摄者。

方中加莲子、莲须、补骨脂、沙苑子益肾涩精，黄芪、党参、山药健脾升清，熟地黄、山茱萸补肾益精，土茯苓、萆薢泌别清浊，蒲公英清利湿热。全方健脾补肾，收敛固涩，泌清别浊。对于乳糜尿之脾肾两虚证，脾不升清，肾失固涩，精微下泄，清浊不分引起之尿浊，可标本兼顾，正本清源。

段振社临证验案医方

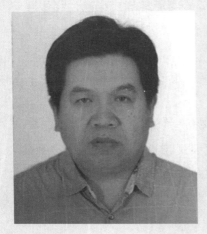

段振社

　　段振社，男，1971年生，山东曹县人，山东曹县中医院副主任医师。1992年毕业于山东中医学院，2004年在北京大学人民医院肾内科进修学习。从事中医内科肾病医、教、研工作25年余，平素喜读中医名家医案，涉猎众多医学流派，汲取其中精华积累了成熟经验。一贯坚守西医明确诊断，中医药辨证治疗理念，熟稔内科常见病、多发病的诊治，擅用经方，以肾为本，治疗多种慢性虚损迁延性疾病，尤其擅长急、慢性肾小球肾炎，肾病综合征，糖尿病肾病，慢性肾功能衰竭等疾病的早期辨证施治。山东中医药学会中医肾病专业委员会委员、菏泽市中医药学会第二届肾病分会副主任委员。发表论文5篇，主编、参编专著各2部，完成市级科研2项，获国家专利2项。

真武补阳还五汤治疗肾病综合征脾肾阳虚证

一、验案选录

初诊 患者，女，52岁，2009年3月5日来诊。2年前出现浮肿，尿蛋白（3＋～4＋），在南京某医院住院行肾穿刺活检，以"肾病综合征"治疗1个月，浮肿好转，尿蛋白（＋～2＋），自行停药，寻单方偏方，间断服用强的松，水肿时轻时重。现症：面色晦暗无华，四肢欠温，形寒神疲，腰膝酸软，大便溏薄，小便短少，全身浮肿，腰以下为甚，踝上凹陷没指。舌质水滑，齿痕较深，双侧脉沉缓无力。辅助检查：尿蛋白（3＋），血清白蛋白26g/L，总胆固醇9.6mmol/L，甘油三酯5.7mmol/L。

中医诊断 水肿（阴水，脾肾阳虚、水盛血瘀证）。

治　　则 温肾健脾，活血利水。

方　　药 真武补阳还五汤。制附子15g（先煎30分钟），干姜25g，茯苓45g，白芍45g，生白术30g，黄芪30g，当归10g，桃仁10g，红花10g，川芎10g，地龙15g，浮萍25g，蝉蜕15g。6剂，水煎服，每日1剂，早晚分服。

二诊 2009年3月12日。尿蛋白仍（3＋），但以上诸症均明显减轻，效不更方，唯制附子增加为25g。以后每服6剂，制附子在原有基础上增加10g，渐增至60g，先煎2小时，病人服药均自己煎熬。同时叮嘱其坚持服药，3个月为1个疗程。

60剂后，尿常规阴性，面色明亮有华，精力充沛，浮肿已无，舌质淡，苔薄白，齿痕隐隐，脉沉。叮嘱其服用金匮肾气丸 1 年。最后一次电话随访为 2016 年 5 月 15 日，期间尿常规均无异常。

二、按语

真武汤方剂来源于《伤寒论》："少阴病，二三日不已，至四五日，腹痛，小便不利，四肢沉重疼痛，自下利者，此为有水气，其人或咳，或小便利，或下利，或呕者，真武汤主之。"本方主治肾阳衰惫，水湿内停泛溢为患之水肿、痰饮咳喘、眩晕、心悸等症。

补阳还五汤方剂来源于清代王清任《医林改错》，具有补气活血、祛瘀通络之功效，是治疗中风后遗症的代表方剂。

慢性肾病中后期患者为多，脾虚日久，损及于肾，表现为脾肾阳虚，水湿泛溢，虚必挟瘀，二方合用肾阳渐复，温煦脾胃，中气得以补充，气行则瘀消。慢性病一旦辨证确切，守方数月，必能见效，从临床所见，调整和恢复脾肾功能是治疗的中心环节。再者制附子用量递增也是本方之关键点，阴寒太重，非多薪大火不能消之，只要辨证准确，加之久煎，制附子疗效大增，毒性大减。

张朝辉临证验案医方

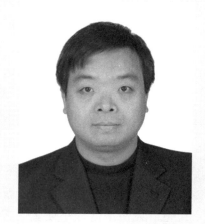

张朝辉

张朝辉，男，1978年生，山东省东明县人，东明县中医医院中西医结合主治医师，医学学士。2004年毕业于陕西中医学院获学士学位。从事中医内科工作近15年，擅长运用中医理论辨证治疗慢性肾病、心脑血管疾病、胃病及中西医结合治疗不育症等。山东中医药学会中医肾病专业委员会委员，菏泽市中医药学会中医肾病专业委员会副主任委员。在省级及以上刊物发表论文6篇，出版著作1部。获市级科技进步奖三等奖2项。

龙胆泻肝汤加减治疗阳痿肝经湿热证

一、验案选录

初诊 患者，男，26 岁。因"阳事不举 3 个月，加重 1 周"于 2017 年 3 月 11 日就诊。既往体健，有饮酒史。3 月来嗜睡严重，工作中亦可入睡，夫妻关系日渐恶化，苦闷异常，曾多方服用补药，耗资万余元，不见丝毫效果，每晚饮酒消愁。遂来就诊。症见：体胖，神疲乏力，面色光亮，大便溏薄，小便黄。舌质红，苔垢腻根厚，脉濡软且滑。查体：血压 115/70mmHg，双眼无浮肿，心肺（－），腹软无压痛，双下肢无浮肿。

中医诊断 阳痿（肝经湿热证）。

治　　则 疏肝解郁，清化湿热。

方　　药 龙胆泻肝汤加减。龙胆草 12g，栀子 10g，黄柏 9g，柴胡 10g，白芍 12g，当归 10g，牡丹皮 12g，茵陈 10g，泽泻 12g，蜈蚣 2 条，佛手 10g，甘草 6g。7 剂，水煎服，每日 1 剂，早晚饭后分服。忌辣椒、大蒜、葱、韭等辛辣刺激之物。

二诊 2017 年 3 月 18 日。服上方 7 剂，乏力、嗜睡明显好转，能勃起，可以完成房事，但时间较短约 3～5 分钟，大便略成形，小便可，舌红，苔薄白，根部已不腻，脉滑。治疗原则不变，初诊方改茵陈为 30g，减龙胆草为 9g，加大黄 3g 以推陈致新。5 剂，水煎服，每日 1 剂，早晚分服。

三诊 2017 年 3 月 24 日。服二诊方 5 剂后，神清气爽，房事满意，夫妻和谐，睡眠、食纳可，二便调，舌淡红，苔薄白，脉略滑。二诊方续服 3 剂以巩固疗效。嘱：戒酒，加强体育锻炼，畅情志。

二、按语

方剂来源于《医方集解》："此足厥阴、少阳药也。龙胆泻厥阴之热，柴胡平少阳之热，黄芩、栀子清肺与三焦之热以佐之，泽泻泻肾经之湿，木通、车前泻小肠、膀胱之湿以佐之，然皆苦寒下泻之药，故用归、地以养血而补肝，用甘草以缓中而不伤肠胃，为臣使也。"主治功效：泻肝胆实火，清下焦湿热。本案方中，茵陈清热利湿，使邪有出路。佛手舒肝理气，常食含锌较多的佛手，对男女因营养原因引起的不育症，尤其对男士性功能衰退有益。蜈蚣辛温有毒，为治风湿要药，而无壮阳之功。其治痿，古今文献鲜有载述。此"兴阳"作用，就其机理：一是蜈蚣主入肝经，盖阳物所居，乃肝经循行所属；且肝主经，阴器又为筋脉所聚之处。二是蜈蚣辛温燥烈，搜涤疏畅，非草木之品所能为功。故对肝失条达，气血郁滞，或痰湿阻络，阳郁不伸所致阳痿确有疗效。临床使用应在有辨证处方的基础上，酌情配伍蜈蚣"兴阳"则收效更佳。

阴茎的勃起就脏腑来说，肾主生殖，并在肾精的基础上化生天癸，是相火发生的根源，而相火是启动人类性欲及宗筋勃起的原动力。引起性功能障碍的主要原因有：情志内伤，脏腑虚损，外邪侵袭。肝经湿热即为外邪侵袭。本例阳痿患者，体质强，其乏力、体胖、嗜酒、情绪不畅等，乃与湿热有关。主要是湿瘀蕴热，肠胃积滞，又加嗜酒，肝经为湿热蕴郁下迫所致。如肝经湿热积滞渐化，则嗜睡、阳痿可愈。若总以滋补肝肾、温阳命门等，其后果可知。

吕贵东临证验案医方

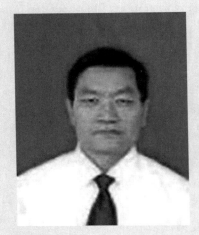

吕贵东

吕贵东，男，1964年生，山东莱芜人，主任医师。曾师从王瑞道、陈庚基、吕学泰、李学本等名医精研中医，是我省第一届50名名老中医学术继承人之一，全国第五批名老中医带徒老师。山东中医药学会常务委员，山东省中医肾脏病专业委员会委员，中西医结合肾脏病专业委员会常务委员，莱芜市肾脏专业委员会副主任委员。从事肾病专业工作30年，认为肾系疾病的病机特点为"初病伤于气，久病伤于阴"。重补养先天，善调理脾胃；并十分重视活血化瘀法，在治疗慢性肾病时提出了"活血化瘀应贯穿于本病始终"的论点。创出了苏叶解毒汤、同济肾康丸等效方。出版论著2部，发表国家级论文2篇、省级论文6篇。主持市级科研课题4项，获得专利4项。

苏叶解毒汤治疗慢性肾衰湿毒内盛证

一、验案选录

初诊 患者，女，62 岁。因"乏力伴恶心呕吐 10 余日"于 2018 年 2 月 25 日就诊。既往"慢性肾衰"病史 1 年，一直口服尿毒清、降压药、纠正贫血药物，血清肌酐一直在 200μmol/L 左右徘徊。10 余天前自觉劳累后出现乏力，恶心呕吐，呕吐物为胃内容物，时有干呕，自服奥美拉唑胶囊，效果欠佳，双下肢轻度水肿，查血清肌酐 230μmol/L，二氧化碳结合力 12mmol/L，遂来就诊。症见：神志清，精神差，乏力，恶心，不欲饮食，尿量略减少。舌质红，苔黄腻，脉沉滑。查体：血压 140/75mmHg，面色萎黄，心肺（－），双下肢轻度浮肿。

中医诊断 肾衰病（脾肾阳虚、湿毒内盛）。

治　　则 化湿解毒，和胃降逆。

方　　药 苏叶解毒汤加减。紫苏叶 45g，黄连 6g，白术 30g，泽泻 30g，车前子 30g（包煎），枳壳 30g，大腹皮 30g，大黄 5g，佛手 10g，炒麦芽 25g，生甘草 6g。3 剂，水煎服，每日 1 剂，早、中、晚分服。嘱清淡、易消化饮食。

二诊 2018 年 3 月 1 日。服上方 3 剂，下肢浮肿基本消退，恶心呕吐较前减轻，偶有干呕，仍有乏力，舌红，苔黄腻，脉沉滑。治疗原则不变，初诊方加黄芪 30g、黄精 15g 以扶正益气补虚。5 剂，水煎服，每日 1 剂，早晚分服。

三诊 2018 年 3 月 6 日。双下肢浮肿消退，恶心呕吐症状明显好转，乏力明显减轻，仍有纳呆，自述寐差，测血压稍偏高，舌红，苔薄黄，脉滑。考虑湿热未尽，阻碍脾胃，升降失常而出现纳呆；寐差而影响血压。二诊方加川芎20g、草决明30g以活血平肝降压。5剂，水煎服，每日1剂，早晚2次温服。

四诊 2018年3月12日。服药后，诸症明显减轻，患者无明显不适。遂停药。

二、按语

慢性肾衰为多种疾病的最终阶段，以原发病居多。根据临床表现，我们以为其基本病机为脾肾虚损，湿毒内盛，阴阳气血逆乱，本着急则治其标的原则，当以化湿解毒、和胃降逆为主要治则。湿毒去路有三，或化解与内，或从尿液排泄，或从后阴而去。紫苏叶配伍黄连，法从吴鞠通之苏叶黄连汤法，重用紫苏叶，既能化湿解毒，又能和胃降逆，为本方主药，能迅速缓解恶心、呕吐、纳呆等湿毒范围的症状。白术、泽泻、车前子功能健脾利湿排毒。佛手、枳壳、大腹皮、大黄、炒麦芽行气降浊，使毒邪从后阴而泄。本方药性平和，驱邪而不伤正，寒热虚实用之均宜，尤适用于慢性肾衰之氮质血症期及肾功能衰竭期，待邪退之后，当以扶助正气为主。脾气健旺，肾气充盛，水液代谢正常，则身体康健。

吴俊荣临证验案医方

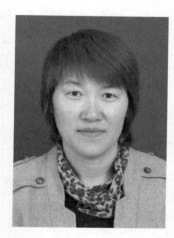

吴俊荣

  吴俊荣，女，1974年生，副主任医师，莱芜市中医医院肾病科副主任。山东中医药学会内科委员会委员，山东中医药学会肾病专业委员会委员，山东中医药学会风湿免疫专业委员会委员。1999年山东中医药大学中医专业本科毕业，2005年山东中医药大学研究生毕业。擅长治疗急、慢性肾炎，尿路感染，慢性肾功能不全等泌尿系疾病及风湿，类风湿，强直性脊柱炎，狼疮等风湿免疫系统疾病。对于尿毒症患者腹膜透析治疗、血液透析治疗及肾移植后抗排异治疗积累了一定的临床经验。主持完成科研成果3项，其中2项科研获市科技进步三等奖。以"第一作者"发表省级论文8篇，主编论著3部，获得专利2项。

五苓散加减治疗膜性肾病表虚里实证

一、验案选录

初诊 患者，男，60 岁。因"眼睑及双下肢浮肿 1 个月，发现尿蛋白阳性 10 日"于 2018 年 2 月 15 日就诊。既往"镜下血尿阳性"病史 1 年，未予重视。1 个月前无明显诱因出现眼睑及双下肢轻度浮肿，10 天前查血清白蛋白 26.9 g/L，尿蛋白（2＋），住院行"肾穿刺活检术"，结果回示"膜性肾病 Ⅱ 期"，门诊就诊。症见：眼睑及双下肢轻度浮肿，纳眠可，小便量可，大便稍稀。舌质淡，苔白腻，脉细弱。查体：血压 110/75mmHg，面色萎黄，双眼睑浮肿，心肺（－），双下肢轻度浮肿。

中医诊断 水肿（表虚里实证）。

治　则 利水渗湿，温阳健脾。

方　药 五苓散加减。黄芪 50g，党参 30g，炒白术 15g，茯苓 15g，猪苓 15g，炒泽泻 15g，桂枝 10g，川牛膝 15g，益母草 30 g，盐车前子 30g（单包），白茅根 30g，生甘草 10g。10 剂，水煎服，每日 1 剂，早晚分服。嘱优质蛋白饮食。

食疗方 炒山药 1000g，茯苓 150g，莲子 100g，枸杞子 150g，制山茱萸 100g。共为末，每次 25g，开水冲服，早晚各 1 次。

二诊 2018 年 2 月 25 日。服初诊方 10 剂，眼睑及双下肢浮肿基本消退，小便较前增多，大便适中，舌淡，苔白，脉沉滑。查尿常规示：尿蛋白（＋），血清白蛋白 29.9g/L。治疗原则不变，处方不变。

食疗方 初诊食疗方加三七 100g 以活血利水。初诊时患者行肾穿刺活检术后 5 天，为避免出血，未加活血药物。

三诊 2018 年 3 月 8 日。服二诊方 20 剂，患者无明显不适，眼睑及双下肢浮肿消退，小便增多，大便适中，舌淡，苔白，脉沉滑。查尿常规示：尿蛋白（＋），血清白蛋白 31.6g/L。

二、按语

五苓散来源于张仲景的《伤寒杂病论》，为太阳病表里双解代表方之一。功可健脾利水，温阳化气，被誉为"千古利水第一方"。适用于表虚里实证之水肿病，尤以舌质淡，舌苔白腻、白滑，脉沉细、沉滑者为宜。舌苔白腻主寒湿在表，舌质淡主无明显里热之象。方中黄芪、党参扶正健脾益气，猪苓利水道清上源，茯苓利小便通下关，泽泻通泄水气而弱其邪势，白术入土运中而治水，桂枝升阳化气通达表里，川牛膝引经下行，车前子利水消肿，白茅根生津利尿，甘草和中养脾。全方起到健脾利水、温阳化气的功效。配合食疗方治疗，补益脾肾，收涩固精。

本案食疗方功效肯定，口感也很好，患者依从性强。一方面健脾补肾生精，一方面收敛固涩固精。既从源头上增加蛋白这种精微物质的生成，又从末端阻断蛋白这种精微物质的丢失。二者联用，共奏奇功。但需注意长期使用桂枝用量宜小，量大久用有引起尿蛋白增多的风险。

宋述菊临证验案医方

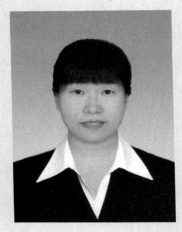

宋述菊

　　宋述菊，女，1963年生，山东成武人，山东省菏泽市中医医院主任医师，医学学士。山东中西医结合学会肾病专业委员会常委，山东中医药学会中医肾病专业委员会委员，菏泽市中医药学会肾病专业委员会主任委员。菏泽市政协委员。1985年毕业于山东中医学院获学士学位。从事中医肾病医、教、研工作30余年，擅长运用经方辨证治疗治疗肾病综合征，肾炎，急、慢性肾功能衰竭，尿路感染，遗尿等泌尿系疾病，特别是IgA肾病、膜性肾病、狼疮性肾炎、紫癜性肾炎、慢性肾功能衰竭。发表论文十余篇，出版著作5部。主持或参与市级科研课题7项，获市级科技进步奖6项。

三仁汤治疗膜性肾病湿热蕴结证

一、验案选录

初诊 患者，女，32岁。因"双下肢水肿，尿检异常3年，加重半月"于2015年12月24日就诊。患者既往体健。3年前无明显原因出现双下肢水肿，查尿常规示：尿蛋白（3＋），镜下血尿（－），24小时尿蛋白定量5.6g/24h。在省级某

杏仁10g 薏苡仁30g 白蔻仁5g
陈皮10g 姜半夏10g 水蛭5g
通草5g 白花蛇舌草20g 蝉蜕10g
甘草5g 7剂 水煎服 日1剂

医院行"肾穿刺活检术"示"膜性肾病Ⅱ期"，曾应用糖皮质激素及环磷酰胺共12g，尿蛋白（3＋），后规律撤减激素，现已停用8个月。半月前因劳累出现双下肢浮肿加重，遂来就诊。查尿常规示：尿蛋白（3＋）。24小时尿蛋白定量4.1g/24h，血清肌酐、尿素氮正常，血清白蛋白22g/L。症见：双下肢轻度浮肿，小便量可，四肢困重。舌质红，苔腻稍黄，脉滑数。查体：血压110/75mmHg；心肺（－）；双下肢浮肿，按之凹陷。

中医诊断 水肿（湿热蕴结证）。

治 则 清利湿热，祛湿化浊。

方 药 三仁汤加减。杏仁10g，薏苡仁30g，白蔻仁5g，陈皮10g，姜半夏10g，水蛭5g，通草5g，白花蛇舌草20g，蝉蜕10g，甘草5g。7剂，水煎服，每日1剂，早晚分服。嘱低盐、低脂、优质蛋白饮食。

二诊 2016年1月2日。患者双下肢浮肿基本消退，四肢困重较前好转，舌红，苔白腻，脉滑数。查尿常规示：尿蛋白（2＋）。治疗原则不变，初诊方加竹叶10g以清热利湿，加藿香15g、佩兰15g以芳香化湿，加芡实15g以补肾固涩。14剂，水煎服，每日1剂，早晚分服。

三诊 2016年1月16日。患者双下肢浮肿消退，偶有乏力、汗出，舌红，苔薄白，脉滑。查尿常规示：尿蛋白（＋）。考虑湿邪未尽，阻碍脾胃，脾气亏虚，运化无力，故在二诊方基础上加炒白术以健脾益气，加苍术20g

以燥湿健脾，加桂枝 6g、干姜 6g 温运脾阳以助祛湿。14 剂，水煎服，每日 1 剂，早晚 2 次温服。

四诊 2016 年 2 月 1 日。服药后，诸症消失，患者无明显不适。查尿常规示：尿蛋白（－）。再守三诊方继服 30 剂。

药后，患者无明显不适。复查尿常规示：尿蛋白（－）。遂停药。随访 2 个月，无复发。

二、按语

方剂来源于《温病条辨·上焦篇》："头痛恶寒，身重疼痛，舌白不渴，脉弦细而濡，面色淡黄，胸闷不饥，午后身热，状若阴虚，病难速已，名曰湿温，三仁汤主之。"主治功效：清利湿热，宣畅气机。

适用于湿热蕴结内里之湿温病，舌质红、舌苔白腻为宜。在本病例中，为湿热蕴结于三焦，气机不得宣畅，方中杏仁、白蔻仁、薏苡仁宣畅上、中、下三焦，理气化湿；陈皮、半夏益气健脾燥湿；水蛭活血化瘀；通草、淡竹叶清热利湿；蝉蜕祛风胜湿；白花蛇舌草清热；甘草调和诸药。

脾虚湿胜，加炒白术以健脾益气，加苍术 20g 以燥湿健脾；舌苔厚，加藿香、佩兰以芳香化湿，加桂枝、干姜温阳祛湿。

自拟糖肾汤治疗糖尿病肾病风水夹热证

一、验案选录

初诊 患者，女，67 岁。因"糖尿病 18 年，高血压 6 年，蛋白尿伴双下肢水肿 4 年"于 2017 年 5 月 15 日就诊。患者自诊断为糖尿病以来一直未经系统治疗，血糖控制不满意。6 年前发现高血压，血压波动在（140～160）/90mmHg。2013年因双下肢水肿，查尿蛋白（2＋），确诊为"糖尿病肾病"，经多种西药治疗，血糖、血压极不稳定，血糖波动在9.1～15.4mmol/L之间。近期因水肿加重，伴有低蛋白血症，口服药物治疗，疗效不佳，乃来求治。现症：面色苍白，全身浮肿，尤以双下肢为甚，乏力神疲，口干思饮，食欲极差，畏寒肢冷，尿频便溏。舌淡暗，舌下络脉瘀曲，脉细弱。现服用拜糖平（阿卡波糖片）、开博通（卡托普利片）、速尿（呋塞米片）等多种西药。尿糖（3＋），尿蛋白（3＋）。

中医诊断　消渴病（阴阳两虚，瘀血阻络，脾肾不足，水湿泛滥）。

治　　则　益气养阴，活血化瘀，通阳利水。

方　　药　自拟糖肾汤加味。生黄芪50g，生地黄30g，炒苍术、炒白术各20g，丹参30g，葛根15g，山茱萸15g，川续断15g，川牛膝10g，桂枝10g，茯苓20g，益母草10g。7剂，水煎服，每日1剂。

二诊　2017年5月23日。服药7剂，水肿减轻，乏力症状减轻，血糖、血压均较前稳定，血糖7.67～10.2mmol/L，血压136/82mmHg。体力增加，纳食好转，尿蛋白（2＋）。舌淡，苔白，脉细滑。治疗原则不变，处方同上。

三诊　2017年6月1日。服药7剂，查空腹血糖7.1mmol/L，尿素氮7.5mmol/L，血清肌酐82μmol/L，尿蛋白（＋）。全身水肿减轻，余症均不明显，考虑脾肾阳虚，水湿不化为主，易以桂附地黄汤合防己黄芪汤培补脾肾、温化水湿。处方：防己10g，生黄芪50g，白术10g，桂枝10g，制附片10g，生地黄、熟地黄各15g，山茱萸10g，山药10g，牡丹皮10g，茯苓20g，泽泻15g，车前草30g，旱莲草15g，萆薢15g，石韦15g。每日1剂，水煎服。

四诊　2017年6月15日。服药半月全身水肿明显消退，但又有食欲下降。仍以初诊方加减治疗。

二、按语

糖尿病肾病是因糖尿病伴肾小球硬化所导致的严重并发症，如出现氮质血症则可恶化发展为尿毒症。本病的中医病机较为复杂，早期多为气阴两虚、瘀血阻络，日久则脾肾不足，虚阳上亢，挟有瘀血，水湿潴留，泛溢肌肤。若进一步发展可成为肾阳衰败，浊毒内停，耗伤气血，水饮不化，上凌心肺之证。治疗本病，早期均以糖肾汤方为主。蛋白尿，重用生黄芪50g，再加山药、益母草、白茅根、白花蛇舌草等；尿少水肿，加车前草、旱莲草、萆薜、石韦等；血压高，加牛膝、天麻、夏枯草、钩藤、石决明。一般对浮肿明显者，常用防己黄芪汤合六味地黄汤或桂附地黄汤。对贫血严重、面色苍白、全身无力者，常用参芪四物汤加制首乌、女贞子、枸杞子、桑葚子、白术、仙鹤草等药益气养血，补肾生精。对血清肌酐、尿素氮增高，胃中湿浊上逆而见恶心、呕吐、不能进食，口中尿臭味，苔厚腻者，常用香砂六君子汤加石菖蒲、佩兰、竹茹、旋覆花等健脾和胃，芳香化浊，降逆止呕。

本案由于病久失治，久病及肾，有气血虚衰，阴阳双虚，水湿泛溢之病机特点，始终以培补脾肾、活血利水、补益气血为主治疗而使血糖、血压稳定，尿蛋白下降，纠正了低蛋白血症，疗效较为满意。

银翘薏苡汤治疗 IgA 肾病风热夹湿证

一、验案选录

初诊 患者，女，40 岁。因"眼睑浮肿伴蛋白尿、血尿 15 年，加重 5 天"于 2017 年 8 月 25 日就诊。患者 15 年前因感冒而出现眼睑浮肿，到市立医院就诊，诊断为"慢性肾小球肾炎"，治疗效果不佳，查尿常规示：尿蛋白（3 ＋），镜下血尿（3 ＋）。后又到原南京军区总医院肾病研究所住院治疗，行"肾穿刺活检"，诊断为"IgA 肾病"，应用糖皮质激素后尿蛋白转阴，镜下血尿（3 ＋）。后规律撤减激素，现已停用 1 年半，但尿常规示：尿蛋白（＋～2 ＋），镜下血尿（2 ＋～3 ＋）。5 天前感邪后出现鼻塞，咽痛，自服清开灵冲剂，效果欠佳，眼睑浮肿，查尿常规示：尿蛋白（2 ＋），镜下血尿（3 ＋），遂来就诊。症见：鼻塞、咽痛，尿量可，色黄。舌质红，苔黄腻，脉浮数。查体：血压

130/85mmHg，双眼睑轻度浮肿，咽充血，双扁桃体Ⅱ度肿大，心肺（－），双下肢无浮肿。

中医诊断　水肿（风热夹湿证）。

治　　则　疏风清热，佐以祛湿。

方　　药　自拟银翘薏苡汤。金银花10g，连翘15g，薏苡仁30g，炒枣仁10g，白花蛇舌草20g，白僵蚕10g，蝉蜕10g，旱莲草20g，甘草3g。5剂，水煎服，每日1剂，早晚分服。嘱清淡饮食。

二诊　2017年8月30日。服上方5剂，眼睑浮肿消退，偶有咳嗽，痰黄且黏稠，咽不痛但痒，舌红，苔黄腻，脉滑数。查尿常规示：尿蛋白（＋），镜下血尿（2＋）。治疗原则不变，初诊方加前胡10g以宣肺止咳，加黄芩10g以清泻肺热。5剂，水煎服，每日1剂，早晚分服。

三诊　2017年11月4日。服二诊方5剂，咳嗽咳痰症状明显好转，咽痒不明显，口渴，小便黄减轻，纳呆，舌红，苔薄黄，脉滑。查尿常规示：尿蛋白（－），镜下血尿（－）。考虑湿热耗伤阴津而见口渴，湿热未尽，阻碍脾胃，出现纳呆，二诊方黄芩减为5g，加沙参10g、生地黄10g以滋阴，加神曲15g以健脾消食。7剂，水煎服，每日1剂，早晚2次温服。服药后，诸症消失，自行停药。

四诊　2017年12月18日。患者无明显不适。复查尿蛋白（－）。遂停药。

二、按语

方剂来源于《温病条辨》："太阴风温、温热、温疫、冬温，但热不恶寒而渴者，辛凉平剂银翘散主之。"主治功效：辛凉透表，清热解毒。适用于温病初起。发热无汗，或有汗不畅，微恶风寒，头痛口渴，咳嗽咽痛，舌尖红，苔薄白或微黄，脉浮数。

本例患者为外感风热邪毒，兼内有湿热之水肿病，舌质红，舌苔黄腻。故自拟银翘薏苡汤。方中金银花、连翘、白花蛇舌草辛凉解表，清热解毒；薏苡仁祛湿清热，炒杏仁宣肺，白僵蚕、蝉蜕祛风，旱莲草凉血止血，甘草调和诸药。诸药合用，起到外可清热解毒、内祛湿热的功效。发热，可加生石膏以清热；痰多，可加鱼腥草以泻肺清热；舌苔厚，可加苍术以祛湿健脾，加佩兰以芳香化浊。

图书在版编目（CIP）数据

齐鲁中医肾病医方集锦 / 张法荣主编. --北京：华夏出版社有限公司，2022.3
ISBN 978-7-5080-9899-9

Ⅰ．①齐… Ⅱ．①张… Ⅲ．①肾病（中医）—方书—汇编　Ⅳ．①R289.51

中国版本图书馆 CIP 数据核字（2019）第 297739 号

齐鲁中医肾病医方集锦

主　　编　张法荣
责任编辑　梁学超　　颜世俊

出版发行　华夏出版社有限公司
经　　销　新华书店
印　　刷　三河市少明印务有限公司
装　　订　三河市少明印务有限公司
版　　次　2022 年 3 月北京第 1 版
　　　　　2022 年 3 月北京第 1 次印刷
开　　本　787×1092　　1/16 开
印　　张　24.5
字　　数　408 千字
定　　价　89.80 元

华夏出版社有限公司　地址：北京市东直门外香河园北里 4 号　邮编：100028
网址：www.hxph.com.cn　电话：（010）64663331（转）
若发现本版图书有印装质量问题，请与我社营销中心联系调换。